打开心世界·遇见新自己

HZBOOKS   PSYCHOLOGY

HZ BOOKS

华章心理

Churchill's
Black Dog

And
Other
Phenomena
of the
Human
Mind

丘吉尔
的黑狗

抑郁症以及人类深层
心理现象的分析

［英］安东尼·斯托尔 著 姜帆 译
Anthony Storr

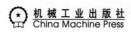
机械工业出版社
China Machine Press

图书在版编目（CIP）数据

丘吉尔的黑狗：抑郁症以及人类深层心理现象的分析 /（英）安东尼·斯托尔（Anthony Storr）著；姜帆译 . -- 北京：机械工业出版社，2021.11

书名原文：Churchill's Black Dog: And Other Phenomena of the Human Mind

ISBN 978-7-111-69494-6

I. ①丘… II. ①安… ②姜… III. ①抑郁症 – 研究 IV. ① R749.4

中国版本图书馆 CIP 数据核字（2021）第 218742 号

丘吉尔的黑狗：抑郁症以及人类深层心理现象的分析

出版发行：机械工业出版社（北京市西城区百万庄大街 22 号 邮政编码：100037）

责任编辑：朱婧琬

责任校对：马荣敏

印　　刷：三河市东方印刷有限公司

版　　次：2022 年 1 月第 1 版第 1 次印刷

开　　本：147mm×210mm　1/32

印　　张：10

书　　号：ISBN 978-7-111-69494-6

定　　价：59.00 元

客服电话：（010）88361066　88379833　68326294　　投稿热线：（010）88379007

华章网站：www.hzbook.com　　　　　　　　　　　　读者信箱：hzjg@hzbook.com

序 言

弗洛伊德（Freud）对心理健康的定义，就是能爱、能工作。本书更关注的是后者，而非前者。长久以来，我一直对创造性想象的心理机制很感兴趣。到底是什么内在动力驱使着人们在艺术与科学上投入大量的时间和精力，去创造、去发现呢？尽管成功最终可能带来世俗的奖赏——名望与金钱，但许多艺术家与科学家奋斗多年却一无所获，有些人则在死后才最终得到世人的认可。例如，格雷戈尔·孟德尔（Gregor Mendel）的实验为遗传学奠定了基础，但等到世人最终意识到他的贡献之巨大时，他已去世 16 年之久了。由此可见，激发创造性工作的动力与世俗的成功并无关联。

弗洛伊德认为，想象活动源于不满足。

我们可以断言，快乐的人从不幻想，只有不满的人才会。幻想的动力是未被满足的愿望，而每一种奇思妙想，都是愿望的满足，都是在矫正不如意的现实。（《弗洛伊德全集》英文标准版，9:146）

弗洛伊德倾向于将幻想贬低为幻觉、逃避现实的愿望、梦境与游戏。我认为这种观点是非常错误的，我将在第 7 章"精神分析与创造性"中详细地探讨这一点。伟大的创造性成果不应该与虚度光阴的白日梦相提并论，而弗洛伊德认为艺术家的创造力与科学家的截然不同，我实难苟同。我将在第 10 章"为何精神分析不是科学"中对此观点进行论述。

就"想象源于不满"而言，弗洛伊德是对的。我们人类难道不是注定了从不安于现状，永远追求更上一层楼吗？从对衣食无忧、荣华富贵的世俗欲望，到人间大同的理想愿景，约翰逊博士[⊖]所说的"想象的渴望"可谓无处不在。正是这种渴望使人类成为万物之灵。如果人类像蝼蚁一般，天生就能近乎完美地适应其固有的环境，那就会过上一成不变的生活，既不必追求进步，也不会具备想象的能力。但人类具有极强的灵活性，能够适应多种环境。虽然本能有限，但是人类能够学习、发明、吸收新鲜事物、创造符号与象征——第 11 章"象征心理学：统一与整合的象征"谈论的正是这种能力。矛盾的是，人类极具创意的适应能力正是源于先天适应能力的缺乏。

此外，无论男女，人类的寿命都远远超过了以繁育后代为要务的生命期。第 6 章"成人发展的各个方面"就将探讨人在中年期和老年期的一些变化，并且强调了这样一个事实：一些我们最

⊖ 塞缪尔·约翰逊（Samuel Johnson），英国文学评论家、诗人。——译者注

为珍视的艺术品就是由中老年人创作的。

创造性的想象，并非如弗洛伊德所说，只是对现实的逃避，而是人类天性的一部分。从园艺到诗歌，从运动到作曲，我们都能看到这种天性的不同表达形式。我们从不满足于现状，我们始终在为更好的东西而奋斗。

如果不满足激发了想象力，那最具创意的人可能就是最不满足的人了。尽管这样看待一个复杂的问题有些太过简单，但其中却有些道理。不满足与神经症不同。内心的冲突能让一些人成就丰功伟绩，这些冲突也会因成就而有所缓解，只有那些无法表达或解决内心冲突的人才会患上神经症。我将在第 12 章"天才的理智"中探讨创造性与精神疾病之间的关联。

翻阅有关丘吉尔（Churchill）、卡夫卡（Kafka）和牛顿（Newton）的文献，我们发现，尽管他们性情各异，大放异彩的领域也各不相同，但他们都是有强迫性倾向的人。然而，在他们生命的大部分时间里，他们的创造性天赋保护了他们的理智，让他们不至于崩溃。C. G. 荣格（C. G. Jung）也是如此，他在中年时期才承认自己饱受精神病的威胁。

读过威廉·戈尔丁（William Golding）的小说的人无不叹服于他对人性黑暗面的关注。但出于与他的友谊以及本人的愚钝，我无法对他的作品进行进一步的思考。我在自己关于 C. P. 斯诺（C. P. Snow）的文章中也有相同的顾虑，我写那篇文章是为了向这位热心慷慨的友人致敬，而不是为了详细探讨他的小说和人格。

创造的反面是毁灭，因此本书第 13 章将谈论"人类为何诉诸暴力"。谋杀是终极的暴力，曾一度被认为主要是一种家庭犯罪。我将在第5章"奥赛罗与性嫉妒心理"中详细探讨这个话题。

最后一章"精神科医生在开放社会里的责任"可能略显突兀。在我的职业生涯中，我很少参与公共事务。但是，医生（尤其是精神科医生）参与审问罪犯的现象让我怒火中烧。我为一家周报所写的第一篇文章就对这种践踏希波克拉底誓言的行为表达了抗议。北爱尔兰当局利用感觉剥夺的手段来折磨囚犯，这让我担忧不已——这种虐待堪称对创造力的扭曲，因此这一章与全书的其他章节是有些关联的。阿尔斯特[⊖]地区的审讯者将脑功能研究的成果付诸实践，用于刑讯逼供，其摧残囚犯的精神所造成的痛苦不亚于肉体酷刑。这种恶行让我震惊不已，其原因不仅在于手段残忍，还在于对科学调查的滥用。

⊖ 爱尔兰北部地区的旧称。——译者注

Churchill's
Black Dog

目 录

序 言

Churchill's Black Dog

第
1
章

丘吉尔其人

　　试图研究某人的性格，却从未与此人谋面，精神科医生就必然要冒许多风险。发挥专业能力时，精神科医生解读他人性格的能力无人能及，就算声称自己比多数人更能洞悉人心中私密的想法，也绝不为过。但是，在研究已经过世的人时，他那超群的能力就失去了用武之地，因为他对人的洞悉只能从诊疗室中得来。此时，他只能像历史学家一样，必须依靠手边的文字记录做出判断。在分析患者的时候，精神科医生能够观察患者的反应，考察患者自知力增强而引起的变化，以此来判断自己的假设是否正确。起初，精神科医生对患者行为和性格的解读也许是错误的，或是不全面的，但随着分析过程的推进和医患双方的互动，这些错误会逐渐得到修正，真相也会逐渐明朗。一旦失去了这种反复评估的过程，试图研究伟人生平的精神科医生就难免做出过度推论，其结果就像许多所谓的精神分析传记一样，既不是好的传记，也不是好的精神分析。弗洛伊德和布利特（Bullitt）对伍德罗·威尔逊（Woodrow Wilson）的糟糕研究就是典型的例子。

　　在本章中，我对丘吉尔的性格提出了一些假设，窃以为颇有事实依据，但这个研究领域非常复杂，极有可能犯错，因此我只能将其作为试探性的解读。尽管丘吉尔在自传中（尤其是在《我的早年生活》（*My Early Life*）中）提供了许多细节，但这些细节对精神科医生来说却不堪大用。因为丘吉尔不太关心任何人的内心活动，包括他自己的；甚至，还有可能第一个跳出来怒斥本书胡说八道。此外，正如 C. P. 斯诺在《千面之人》(*Variety of Men*)一书中所说，丘吉尔的性情"异乎寻常，难以捉摸"。[1]对于他言行和政坛生涯的记载数不胜数，但能揭示其内心生活的为数甚少。丘吉尔算得上是一名艺术家，不论是在写作还是绘画方面，他都有着不错的造诣。但与许多艺术家不同，他并不会时时省思自己的内心，也不关注自身的动机。诚然，若非如此，他必定难以取得那样的成就，因为内省是自我怀疑的共犯，也是行动的大敌。

时至今日，温斯顿·丘吉尔依然备受尊崇。许多像我们一样听过他 1940 年演讲的人都相信，自己能免于纳粹暴政的奴役，全都归功于丘吉尔过人的魄力；不但如此，世界上的许多人都将丘吉尔视为一个象征，视为勇气的化身。但丘吉尔也是肉体凡胎，有着与我们所有人相同的需要、本能、希望和恐惧。对于一个伟人来说，揭示其人性的一面，指出他与旁人一样有着缺陷和不足，并非一种亵渎。尽管丘吉尔出身贵胄，位高权重，但他早年屡遭不顺，并且终其一生都在努力抗争。如果没有这些逆境，他可能会过上更幸福、更平凡、更安定的生活，但也不会如此伟大了。若他真是一个温顺平和的人，他就无法鼓舞英国人民的斗志。

1940 年，英国危如累卵，换作任何一个头脑清醒的领袖，恐怕都会宣布我们已经一败涂地了。揣着明白装糊涂是不少政治领袖的看家本领。即使他们将在选举中落败，或者倡导的政策徒劳无功，不到最后一刻，他们依然会向支持者鼓吹希望。在1940 年，任何政治领袖都可以在满心绝望之时以爱国之名振臂高呼，但只有饱尝过绝望之苦，能够直面惨淡逆境的人才能在此时怀有坚定的信念。这样的人，知晓如何在绝境中发现希望、奋勇前进；在身陷重围、强敌环伺之际，他的斗志反而燃烧得更为旺盛。只有这样的人才能用发自肺腑的呐喊，呼唤人民心中的抗争精神，在1940年那个动荡不安的夏天支撑着我们。丘吉尔就是这样的人：终其一生，他都在与自身的绝望斗争，因此他能告诉别人，绝望并非不可战胜。

正如他的先祖，第一代马尔博罗公爵一样，温斯顿·丘吉尔也患有抑郁症，其病症迁延日久，反复发作。如果不能考虑到这层关键的事实，我们就无法理解他的性格。他把抑郁症叫作"黑狗"——能专门为此起一个昵称，说明抑郁症的确如影随形。在一生中的大多数时间里，丘吉尔克服了抑郁症；但年老力衰再加上脑血管的萎缩让他在晚年与抑郁症的对抗中渐落下风。在疾病缠身的人生最后五年里，丘吉尔的意志已被抑郁症消磨殆尽，以至于他的医生莫兰勋爵[⊖]（Lord Moran）在其回忆录中放弃了对他这五年时光的记录。活到90岁高龄对丘吉尔来说无异于一种残酷的命运，因为他在早年间制服的"黑狗"最终击溃了他的斗志。

当然，丘吉尔并非唯一罹患复发性抑郁症的伟人。歌德（Goethe）也有着近似抑郁症的性情，舒曼（Schumann）、雨果·沃尔夫（Hugo Wolf）、路德（Luther）、托尔斯泰（Tolstoy）等人同样如此。伟大的成就与抑郁的性情之间究竟有何关联，还需进一步的探究，但毫无疑问的是，对于有些人来说，抑郁就是一根鞭子。忍无可忍之时，患者就会跌入阴郁的低谷，完全失去

⊖ 即查尔斯·威尔逊（Charles Wilson），第一代莫兰男爵。——译者注

行动的能力。对于他们来说，避免陷入这种痛苦不堪的状态比什么都重要。因此，抑郁症患者在症状变得严重之前，可能会不断迫使自己行动起来，容不得片刻的休憩或放松，以至于达成了多数人难以望其项背的成就，这一切仅仅是因为他们承担不起停下来的代价。我们不知道有多少成就非凡的人是在抑郁症的鞭笞下前进的，因为他们往往将这一点掩饰得很好。不过，有些人却对自己的抑郁直言不讳，丘吉尔正是其中之一。

至于复发性抑郁症在多大程度上是遗传的结果，在多大程度上受早年环境的影响，研究者依然莫衷一是。遗传学目前还无法完全回答这个问题。就丘吉尔的情况来看，这两种因素都发挥了作用。据我们所知，丘吉尔的两位最著名的祖先都存在严重的喜怒无常问题，而且有些证据表明，这二人并非家族中仅有的例子。A. L. 劳斯（A. L. Rowse）在描述第一代马尔博罗公爵时写道：

> 用法语来说，马尔博罗公爵非常敏感（sensible）。他的感官极度灵敏，所有事物都能给他留下印象。他的情绪起伏不定，是个天生的艺术家——情绪低落之后，他充满干劲，头痛来袭之时，他不得不忍受巨大的痛苦。他的自我控制是一种长年累月习惯，俨然成了他的第二天性，让他不得不付出沉重的代价。[2]

这位公爵在 1705 年写道："在过去的十天里，许多事情都让我感到深深的失望。我情不自禁地觉得，这种情绪要是持续两周，肯定会要了我的命。简而言之，这人世简直让我厌烦。"[3] 厌世情绪在他的信件中反复出现："我现在极度沮丧。""老天啊，可怜可怜我吧，爱我吧！"[4] 尽管许多人都可能在困境中写下这样的文字，但马尔博罗公爵这样在英国名声赫赫的军事指挥官也会有这种大喜大悲的摇摆，实在是出人意料，而且劳斯并非唯一注意到其这一特点的人。温斯顿·丘吉尔也曾发现："有时他胆大得过了头，有时又极度谨小慎微，这是两种截然不同的心态，而他会在这两种状态之间来回转换，前后转变之大，让人难以置信。"[5]

丘吉尔的另一位族人，他的父亲伦道夫勋爵（Lord Randolph），也有着相同的性情。A. L. 劳斯是这样描写的：

尽管他思维敏捷，观点相当犀利，但他的判断力却不是十分可靠。他既固执又冲动，最糟糕的是，还缺乏耐心。如果他能再耐心一些，很多问题就能迎刃而解。但是，他有着艺术家的坏脾气，用当下的心理学术语来说，就是躁郁交替——在情绪高涨的时候，他精神亢奋、精力充沛，在情绪低落的时候，他郁郁寡欢、垂头丧气。富有创意的人都会或多或少地表现出这种情绪的起伏，艺术家尤甚。很明显，我们不仅能在他身上看到这种艺术家的特质，也能在他儿子身上看到。[6]

劳斯认为所有富有创意的人都会表现出躁郁交替，但他错了。其中有些人的性情完全不是这样的，不过他对丘吉尔家族的观察分析显然是正确的。

就这一点来说，还有一个家族成员值得一提：第一代马尔博罗公爵的父亲，也叫温斯顿·丘吉尔。他是个忠心耿耿的保王党，国王的军队在内战⊖中被击败后，他退隐至德文郡东部的乡间。在那里，他潜心编写史书，著有《神圣不列颠：论岛国诸王生平》（*Divi Britannici: Being a Remark Upon the Lives of all the*

⊖ 指 1642 ~ 1651 年发生在英国议会派与保王党之间的武装冲突和政治斗争。——译者注

Kings of this Isle）。尽管我们不甚了解他的性情，但 A. L. 劳斯对他的描述如下："愤愤不平、郁郁寡欢，但就像那些遭遇失败、丧失荣宠的聪明人一样，他在读书写作中找到了些许慰藉……他的精神没有被打败，他不屈的热情在笔下熊熊燃烧。"[7] 后世那位更著名的温斯顿·丘吉尔在政坛失意时也采取了同样的做法；当一个有着这种性情的人无法身居要职、大展雄才的时候，还得有赖于创造性活动来寄托精神，从而有效地抵抗抑郁症的侵袭。

布伦丹·布拉肯（Brendan Bracken）说，在最后七位马尔博罗公爵中，有五位都患有忧郁症。[8] 据说，布拉肯的叙述正是劳斯著书的资料来源，然而，我们难以在后者的著作中找到证实这种说法的记录。但是，这种循环型气质（cyclothymic temperament），也就是在极度悲喜间摇摆的倾向，似乎的确是丘吉尔家族的遗传特征。

在结束有关丘吉尔家族遗传的讨论之前，我们还得看看他天生的体格。体格与性格之间可能有着密切的联系，尽管我们无法确定这一点。身体的结构与形态更多地反映了遗传而非环境的影响。一个人的气质则主要受到教养的影响。尽管一个人的体格能在一定程度上发生改变，但基本上仍由遗传所决定。

显而易见，丘吉尔具有极强的生命力。他活到了90岁的高龄；80岁时，他战胜了一次心脏病发作、三次肺炎、两次中风，还挺过了两场手术。他饮食无度，抽烟也毫无节制。70岁以前，他很少抱怨自己年老体衰。然而，这种惊人的体质不同于寻常的体魄强健。事实上，他早年间的体质孱弱不堪。莫兰勋爵曾说："看着这个多愁善感的男孩，我就知道他长大以后是什么样了。他在学校时受人欺凌，长大后肯定也是身材矮小、瘦骨嶙峋，双手白白嫩嫩，就像女人的一样。他胸口无毛，说起话来口齿不清、结结巴巴。"[9]

1893 年，丘吉尔在桑赫斯特皇家军事学院求学时，曾在一封信中写道："我这弱不禁风的身体简直就像是诅咒一般，一天的劳累让我难以支撑。不过我在这儿应该会变得强壮一些。"[10]他的身高不过五英尺六英寸半[⊖]，胸围只有 31 英寸，根本达不到桑赫斯特的标准。1903 年，诗人威尔弗里德·斯科恩·布伦特（Wilfrid Scawen Blunt）遇见丘吉尔的时候，形容他"身材矮小、方头方脑、相貌平平"。[11] 由此可见，丘吉尔好逞血气之勇，甚至有些轻率鲁莽的一贯表现，并非由于他天生身强体壮，而是由于他矮小羸弱却不愿服输。他早年间喜欢冒险，后来还亲赴法国前线参战，甚至把他人也置于险境之中，这些都说明了他并非认为自己天生勇敢，他这么做无非是为了证明自己不是懦夫，打消他对于自身勇气的疑虑。

人人都会感到恐惧，但在面对危险时，那些天生体格健壮的人往往比我们多数人更为淡定。丘吉尔的勇气异乎寻常，但与孔武过人者比起来，他的勇气更加可贵可敬。他从没忘记，在第二所预备学校里，其他男孩曾向他扔板球，吓得他躲在了树后面。对他来说，这是一段耻辱的回忆。于是，从很早的时候起，他就决心做一个勇敢的人，决不落后于人。18 岁时，他与表弟和胞弟追逐打闹期间，为了不被抓住，他从桥上纵身跃下，险些丧命。他从 29 英尺的高处坠下，摔破了肾脏，一连三天不省人事，接连两个月都无法工作。丘吉尔的血气之勇无疑是远胜常人的，但这种勇气源于克服先天体格弱点的决心，就像古希腊雄辩家德摩

⊖　约合 1.69 米。1 英尺 =30.48 厘米，1 英寸 =2.54 厘米。——译者注

斯梯尼（Demosthenes），其人口若悬河的能力据说是决意克服口吃的结果。

对于体格与性格的关系问题，前人进行了许多探索，其中W. H. 谢尔登（W. H. Sheldon）的研究是最详细也最成功的。[12]谢尔登认为，人的身体类型主要可以分为三种，他为这三种类型各取了一个颇为拗口的名字：内胚层型（endomorphy）、中胚层型（mesomorphy）与外胚层型（ectomorphy）。他还编制了一张性格量表，其中包含了20个基本性格特征，分为三类。这些基本性格特征基本上都与一个人的体格有关，三个主要的性格类型分别是：内脏优势型（viscerotonia）、身体优势型（somatonia）与头脑优势型（cerebrotonia）。

审视一下丘吉尔的体格，很明显，他属于内胚层型。他的头很大，胸脯比肚子小，身材圆滚滚的，四肢短小，这些都是典型的内胚层特征。他的皮肤过于柔软光滑，以至于他总是穿着特制的丝绸内衣。拥有这种体格的人，其性情应该大致属于内脏优势型：朴实无华、从容不迫、深思熟虑、墨守成规。在12项内脏优势型的特征中，丘吉尔有11项得分很高。然而他在身体优势型方面的得分也几乎一样高，而这种气质应该是孔武有力、身强力壮的中胚层型人才有的。谢尔登认为，如果一个人的性情与其体格所对应的性格类型相差太远，就很容易受到心理冲突的困扰，因为他会与自己的情绪素质产生矛盾。

丘吉尔非常好斗、强势，与人们对他这种体格的人的设想大不相符。喜欢冒险、逞血气之勇、精力充沛、坚定不移，这些特征都是人们料想在强壮的中胚层型人身上发现的，而不该是丘吉尔这样的内胚层型人所具备的。

换言之，我们看到的丘吉尔，是一个竭力迫使自己对抗内在天性的人：一个天生既不强壮，也不是特别勇敢的人，却使自己克服了性格与体格上的先天缺陷，成为既强壮又勇敢的人。我们越是审视丘吉尔，就越发相信，他的好斗、勇敢、强势并非源于遗传，而是来自坚定的决心与坚强的意志。"只要我愿意，我就可以显得很强硬。"他曾对医生如是说。[13] 他那如斗牛犬一般的不屈神情（人们在照片上常见的那种表情）第二次世界大战前很少在他脸上出现过。莫兰勋爵曾暗示道，这种表情可能是他对着镜子演讲时练出来的，此后，他就时常在恰当的公共场合做出这副模样。

在我们搁置身心特征的遗传问题，转而讨论塑造丘吉尔性格的环境因素之前，还有另一种类型学说值得我们探讨。瑞士精神病学家 C. G. 荣格将"外倾型"（extravert）与"内倾型"（introvert）这两个术语引入了心理学，多数人都了解这两个词的大致含义。外倾型是指一个人的心理取向偏重外部世界的事物与现象；这类人不甚关心灵魂深处的东西，也不关注抽象概念、理念或精妙的哲学思想，他们的兴趣主要在于行动而非思想，每当遇到困扰时，他们会去找些事做，分散自己的注意力，而不是探索内心，弄清烦恼的来源。毫无疑问，丘吉尔是极度外倾的人。他对哲学和宗教没有丝毫兴趣，对心理学嗤之以鼻。

荣格将他提出的人格类型进一步分为思维、情绪、感觉与直觉等类型，但该学说并没有得到广泛的认可。不过，他在《心理类型》（*Psychological Types*）中对于"外倾直觉型"的描述与丘吉尔的气质非常吻合，人们真应该再仔细看看那本书。荣格写道：

如果以直觉为主要特征，个体就会呈现一种特殊而明显的心理特点……直觉型的人向来不拘泥于一般大众所认可的现实价值，而总是出现在可能存在机遇的地方。对于尚在孕育之中的事物，他的嗅觉极其敏锐……做出判断所必不可少的思维与情感，对他来说却是太不重要的能力，没有什么分量，因而无法与直觉抗衡。[14]

因此，荣格认为直觉型的人缺乏判断力，并且"很少考虑旁人的福祉"，他们"经常被视作冷漠无情、缺乏道德的冒险者"，这番话简直是少年丘吉尔的写照，但"他在鼓舞人心、点燃人们追求新事物的热情方面的能力却无人能及"。[15]

C. P. 斯诺曾写过一篇非常有趣的文章，其中谈到了丘吉尔缺乏判断能力。事实上，他认为丘吉尔的判断力"非常糟糕"。他写道：

有判断力固然很好，但也不算什么了不起的事。深刻的洞察力则难得许多。丘吉尔的脑中就不时闪现着那种洞察力。这种能力源于他的天性，不受外界任何人或事的影响，完完全全地来自他自己。有时，依照洞察力行事远远强过理性的判断：他在掌权之初的个人危机中做出了好几次原本可以避免的误判。

当希特勒掌权时，丘吉尔没有依照判断行事，而是以他深刻的洞察力为指南。这种做法十分危险，但要渡过难关并无奇巧捷径。在危急关头，这种做法正是我们所需要的。那是我们历史中绝无仅有的时刻，需要由一位民族主义的领袖牢牢地把握住机会。其中的危险，诸多左派人士看得一清二楚，但他们不知道如何才能使这个国家万众一心。[16]

我认为，斯诺所说的洞察力可以被称为直觉。从许多方面来讲，直觉是靠不住的，而且丘吉尔的一些直觉也是大错特错的。在第一次世界大战期间，他入侵加里波利半岛的战略构想就是一场彻头彻尾的失败；但是他运用坦克作战的理念（尽管坦克在当时未得到很好的使用）无疑是正确的。值得注意的是，早在1917年他就提出了一项计划，包括研制装载坦克的登陆艇，以及类似于1944年进军法国时所用的拼装式移动码头。虽然他的直觉有时会出错，但也常常是对的，在对希特勒的威胁以及日后苏联崛起的预测上，他的直觉十分准确，而许多判断力比他更强的人都没能想到这种结果。荣格对外倾直觉型的许多阐述都适用于丘吉尔。荣格指出，这种人缺乏判断力。

丘吉尔无法做长时间的思考，尽管他常有绝妙的想法，但他很少能被理性的言语说动，当别人向他提出内容过长的提议时，他竟难以理解。众所周知，他曾要求所有给他提建议的人都必须把篇幅控制在半页纸之内，这正是他缺陷的写照。阿兰布鲁克[⊖]（Alanbrooke）在他的战时日记中曾这样提到丘吉尔："按照计划好的战略行动不是他的强项。他喜欢凭直觉和冲动行事……对于他所偏爱的行动方案，他从不在意可能造成的影响。事实上，他甚至根本不愿去考虑后果。"[17]而且，丘吉尔在许多方面也缺乏情感。他极少顾及他人的感受。他曾在三个不同的场合下向阿兰布鲁克保证，会将盟军的最高指挥权交给他。然而，反攻欧洲大陆的指挥权最终交给了一个美国人。阿兰布鲁克大失所望，丘吉尔却对此不以为意。"他根本没有意识到这件事对我有多重要。他转变心意却没有表现出丝毫的同情与遗憾，在他看来，这件

⊖　第二次世界大战中的英国陆军元帅。——译者注

事似乎一点儿也不重要。"[18]正如荣格所写:"很少考虑旁人的福祉。"[19]

无论在丘吉尔担任内政大臣期间,还是在他出任首相与战时统帅的时候,每一个与他共事过的人都会称赞他层出不穷的灵感与源源不断的创意,但他们也一致同意,丘吉尔需要被严加约束,因为许多他的突发奇想一旦付诸实施就必然会带来灾难性的后果。

用荣格的术语来讲,丘吉尔属于外倾直觉型。在谢尔登的分类中,他主要属于内胚层型,但也带有突出的中胚层的特点。从经典的、描述性的精神病学视角来看,他是循环型气质,有着很强的抑郁倾向。这些描述性的分类尽管术语连篇,但不失为解读性格的有效途径。然而它们很难揭示一个人的内心生活。下面我将尝试剖析丘吉尔的心理结构,虽然免不了做些推测,但力求合理。

我们先对丘吉尔的"黑狗"深入探索一番。对于抑郁症在丘吉尔的心理结构中所占的地位,莫兰勋爵是最了解不过的了,他在自己的著作中首次提到了这个问题。

1944 年 8 月 14 日

今天首相看上去若有所思。

"在我年轻的时候,"他回忆道,"有两三年的时光都是一片暗淡。我埋首工作,坐在下议院里,而抑郁症笼罩着我。跟克莱米☉谈谈会让我感觉好些。火车经过的时候,我不喜欢站在月台旁边。我喜欢远远地站在后面,如果可能的话,找根柱子,挡在我和列车之间就更好了。我也不喜欢站在船舷旁向水里看。一念

☉ 指丘吉尔的妻子,克莱门汀·丘吉尔(Clementine Churchill)。——译者注

之差，万事皆休，只需绝望的念头闪过……我不想在那种时刻离开人世。我们对焦虑了解得够多吗，查尔斯？写下六件焦虑的事情对我有好处。两件事能凭空消失，两件事我无能为力，所以急也没用，而另外两件事或许可以得到解决。我读过一本美国人写的书，《命运的哲学》讲的是人心里的事，挺有意思的。"

我说："你的困扰——我是指那条黑狗，是祖先遗传下来的。你已经跟它斗了一辈子了。这也是你不喜欢去医院的原因。你总是回避让你情绪低落的事物。"

温斯顿意味深长地看着我，似乎我知道的太多了。[20]

在那本书的后面部分，莫兰勋爵引述了一段自己与弥留之际的布伦丹·布拉肯的对话：

"你我都觉得温斯顿是个自我放纵的人，他总是随心所欲，但当他还是个小男孩的时候，他就下定决心改变自己的天性，变得强硬而粗鲁。

"这对他来说肯定不容易。你看，查尔斯，温斯顿是个'绝望者'。加里波利之战后，给他画肖像的奥尔彭（Orpen）就提到他脸上总带着痛苦的神色，还管他叫不幸的人。那时温斯顿痛下决心，再也不参与政事了。似乎他已经生无可恋了。那件事给他的打击很大。在第二次世界大战前，他曾连续数年都感到无所适从，常说'我完蛋了'，差不多一天要说上两次。他曾确信自己不会重返政坛了，因为似乎人人都把他当作野人，但他十分怀念从政的岁月。只要一闲下来，温斯顿就会变得一团糟。你知道他辞职后是个什么样子。这么说吧，他告诉我，他每天都巴不得一死了之。"[21]

许多抑郁的人既不肯休息，也不愿意放松，因为他们承受不起停歇下来的代价。如果不得已放下手上的事情，抑郁的黑云就会将他们笼罩。在 1915 年 5 月被免除海军大臣的职务时，在 20 世纪 30 年代赋闲时，在 1945 年竞选失败时，以及在他最终退隐之后，丘吉尔都曾有过那样的体验。在没有公务的时候，他找了许多办法来应对抑郁，包括绘画、写作与砌砖，但没有一样真正奏效。为了弄清其中缘由，我们不得不谈谈晦涩莫测的精神分析理论。

精神分析这门学说主要探讨了环境的影响，尤其是人生早期环境对于成年后性格的影响。我们在探讨丘吉尔的性格时，采用的是类型学或身心素质的视角，然而很少有人明白，精神分析的观点与它们并不矛盾，反而是互补的。一个人的基因可能使他易受抑郁的影响，但是否真的患有抑郁症，则很有可能取决于他早年的家庭生活。精神分析并不认为人人生来都会对环境的影响做出一致的反应。不存在所谓最理想的教养规划，因为世上没有两个人是一样的。然而，精神分析强调，人的心理困扰与其成长过程中的整体情绪氛围有关；如果环境未能在一个人身心需求最强烈的时候满足他的需要，就有可能导致此人在成年后患上神经症或精神病。

成年抑郁症患者有一个最突出的特点，就是依赖外界的事物来维持自尊。当然，我们每个人都在一定程度上依赖外界。如果一个健康的人突然间失去了他的家庭、工作、社交圈子，被置于迷茫与恐惧的境地，他也会深陷抑郁。我们所有人都需要从外界获得支持，以此来维持我们的自我价值感。

虽然如此，人的存在包含许多不同的层面，如果我们在某一层面感到失望，但只要在其他层面依然能得到满足，我们就能够容忍不尽如人意的现状。一般人可能会为处境而伤怀，或感到失望，但由于他们有内在的自尊来源，所以很容易从自己依然拥有的事物上得到安慰，不会因为不幸而变得抑郁或沉湎其中。

抑郁症患者远比一般人脆弱。如果外部世界里的某件事情出了问题，他们就可能陷入绝望。即使旁人试图安慰他们，对他们来说也无济于事。对于抑郁症患者来说，失望、排斥、丧失之痛，都可能引起绝望无助的反应：因为这些人的自尊缺乏内在的来源，无法在烦恼时从内部获得力量，也无法在旁人的帮助下振作起来。如果一个人在内心深处觉得自己本性恶劣、不值得被爱，那么外部世界的实际排斥就会使这种抑郁信念显露出来。在一段时间内，无论好心人如何安抚宽慰，都无法让他一直相信自己真的是有价值的。

精神分析理论认为，这种脆弱性是由极早期的亲子关系不良所导致的。在正常情况下，孩子会在吮吸乳汁时感受到母亲的爱。受到珍视、爱护的孩子，常与父母嬉笑玩闹、拥抱依偎，他们会在内心形成强烈的自我价值感，从而能够战胜童年里不可避免的挫折与失望，即使感到悲伤难过，也只是暂时的。他们坚信这个世界大体上是一个幸福快乐的地方，而他在这个世界上是受人宠爱的。这种心理模式通常会持续终生。

相反，如果一个孩子不受珍视、受人排斥、得不到认可，那他就不会形成以上信念。他依然会有成功与幸福的体验，但这些体验既无法让他相信自己值得被爱，也无法向他证明人生的价值。即使他穷尽一生的心力，追名逐利、叱咤情场，但到头来内心依然充满绝望和徒劳感，因为他在内心深处从不觉得自己是一个有价值的人，无论多少外在的成功都无法完全填补价值感的缺失。

几年前，在他过生日的时候，我姐姐黛安娜对他这一生所取得的成就表示了惊叹，而他却如此答道："我做成了不少事，但最终一事无成。"当时，我们听的广播、看的报纸里全是对他的赞颂。

"您怎么这样说呢？"黛安娜问。他沉默不语。

"您写了很多书。"我说。

"还画了不少画。"黛安娜补充道。

"哦，没错，没错，那些都有。"

"重要的是，您还有我们呢。"我们继续说道。

"有时我们用这话聊以自慰——世上有些孩子，能活着就很感恩了。"他用一个微笑回应了我们……[22]

在《织锦一线》(*A Thread in the Tapestry*) 一书中，萨拉·丘吉尔 (Sarah Churchill) 用这段文字展开了对父亲的描写，可谓敏锐。她与其他家人一定觉察到了，在令人伤感的风烛残年里，尽管得到了那么多的赞美、颂扬与荣誉，温斯顿·丘吉尔内心深处的空虚却是任何成就或荣耀都无法填满的。

将这段文字与丘吉尔自己写的另一段话对比来看，也是颇为有趣。那段话并非他晚年所写，而是出自他的青年时期。《萨伏罗拉》(*Savrola*) 是丘吉尔所作的唯一一部小说，也是他着手创作的第一本书，不过却是他出版的第三本书。这本书在 1897 年就已完成过半，但由于《马拉根德野战军纪实》(*The Story of the*

Malakand Field Force)与《大河之战》(*The River War*)后来居上，所以在1900年才付梓。小说的主人公萨伏罗拉是演说家和革命者，往往被看作丘吉尔本人的写照。故事从萨伏罗拉的书房开始，四周环绕着吉本⊖、麦考利⊜、柏拉图与圣西蒙⊜(Saint-Simon)的著作。

桌上散落着一些尚未拆开的文件与电报，但萨伏罗拉已经非常疲惫了，他可以或者说应该等到天亮再看。他瘫坐在椅子上。今天的确是漫长的一天，也是令人沮丧的一天。他是个年轻人，年仅32岁，但繁重的工作与忧思让他难以为继。他是个神经过敏的人，最近经历的事情总是历历在目、挥之不去，而压抑情感只会让内心的火焰燃烧得更为旺盛。这一切都值得吗？那些艰苦、劳累、奔波，种种牺牲——到头来都是为了什么？人民的福祉！他终究骗不过自己，与其说那是他奋斗的理想，不如说是他达到目的的途径。野心才是他的动力，他对此无法抗拒。[23]

"这一切都值得吗？"在抑郁症患者的一生中，他们总是一遍遍地问自己这个问题。在《萨伏罗拉》的结尾，这个问题再度出现了。革命成功了，但"疲惫的感觉、对斗争的厌恶、对平静的渴望填满了他的心灵。为之奋斗已久的目标就要实现了，但它现在看上去毫无价值……"[24]萨伏罗拉选择了自我放逐，回首望向他亲手解放的城市，那里现在已被炮火点燃：

⊖ 爱德华·吉本（Edward Gibbon），英国历史学家。——译者注
⊜ 托马斯·麦考利（Thomas Macaulay），英国诗人、历史学家。——译者注
⊜ 法国政治家、作家。——译者注

房屋在烈火中燃烧，浓烟缓缓地升到空中，与低垂的乌云融为一体。炮弹的爆炸火光，为云层增添了黄白交织的色彩。

"而这一切，"萨伏罗拉沉思良久，终于说道，"才是我毕生的杰作。"[25]

更有趣的是，萨伏罗拉"厌倦了人类与他们的种种作为"，登上他的天文台，"仰望星空，思索其中的奥妙"，沉醉在木星之美中：

他情不自禁地想到了另一个世界，一个更美丽的世界，一个拥有无限可能的世界。他想到了未来的木星，要经历多么漫长的时间，它的地表才会冷却下来，让生命成为可能；而生命演化又是一趟缓慢而稳定的旅程，冷酷无情、不可阻挡。这个孕育新生的世界会带着它尚未出世的居民走上多远呢？也许止于一些无形的、混乱的生命元素，也许这趟旅途远比他所想象的更为遥远。生命终将克服艰难险阻、跨过重重障碍，发展到完美的状态。他的幻想已经超越了空间与时间，来到了遥不可及的未来。木星还将继续冷却下去；而生命无论发展得有多完美，都难免一死；整个太阳系、整个宇宙迟早也会变得冰冷死寂，如同燃尽的烟花。

这是个可悲的结局。他锁上天文台的门，走下楼梯，希望不要梦见自己所思的惨状。[26]

这字里行间的绝望，将典型的抑郁气质表现得淋漓尽致。无论萨伏罗拉取得了多大的成功，他都在怀疑自己的成就是否有价值。尽管他幻想生命在某个遥远的未来能发展到"完美的状态"，但这种幻想却因为宇宙最终会归于死寂的信念而破灭。这位对女儿说"我做成了不少事，但最终一事无成"的老人，在生命的最后几年里表现出的情绪模式，与他早在青年时期的样子别无二致。

丘吉尔抑郁性格的童年根源是什么？对于这个问题，任何答案都免不了有些猜测的成分，但在可供考虑的明显因素中，最突出的就是父母的忽视。

温斯顿·丘吉尔是个早产儿，比预期早了两个月出生。早产对于孩子日后的情绪发展是不是具有负面影响，我们尚不得知，但我们能明确的是，照料与抚育婴儿的方式的确会影响其身心发育，即便是最幼小的婴儿对环境也非常敏感。早产儿的出生是一个意外，因此也会造成些许尴尬。我们知道，丘吉尔的父母没有为他的出生做好准备，因为他出生的时候，他们连婴儿的衣物都没有备齐。而且，头一胎出生的孩子，难免会让缺乏经验的母亲感到焦虑。襁褓中的丘吉尔得到了怎样的对待？我们只知道，按照当时的习惯，他不是由母亲喂养的，而是被交给了乳母，而我们对这个乳母一无所知。

丘吉尔出生的时候，他的母亲伦道夫夫人年仅 20 岁。她美丽动人，沉迷于应酬与社交，而对自己年幼的儿子不甚关心。他的父亲伦道夫勋爵忙于政事，没人指望勋爵对自己的子嗣有太多关照，而勋爵的表现也的确如此。因此，在关键的童年早期，丘吉尔从父母那里得到的关爱与支持少得可怜。将他从这种情感缺失中拯救出来的人，不是别人，而是他的保姆，埃弗里斯特太太（Mrs. Everest）。她早在 1875 年，丘吉尔出生的几个月后就开始照顾他，直到在丘吉尔 20 岁那年去世。丘吉尔一直视她如至亲，把她的照片挂在自己的房间里，始终不曾拿下来过。她的形象化身为《萨伏罗拉》中的管家，永存于世。丘吉尔的儿子伦道夫·丘吉尔（Randolph Churchill）在撰写父亲的传记时也引述过小说中的这段文字，我们之所以再次提起，是因为它在一定程度上揭示了温斯顿·丘吉尔对爱的态度：

他的思绪被端着托盘的老妇人打断了。他已筋疲力尽，但体面生活的规矩还得遵守。他站起身来，回到里屋更衣。当他回来的时候，餐桌已经布置好了。他先前只要了一碗汤，但在管家的悉心关照下，这顿饭变得丰富可口多了。她在一旁侍候，与他攀谈解闷，急切又欣慰地看着他吃饭。从他出生起，这个管家就一直在照顾他，她的照料与关怀一刻都没有停止过。她们这些女人的爱，是种奇怪的东西。也许那是世上唯一无私的感情。母亲爱孩子，是为母的天性。年轻人爱恋人，也不难解释。狗爱主人，是因为主人喂它。人爱他的朋友，是因为友人在患难之际给他支持。所有这些情感总是有些缘由，除了保姆对她照顾的孩子的爱，似乎完全无法用理性解释。只有少数几样东西能证明人类能够超越赤裸裸的功利主义，证明人性是崇高的，而这种爱就是其中之一，这种爱甚至无法用最天马行空的想象来解释。[27]

丘吉尔心中的"无私的爱"是值得讨论的。在他看来，保姆爱她照顾的孩子，是一件出人意料的事情，但这件事一点儿也不奇怪。保姆没有自己的儿女，也没有丈夫。对于这样一个情感无从寄托的女人来说，还有什么比全身心地照料被托付给她的孩子、给他全部的关爱更为自然的事情呢？在上述的引文里，丘吉尔因为被爱而感到惊讶，仿佛他从未觉得自己应该被爱。按照常理，孩子从父母那里感受到爱，是不会心存疑惑的。对爱的期待会向外延伸，他会自然而然地认为保姆和其他家庭成员也都会爱他。长大一些后，他会发现不是每个人都像他想的那样爱他，并因此感到惊讶与失望。也就是说，如果父母之外的人爱他，他并不会感到意外；如果发现有人不爱他，他才会感到惊讶。

幸福的孩子从不问母亲或其他人为什么爱自己，他们只会接纳这种天经地义的爱。只有那些早年缺爱的孩子才会惊讶于他人对自己的喜爱，才会试图解释这种爱的来由。身患抑郁症的人总在不断地问自己，为什么会有人爱他们。他们往往觉得别人应该尊重他们、敬畏他们、佩服他们，但至于爱，那就是一种奢望了。对许多抑郁症患者来说，只有当他们有所成就，或者为他人付出得够多、应当得到回报的时候，他们才觉得自己值得被爱。"如果有人爱我，是因为我这个人可爱"这种想法对于性情抑郁的人来说既奇怪又陌生。丘吉尔对埃弗里斯特太太的无私之爱备感惊讶，这完全符合他的性情，也就是说，他没有从父母那里得到过完全的、超越理性的接纳，而这种接纳是我们所有人都需要的，也是大多数幸福的孩子能从母亲那里得到的。尽管埃弗里斯特太太的爱在一定程度上弥补了亲情的缺失，但终究无法取代父母的爱。

丘吉尔童年早期的许多信息，我们都不得而知，但他的父母对他照料不周，却是毋庸置疑的。他的儿子伦道夫·丘吉尔在父亲的传记中写道：

即便以维多利亚时代晚期与爱德华时代的标准来看，祖父母对父亲的忽视与冷漠也是相当过分的。在外求学的时候，他给他母亲写过许多封信，苦苦哀求她回信或探望他，如果她没空，那埃弗里斯特太太和弟弟杰克也可以。伦道夫勋爵是个忙碌的政客，把所有的精力都放在了政治上；伦道夫夫人醉心于上流社会的纸醉金迷，对儿子不闻不问，直到他的名声响彻世界。后来，父亲在印度担任了三年中尉，只有在祖父与埃弗里斯特太太去世时，祖母才给他写信报丧，可见祖母对他有多不关心。他的弟弟杰克比他小五岁多，写起信来也不太用心，所以他感到无比孤独，觉得自己被抛弃了。[28]

因此，我认为我们有理由相信，由于父母的忽视，温斯顿·丘吉尔失去了内在的自尊之源，而这正是人们幸福生活所倚重的基础；人生在世，失望与挫折是不可避免的，而这种自尊之源能够支撑我们克服困境。那么，丘吉尔采用了哪些方法来竭力弥补这种早年间的缺失，在缺乏父母关爱的情况下维持自尊呢？

作为对亲情缺乏的反应，他养成的第一种，也是最明显的一种性格特征就是野心勃勃。就像他笔下的萨伏罗拉一样，"野心才是他的动力，他对此无法抗拒"。1899 年，他在印度给母亲写了一封信，信中提到："如果不能出人头地，那就太糟糕了。我会很伤心，因为那样一来，除了雄心壮志之外，我便一无所有了……"[29]

那些更加幸运的孩子，得到的关爱与欣赏比丘吉尔更多，他们除了野心以外，还有不少值得在意的东西。对于一个在西方文明的竞争性氛围中长大的年轻人来说，胸怀大志当然是一种完全"正常"的特质。然而，丘吉尔的野心很明显是过度的，这使他年轻时就遭人冷眼相待。据称，查尔斯·迪尔克爵士（Sir Charles Dilke）曾写道，罗斯伯里⊖（Rosebery）是他见过的最有野心的人；但他后来在这句话旁另写了一句批注来修正这个观点："直到我认识温斯顿·丘吉尔。"[30]

⊖　阿奇博尔德·菲利普·普里姆罗斯（Archibald Philip Primrose），第五代罗斯伯里伯爵，1894 ~ 1895 年任英国首相。——译者注

对于丘吉尔来说，野心是一种强迫性的驱力，是早年情感缺失所导致的直接后果。因为，如果一个孩子不能坚定相信自己的价值，那他就会渴望通过外在的成就来获取认可与赞扬。对于那些易受抑郁困扰的人特别是年轻人来说，在财富、政治或艺术方面的成功，或者说成功的希望，都是缓解抑郁的良方。随着年龄的增长，他们心中的希望会逐渐消退，因此人到中年时更容易产生严重的抑郁发作。可以说，有能力的人必然会胸怀大志，因为天赋异禀的人想要大显身手，希望自己的愿景能够获得认可，是再自然不过的事情了。正如里斯勋爵⊖所言，"全力以赴"本身就是一件乐事。[31] 但是，丘吉尔的野心中有一种补偿的成分，这点是不难看出的。恰如他在与维奥莱特·博纳姆·卡特夫人⊜（Lady Violet Bonham Carter）的谈话中所言，"人人皆是蝼蚁，但我相信我是个闪闪发光的蝼蚁"[32]，我们可以明显地看出，这句话中交织着自嘲与自傲。

丘吉尔这般极端的野心，并非源于对自身能力与不足的清醒判断。其中总有幻想的成分，与实际的成就无关。这种幻想可能会让人相信，自己生来就肩负着特殊的使命，即便不是神明的旨意，也是命运的安排——丘吉尔就表现出了这种信念。丘吉尔的心理活动有一个最显著的特征，那就是在大半辈子里，直到65岁以前，他都一直相信自己的幻想在现实中得到了表达。正如他对莫兰所说："这绝不可能是个巧合，这肯定是上天的旨意。我注定要担此大任。"[33]

如果丘吉尔于1939年去世，他就会被视作一个失败者。当

⊖ 约翰·里斯（John Reith），第一代里斯勋爵，英国广播公司（BBC）创始人。——译者注

⊜ 英国政治家，丘吉尔的好友。——译者注

莫兰写下"温斯顿在一厢情愿的内心世界里找到了真实感"[34]时，他毫无疑问是对的。英国在1940年能免于劫难，或许就归功于丘吉尔的一厢情愿。丘吉尔对全国人民的鼓舞并非基于判断，而是基于与现实毫无关系的非理性信念。只有坚信自己必将成就英雄伟业的人，即使情势危急也依然坚信胜利的人，将国家的命运系于己身的人，才能让自己的信念鼓舞民心。这种奇迹与伟大演员的表演相差无几，这样的演员能通过他的表演让我们心潮澎湃，使我们相信他的激情远超人类的一般感情。至于丘吉尔一厢情愿的内心世界究竟是什么样的，我们不得而知，也永远不会知道。但这个世界是存在的，而丘吉尔因此做出了英雄般的壮举，这是谁都无法否认的。

今时不同往日，在核武器出现以前，许多男学生都曾幻想在战场上建功立业。披挂上阵、统领军队，即便敌众我寡也能毫不畏惧、力挽狂澜、胜利归来，赢得维多利亚十字勋章，这种梦想曾鼓舞了一代又一代的英国子民。在丘吉尔降生的年代，这种梦想依然可以成为现实，而他也曾在早期的军人生涯中试图实现这种梦想。但与许多从军的年轻人不同，他从未放弃过自己的幻想。即便年事已高，他依然不顾劝阻，在诺曼底登陆后亲临法国，将自己暴露在危险之中。当年那个学童的白日梦依然存在，而他对危险的渴求不仅仅是为了证明自己的血气之勇、自年轻时就存在于心中的动力，其中也包含着一种信念，即他自有上天保佑，没有什么能伤到一个身负天命的人——他与戈登将军⊖可谓所见略同，后者终其一生，常常故意置自己于死地，以此来鼓舞他人。

⊖　查尔斯·乔治·戈登（Charles George Gordon），英国陆军少将。——译者注

用精神分析的术语来说，相信自己"与众不同"，是所谓的"婴儿全能感"（infantile omnipotence）的体现。精神分析师假设（他们的理由相当充分），在看待自己刚刚来到的这个世界时，婴儿不怎么考虑自己在其中的现实地位。尽管婴儿在生命之初处于非常无助的境地，需要不断的照料与关注才能生存，但他的无助让他产生了一种自己无所不能的幻想。因为婴儿在提要求的时候十分专横跋扈。必须有人喂他，给他洗澡、穿衣，保护他免受伤害，在正常的情况下，总有许多心甘情愿的"奴仆"忙着满足他的每一个要求。随着孩子渐渐长大，他会意识到，自己的愿望并非总是最重要的，有时必须让位于他人的需求。如果家里有其他的孩子，这种意识就更为强烈。在手足之争的起起伏伏中，一个人很快就会明白自己并非宇宙的中心。独生子女可能会难以走出这种情绪发展的早期阶段。

尽管温斯顿·丘吉尔不是独生子，但他的弟弟杰克出生于1880年，比温斯顿小上不少，足以让他在关键的五年时间里保有独一无二的地位。矛盾的是，正是那些缺乏情感照料的孩子才会保留婴儿期的全能感。孩子在童年早期对于悉心照料、全然接纳的需求没能得到满足，心中就会留下一种缺失感与渴求感；他可能在长大以后设法创造条件，哪怕最微小的愿望都要立即实现，并常常因为不能如愿而心怀怨愤。

在丘吉尔身上，这种性格也很明显。在一次他生病卧床期间，他要求由两名护士来照料自己。他的妻子对莫兰勋爵说："温斯顿的官老爷架子大得很，他一进家门，拍拍手，如果仆人没来，他就会使唤沃尔特[⊖]。如果由着他的性子来，恐怕他余生都

⊖　沃尔特·汤普森（Walter Thompson），丘吉尔的保镖。——译者注

要由护士照顾了。他会安排两个护士在卧室里，再来两个在走廊里候着。查尔斯，可他绝不会就此心满意足，他会让护士去替他忙里忙外，然后让沃尔特来给他穿袜子。"[35] 丘吉尔傲慢、急躁、对他人缺乏体贴，必然是一个很难相处的人，但他的慷慨大方又让这些缺陷显得没那么难以忍受了。作为丘吉尔的下属，他们迫切的需求往往不被重视，总是时刻待命，以配合他的时间安排，并且时常要容忍他可怕的脾气。这样一个以自我为中心的人如何赢得他人的忠诚呢？这个问题很难回答，但情况往往是，那些颐指气使、总是索要关注的人会表现出一种孩童般的无助，无论他们的要求有多么难以满足，那种无助总会使旁人做出适当的回应。丘吉尔唯一一次坐地铁是在大罢工期间，他转来转去，不知道出口在哪儿，最后不得不向人求救。[36] 就像幼童一样，全能感与无助感总是相辅相成的。对于许多公众人物来说，自己做饭、补袜子，甚至亲笔写信，都会让他们手足无措。

丘吉尔的贵族身份算是帮了他的大忙。无论父母的忽视有多严重，埃弗里斯特太太始终对他不离不弃。在她之后，还有妻子、贴身男仆、医生，以及数不清的侍者与随从。我们这些足够年长的人还记得，贵族与上层中产阶级的人总把将衣食住行交由仆从打点视作理所应当，后来，这些老爷不得不在生活中亲力亲为时，总是怀念仆人的服侍，而那种养尊处优、有人伺候的日子对于自尊来说确实大为有益。丘吉尔的早年家境并不富裕，他不得不靠写作谋生，但就像与他同阶层的其他人一样，他对平民生活一无所知，生来就觉得自己高人一等。这种观念给他这类人带来了不少好处。英国上层阶级最为人诟病的一点就是把孩子交给仆人照顾，如果是男孩，他们早早地就会被送去寄宿学校。对特权阶层的归属感在一定程度上缓和了丘吉尔早年遭受排斥的伤痛，而丘吉尔的家族无疑是特权阶层中的佼佼者。年幼的温斯顿·丘吉尔既孤独又缺乏关爱，但他肯定很快就意识到，他在另一个不那么个人化的方面上是"与众不同"的：他家世显赫，有许多杰出的先祖。他特意为父亲及第一代马尔博罗公爵立传，这体现出他对家族荣耀的看重。

如果孩子的情感需求没能从父母那里得到满足，或是有所欠缺，那他就会因失望而产生敌意。最"难养"、行为最顽劣的孩子，往往是那些得到关爱最少的孩子，他们往往会与权威作对。温斯顿·丘吉尔也不例外。但即便是最叛逆、最不听话的孩子也会在心中保留一幅自己理想中父母的画像。这种理想化父母的积极意象总很慈爱、温柔、善解人意，与排斥孩子、残酷冷漠的权威家长的消极意象相互抵消、平衡。孩子对真实父母的了解越少，或者与父母的亲密互动越少，这种双重意象的矛盾就越发顽固。真实的父母是有血有肉的人：他们有时慈爱，有时急躁，有时善解人意，有时心不在焉。在寻常家庭亲密情感里长大的孩子，会很快地将"好"与"坏"的意象融合在一起，并且意识到，无论是在他人还是在自己心中，爱与恨、好与坏，都是混杂在一起的、不可分割。

精神病学家在品行不端、情绪失调的孩子身上发现，即便他们的父母确实冷漠无情、残酷暴戾，他们往往也会坚信这些"坏"父母其实是"好"的，并把父母的错误归咎于自己。这种对父母的理想化具有防御和保护的功能。年幼的孩子脆弱无助，难以接受没有成年人去爱他们、支持他们、引导他们的事实；如果事情确实如此，他们就会凭空想象出这样的成年人来。

温斯顿·丘吉尔将这种理想化表现得淋漓尽致。他曾这样描写自己的母亲："她就像金星一样照耀着我。我深深地爱着她，尽管她遥不可及。"[37]对母亲的这种浪漫主义印象在更为现实的问题面前就黯然失色了，在23岁的时候，他不得不正视母亲在金钱上的挥霍无度，并写信责备她的铺张浪费。但童年形成的意象不会轻易消失。至少在早年间，丘吉尔曾对女性持有浪漫的看法，而这来自对于他美丽的母亲的理想化。维奥莱特·博纳姆·卡特就注意到了这一点：

　　他的亲密朋友里没有女性。女性在他生活中的地位很特殊。他与女性交往时非常浪漫。他喜欢美丽、迷人、魅力四射的女人，认为对这样的女人不该妄加分析、揣测。她们在品行上必然是完美无瑕的。我记得当我说他对女性的态度有些"天真"时，他对此颇感不快。他觉得这种评价用在他身上是一种冒犯，而用在我身上，他肯定觉得是一种赞扬。[38]

　　就像许多其他浪漫主义者一样，年轻时的丘吉尔在与女性相处时有些手足无措，尽管他在结婚前至少与三个女孩有过感情纠葛。他在晚年时很少留意女性，甚至很少与她们讲话，但他对女性的浪漫态度依然存在，而且他把这种情怀都寄托在了女王伊丽莎白二世的身上。据说，他曾凝视着女王的照片沉思说道："真是美丽动人。就算全世界的星探跑断了腿，恐怕也找不到比她更适合这个角色的人了。"[39]王室对他总有着一种莫名的吸引力。尽管君主制在有识之士眼中已经越来越不受欢迎，但丘吉尔就像他内战时期的先祖一样，一生都是坚定的王室支持者。他说自己是女王的仆人，这话毫无疑问是发自肺腑的。他对君主制的理想化甚至延伸到了英国以外的其他国家的国王与女王身上。也就是说，他几乎没有将王室成员看作肉体凡胎（在这方面，他与许多其他英国子民是一样的），就像他很少把他的父母视为真实的人一样。

温斯顿·丘吉尔对他父亲的理想化有过之而无不及。小男孩将美丽优雅又年轻的母亲看作仙女公主一般并不奇怪。不过，他的父亲尽管名声在外、才华横溢，却总是不认可自己年幼的儿子，甚至对他漠不关心，而丘吉尔却把他当作英雄来崇拜，这只能用上述的心理学机制来解释了。维奥莱特·博纳姆·卡特曾写道："父亲的意象被置于神坛之上，完美无缺、光芒万丈。直到生命的最后一刻，他都一直在膜拜这个生疏的父亲。"[40] 他的父亲与他形同陌路，从未与他亲密交谈过，除了责骂他以外，也很少给他写信。伦道夫勋爵因精神失常而瘫痪，最后撒手人寰的时候，丘吉尔只有 20 岁。他把父亲大部分的演讲都熟记于心，并于 1906 年出版了两卷父亲的传记。他的孝顺可以说是无人能及，但他孝顺的只是父亲的意象，而不是他生活中真正的父亲。

对于父母的情感需求没有得到充分满足的孩子，往往会对这种缺失产生双重的反应，一面是理想化，另一面则是敌意。温斯顿·丘吉尔的顽固、任性，以及对权威的怨恨，从很早开始就显露苗头了。他在八岁生日前就被送去寄宿学校了，而从他早年的成绩单来看，学校明显成了他发泄敌意的对象，这种敌意原本指向的是自己的父母，但由于对父母的理想化，这种敌意从未表达出来。他总是迟到，屡教不改，留下了"多次迟到，行为可耻"的记录。在他早期的成绩单上，老师称他"总是调皮捣蛋"，后来称他"惹人讨厌""非常顽劣""粗心大意""总是让所有人不堪其扰"以及"非常淘气"。[41] 他在 1882 年 11 月入学，1884 年夏季转学，他也写过自己有多讨厌那所学校。丘吉尔转学的原因可能是在那里遭受了虐待，因为校长是个有虐待倾向的牧师，很喜欢滥用自己的权威，常用桦木条鞭打小男孩的屁股，每次多达20下，而且以此为乐。这种残酷的惩罚却没能吓倒丘吉尔，很可能反而让他面对权威表现得更为叛逆。

有趣的是，从他早年从学校寄给家里的信中可以看出，他并没有抱怨，只说自己过得很开心。虽然如此，他后来承认这与事实相去甚远。在寄宿学校里郁郁寡欢的小男孩往往会向父母隐瞒实情。他们对真实的世界知之甚少，这可能使他们误以为虐待与不理解是许多男孩应该承受的，感到不快乐是软弱的标志，是他们自己的问题。有抑郁倾向的男孩更容易产生这样的想法，因为他们对于父母和其他权威人士的敌意很容易转向内部，变成对自己的攻击。他们自称开心，仅仅是因为他们觉得自己应该如此，他们很容易骗过粗心大意、不关心事实真相的父母。

抑郁与敌意之间的确存在密切的联系，在弗洛伊德之前，还没有人能窥探其中的奥秘。有些情感缺失的孩子长大后深受抑郁的困扰，他们完全不知道该如何处理自己的敌意。他们怨恨那些造成情感缺失的人，却不敢将这种怨恨表达出来，因为他们需要那些自己怨恨的人；稍有怨言，他们就会失去更多自己渴求的认可与爱。在抑郁发作时，这种敌意会转向内心，与自己作对，使抑郁症患者贬低自己，甚至断言自己毫无价值。"我做成了不少事，但最终一事无成。"

正是因为不知道该如何处理敌意，所以有些抑郁症患者会在外部世界寻找对手。如果有一个敌人，能让他们理直气壮地发泄怒火，便能缓解他们心中的郁闷。人们经常指责温斯顿·丘吉尔是好战分子，事实并非如此。但不可否认的是，他的确非常渴望与敌人作战，如果能有一个劲敌，而此人在他心目中又是罪恶滔天，那么他就会充满斗志与活力。希特勒就是这样一个劲敌，也许世上没有比一门心思地促成希特勒的覆灭更让丘吉尔快乐的事情了。因为这是他好不容易等来的一个机会，能够充分展现其旺盛的斗志。面前的对手是个可怕的暴君，仿佛被恶魔附身一般，丝毫不值得同情，而丘吉尔终于能够心安理得地给予对手沉重打击了。如果抑郁症患者随时都能与邪恶的敌人做斗争，他们就再也不会抑郁了。但在日常生活中，他们的对手却坏得不够彻底，因此他们始终对自己的敌意心怀愧疚。

丘吉尔对许多敌人都抱有宽宏大量的态度，说他的宽容正是建立在这样的心态之上，并不算是一种毁谤。童年经历与丘吉尔相仿的人很熟悉屈辱与伤痛的感觉，虽然他们内心怀有敌意，但他们依然保有同情弱者的能力。如果滥杀无辜的希特勒侥幸逃过一劫，丘吉尔对他只会怀有无尽的憎恨，但丘吉尔却对其他手下败将怀有异乎寻常的同情。布伦丹·布拉肯就曾提到，在丘吉尔因为阿尔弗雷德·道格拉斯勋爵（Lord Alfred Douglas）的诽谤中伤而起诉对方时，他并没有因为胜诉而扬扬自得。相反，他显得闷闷不乐，因为他为对手败诉而锒铛入狱感到于心不忍。[42] 尽管丘吉尔乐于对抗英国的敌人，但他对敌人的同情同样显而易见。在 23 岁时，他曾毫不犹豫地谴责基奇纳（Kitchener）将军在恩图曼⊖"对敌方伤员的残忍屠杀"，并且撰文批评基奇纳亵渎了马赫迪（Mahdi）的坟墓。[43]

对于性格结构与丘吉尔相似的人来说，这种攻击性与同情心的交替出现是一种典型的特征。丘吉尔为大英帝国深感自豪，但在他 27 岁的时候也曾写下"我们这些肆意妄为的帝国主义者，

⊖ 苏丹城市。——译者注

除了穷兵黩武、横征暴敛、开疆拓土以外，什么都不关心。"[44]
他之所以发表这种批评，是因为读了西伯姆·朗特里（Seebohm
Rowntree）的《贫穷》（*Poverty*）一书，他看到帝国主义政客丝毫
不在意那些食不果腹的工人阶级，因而大受触动。丘吉尔非常好
斗，而且在许多方面都相当不近人情，但他绝不是无情的人，如
果他能设身处地地想象他人的疾苦，他往往怀有真诚的关切。他
尤其同情囚犯，因为他很容易与他们感同身受。丘吉尔担任内政
大臣期间提出过一项著名的举措，即改善"政治犯"（在当时，所
谓的政治犯就是那些倡导妇女参与政权的人）的待遇。他发起了
一项改革，准许那些因为交不起罚款而必须入狱服刑的人"延期
付款"，并减少被判入狱的少年犯人数。他也呼吁监狱为囚犯举
办讲座与音乐会，并主张为囚犯提供书籍。

丘吉尔对囚犯的同情与关心，在一定程度上来自他对弱势群
体的感同身受，我们已经讨论过这一点了。除此之外，还有另一
层原因，那就是他的亲身经历。在布尔战争期间，他曾经沦为布
尔人[⊖]的战俘，做了阶下囚。他的牢狱之灾很快就结束了——他
于 11 月 15 日被俘，于 12 月 12 日越狱，但这件事给他留下了不
可磨灭的印象。在《我的早年生活》中，他如此叙述了自己坐牢
的经历：

战俘！在所有的囚犯之中，这不算是最倒霉的一种，但无论
如何，这也是一种令人忧心的境地。你落入敌手，任人宰割。全
凭他们人性未泯，你才得以苟活，而你每天能吃上一口面包，也
须他们大发慈悲。你必须乖乖听从他们的命令，让你往东，你绝
不能往西，让你待在原地，你绝不能挪动半步，一切都得按他们

⊖ 阿非利卡人的旧称，是南非和纳米比亚的白人种族之一。——译者注

的心情行事，你只能耐心地等待转机。战事还没结束，每天都有大事发生，建功立业与冒险的机会在白白地流失。在监狱里，度日如年，时间走得像奄奄一息的蜈蚣一样慢。你对什么事都提不起精神来。书很难读得进去，更别提写作了。从早到晚，监狱里的生活漫长而无聊。

除此之外，即使在最舒适、管理最完善的监狱里，其整体的氛围也是令人厌恶的。在这种不幸的境地里，即便是鸡毛蒜皮的小事，也会让狱友们争执不休，人际交往全无乐趣可言。铁窗铁网将你重重包围，守卫荷枪实弹、鹰视狼顾，层层规章制度让你寸步难行。如果你从未受过监禁，不知道囚徒之苦，一旦你被关进狭小的牢房，必然时时刻刻都会感到羞耻。我恨透了坐牢的分分秒秒，远超我对一生中其他岁月的厌恶。回顾那些日子，我总是对囚犯怀有最深切的同情。对于一个人，尤其是受过良好教育的人来说，经年累月生活在监狱中是何等的残酷，我简直无法想象。日复一日，年复一年，过去的岁月蹉跎成灰烬，未来的监禁时光依然永无止境……

在囚犯的心中，很容易生出灰暗的情绪……[45]

并非人人都对牢狱之灾有这种看法。有些人为了躲避世事烦忧，偏要主动选择坐牢；还有些人在狱中读书、自省，少有怨言。而那些抑郁缠身的人最是难以忍受丘吉尔所描述的那种痛苦，因为在牢狱之中，他们失去了支撑心灵的外界刺激，以及用以抵御先天倾向的冒险的机会，如此一来，他们便会陷入自己最为害怕的状态之中。

丘吉尔只有在忙碌、睡觉或者当众演讲的时候才会感到快乐。他从不与人闲聊，我们也很难想象他放松下来享受闲暇时光的样子。提起他的性情，维奥莱特·博纳姆·卡特曾说，他必须忙个不停，否则就会坠入"焦躁与沮丧的黑暗深渊"。[46] 早在1895 年，丘吉尔曾在奥尔德肖特给母亲写了一封信，信中说道：

> 我发现自己进入了一种精神停滞的状态，即使提笔写信，也嫌费力劳神；除了月刊以外，我一本书也看不进去。当然，这与军旅生活的气氛不无关系，显然是军营里的严格纪律与一成不变的生活所导致的。几乎所有的士兵都会产生这样的心态。在这片灰心丧气的泥沼中，我只有将父亲的演讲一读再读，试图让自己振作起来，他的许多篇演讲，我已差不多烂熟于胸了。然而，我实在没有力气再去读其他严肃的著作了。[47]

军旅的纪律与一成不变的生活让他感到压抑，也许正是因为意识到自己会因此陷入抑郁，他才决心从政，放弃在军中建功立业的梦想。

我们之前提到过，丘吉尔不喜欢站在火车站台的边缘。他在下榻克拉里奇酒店时，也曾对莫兰承认，自己讨厌睡在阳台附近。"我不想寻短见，"他狡黠地笑道，"但那些念头，抑郁的念头，会不断地钻进我的脑海。"[48] 他也不敢搭乘飞机，还喜欢引述约翰逊博士关于海上旅行的话："乘船无异于坐牢，还多了溺水身亡的危险。"我们很容易发现丘吉尔对死亡的潜在关注，这种心态在性情抑郁的人身上是很典型的。年轻的时候，他曾以为自己会英年早逝，就像他的父亲那样。我们可以在一定程度上把这种想法归结为他对理想化父亲的认同；但在青春年少之时他深感人生苦短，这也是抑郁症的典型征兆。同样，他不喜欢去医院，并且很早就有疑病症的倾向。

1910 年，路西·马斯特曼（Lucy Masterman）在谈到丘吉尔时说："他觉得，他把全天下的致命疾病都得了个遍，总是要求吃流食，总是把死挂在嘴边。"海军上将庞德（Admiral Pound）去世时，丘吉尔说道："死亡是上帝给我们的最宝贵的馈赠。"[49] 这不是说丘吉尔有自杀倾向——我们并没有相关的证据。但死亡似乎对他有种特殊的吸引力，而他不得不严加防范。那些不得不借助劳碌来保护自己免受抑郁折磨的人，通常暗自渴望得到永久的安宁与休憩；在冥后珀耳塞福涅（Proserpina）的花园中，"那筋疲力尽的河流终于能安详地在大海中找到最后的归宿"，这种平静对他们来说，似乎有着难以抗拒的吸引力。

* * *

从很小的时候起，丘吉尔对权威的态度就是决不妥协、桀骜不驯。这种叛逆不仅是发泄敌意的方式，还是为了维护自尊——当时的那个小男孩，自知身体瘦弱，除了历史以外，别的学科也不甚出众，也许叛逆是他唯一能够维护自尊的方式了。但是，另一种维护，或者说赢得自尊的方式很快就出现了。尽管他在大多数学科上都成绩不佳，与他聪慧的天资大不相符，但他发现自己善于驾驭文字，而这种天赋成了他最重要的财富，让他一生都受益无穷。

在文字成为自我表达的主要方式之前，他在 11 岁时曾有学习大提琴的愿望。如果这个愿望得到了满足，那音乐可能会在他生命中占有重要的地位；许多音乐家都知道，声音的世界提供了永恒的抚慰，而演奏乐器的能力既是自我表达的方式，也是自尊的源泉。但丘吉尔早年对音乐的兴趣没有得到鼓励，很快就不了了之，他的音乐品位则停留在沙利文⊖与音乐厅歌曲的水平上。

丘吉尔对文字的态度以及对文字的运用，是一个很有意思的心理学议题。当他初识维奥莱特·博纳姆·卡特的时候，他问她是否认同文字有一种奇妙的力量与神秘的音韵，与文字本身的意义无关。对丘吉尔来说，它们无疑有这样的魔力。文字的魔力成了他一厢情愿的内心世界的一部分。萨特（Sartre）在自传里也记载过类似的心理过程：

从本质上讲，我是个柏拉图主义者，我从知识出发去认知客体。我觉得观念比事物更加真实，因为观念本身最先赋予我观念，而观念呈现自身的方式，就像事物一样。我在书中认识宇宙：经过同化、归类、标记、研究，宇宙依然震撼人心，而我分不清哪些是我阅读时产生的混乱体验，哪些是危险丛生的真实事件。因此，我花了30年才解开我唯心主义的谜团。[50]

终其一生，丘吉尔脑中的思想可谓源源不断。史末资⊜曾这样评价丘吉尔："这就是为什么温斯顿是不可或缺的人。他很有想法。"丘吉尔的头脑极具想象力，在他的遣词造句中不难看出，他的辞藻非常华丽，远远超越了平淡无奇而又冷冰冰的事实。这也是他随时都需要受到顾问约束的原因。担任内政大臣时，他需要一众公务员的约束；担任首相时，他需要幕僚长们，尤其是阿兰布鲁克的约束。

在文学风格上，丘吉尔最初深受吉本的吸引，并有意模仿吉

⊖　亚瑟·西摩·沙利文（Arthur Seymour Sullivan），英国轻歌剧作曲家。——译者注

⊜　扬·克里斯蒂安·史末资（Jan Christiaan Smuts），南非著名政治家和将军。——译者注

本的写作风格。此外，麦考利的著作也让他受益匪浅。他喜欢这些作家也不足为奇。在这两位作家里，吉本更富有才智、侧重现实、不偏不倚。他的词句结构优美，韵律感十足。了不起的是，吉本并没有滥用他的文学天赋来扭曲历史真相或鼓吹自己的偏见——除了他对基督教的不宽容以外。吉本所著的《罗马帝国衰亡史》(Decline and Fall) 许多年来一直都是历史研究的必读书目。在这一点上，麦考利与吉本不同，他利用文字的魅力向读者宣扬自己的观点，而这些观点往往是非常主观的。

丘吉尔深知自己的想象力容易让自己误入歧途，但他总能在别人的帮助下回到现实，尽管这往往需要花上几个小时进行争论。丘吉尔颇通韬略，但他天马行空的想象力往往会干扰他的判断，使他无视逻辑上的可行性，而他用雄辩的言语包装观点的能力，必然会让他觉得那些想法更有说服力。借助仿佛拥有生命般的文字的魔力，他不仅能鼓舞他人，也能鼓舞自己。

艺术家与哲学家所创造的世界，可能是，也往往是人类生存中令人失望的顽固事实的替代品。如果丘吉尔没有生在贵族之家，那他可能会成为另一种不同的作家。由于他对别人不感兴趣，对人类心理的洞见也少得可怜，所以他不太可能成为一个出色的小说家。但他能写出很棒的冒险故事，正如《我的早年生活》一样。尽管这是一本不折不扣的自传，但其中不乏酣畅淋漓、令人大呼过瘾的部分。然而，丘吉尔把想象力全都放在了赫赫的战功与政治的权柄上，尽管他可以被评价为一名文学艺术家，但他的创造力也体现在社会改革、坦克的发明上，以及加里波利战役那样的战略构想上（那次战役的失败让他成了替罪羊）。

即便作为一名演说家，丘吉尔依然保留着书卷气。正如他对自己的评价："我不是一个演说家，演说家应该出口成章。"[51] 年轻时，出口成章可谓他最大的志向，但这个志向终究没有完全实现。在他的演讲中，尤其是 1940 年的演讲中，不少句子都成了脍炙人口的名言，但这些都出自他的手笔，而不是他的唇舌。他总是精心写作讲稿，并牢记于心。在年轻时，他在演讲时总是非常紧张。他缺乏像劳合·乔治⊖（Lloyd George）那样平易近人的口才，但他为演讲所做的辛勤准备反映了他克服先天缺陷的决心，他决意逆天而行，不靠自己的天资获得成功。

最成功的现代作家之一 —— 乔治·西默农（Georges Simenon）曾说："写作不是一项事业，而是不幸者的禀赋。"[52] 并非所有艺术家都具有抑郁的气质，但那些习惯于运用自己的技艺驱赶"黑狗"的人，总会在新作完成之后立刻陷入一段抑郁的时期。在这段低谷期里，在他们再度开始创作之前，他们总会认为自己已经才思枯竭，再也不会有什么原创的想法了，但假以时日，他们往往又会思如泉涌、兴会神到。被迫陷入低谷时，丘吉尔可能就是利用写作来对抗不可避免的抑郁的。说到他的绘画，这种心理机制就表现得很明显了。他在 40 岁那年才开始绘画。他开始借此消遣，正是基于一段时期的绝望。在他策划的加里波利战役失利之后，他于 1915 年辞去了海军大臣的职务，并且陷入了严重的抑郁，有好几个人目睹了这个过程。维奥莱特·博纳姆·卡特写道："他请我进入他的房间，然后他坐在一把椅子上，一言不发，眼中满是绝望，我从没见过他这副样子。似乎他心中的反叛精神与怒火已经荡然无存了。他甚至没有辱骂费希尔⊖，

⊖　英国首相。——译者注
⊖　约翰·阿巴斯诺特·费希尔（John Arbuthnot Fisher），英国海军上将。——译者注

只是叨念'我完蛋了'。"⁵³ 关于这段时期，丘吉尔本人也曾写道：

在这少有而漫长的闲暇时光里，我思索着这场可怕的战事。此时我一心想投入到行动中去，而残酷的命运让我不得不做一个旁观者，坐在前排的座位上，眼睁睁地看着这场悲剧的发生。就在这时，绘画的缪斯女神向我伸出了援助之手，既是出于好心，也是出于侠义的精神，因为她向来与我毫无干系。她说道："这些小玩意儿，你可喜欢？有些人乐此不疲。"⁵⁴

从那时起，绘画成了丘吉尔的一种重要的消遣，在他心烦意乱的时候，总能给予他慰藉，并且抓住他的兴趣，为他提供持续的挑战。

精神分析很早就发现了好斗与抑郁之间的联系，以及抑郁症患者在处理好斗的冲动方面的困难。尽管创造性活动常常含有侵略性的成分，但这并不易于察觉，我们也很少会把绘画或作曲看作好斗的行为。对于我的说法，如果你们心怀疑虑，那就看看丘吉尔自己在《绘画遣怀》（*Painting as a Pastime*）中是如何谈论绘画的吧：

我小心翼翼地拿起一支很小的画笔，在调色板上调出了一点儿蓝色，郑重其事地在面前雪白的画布上画了一个豆大的点。我这一笔，像是一种挑衅，一种蓄意的挑衅，但又那么克制，那么犹豫，不敢轻举妄动，因而还不至于招致画布的抗议。在那一刻，门外传来了汽车的声响。迈着轻盈而敏捷的步伐从车上下来的不是别人，正是约翰·莱弗里爵士（Sir John Lavery）那才华横溢的妻子。"画画呢！可你在犹豫什么？给我一支画笔——大的那支。"画笔在松节油里使劲涮了涮，再狠狠地戳进蓝色与白色的颜料里，狂乱的色彩在调色板上绽放开来——不再纯洁了。刷刷几下不羁、有力的笔触留下了几抹大大的蓝色，而先前不容冒犯的画布也显得服服帖帖了。任谁都能看出，它丝毫不敢反抗，在这位女士欢快又粗暴的气势之下，只得听天由命。画布在我面前露出了无助的苦笑。魔咒已破，先前近乎病态的拘谨就消失殆尽了。我抓起最大的一支画笔，带着狂暴的怒火，朝着我的受害者一通涂抹。从此以后，画布再也不会让我感到畏惧了。[55]

在后文中，他把绘画比作了打仗。这本小书的确是他写过的最淋漓尽致的自我剖析了。

丘吉尔偏爱气势磅礴、辞藻华丽的语言风格，这与他需要借助浪漫的想象来舒缓时常陷入的抑郁的心情不无关系。他在绘画时选择的色彩也具有相同的特点：

不得不承认，我喜欢鲜明的色彩……我无法掩饰自己对那些色彩的偏爱。我为那些灿烂的色彩欢欣鼓舞，对那些被我冷落一旁的棕褐色深感抱歉。等我上了天堂以后，我打算先花一百万年在画画上，这才算是精通了这门技艺。到了那时，我所用的调色板还会变得更加鲜艳。我估计，橙黄与朱红就是上面最暗、最沉闷的颜色了，除此之外，应该还有一系列更为美妙的新色彩，用它们画出来的画，肯定能让神明为之欣喜。[56]

用精神分析的术语来讲，这就是一种"躁狂防御"。抑郁症患者的世界是阴郁、单调的，与之对应的是一个永远充满刺激与活力的世界，在那里，色彩更加鲜明、丰富，英雄勇敢无畏，其表达思想的言语也是妙语连珠、抑扬顿挫。在这本讲述绘画的书里，丘吉尔让我们窥见了他那绚丽多彩、一厢情愿的内心世界：

一个尽善尽美的世界，但这个世界正如那个让人感到一无是处与"完蛋了"的绝望深渊一样，与现实相去甚远。

丘吉尔对这种躁狂世界的需要同样反映在了他的择友观上。他对维多利亚十字勋章的得主总是青睐有加，全然不顾对方的人品如何，因为他们是活生生的英雄人物，就像他内心世界里的英雄化身一样。他同样欣赏那些热情洋溢、活力四射的冒险家，比如伯肯黑德勋爵（Lord Birkenhead）与比弗布鲁克勋爵（Lord Beaverbrook）。丘吉尔看人一向不准。那些头脑冷静、意志坚定、诚实可靠的人从来都入不了他的法眼。他想要的是那些刺激、取悦与激励他的人。莫兰勋爵曾注意到，许多为丘吉尔看病的杰出医生，都因为沉默寡言而不受他的重视，但他却轻易对那些夸夸其谈、不遵守严谨科学范式的庸医言听计从。那些喜欢夸耀卖弄的外向者，尽管有时会让人筋疲力尽，但他们能为生活增光添彩，带来热情与活力。伯肯黑德勋爵那样的人能帮丘吉尔发现并维持他人格中躁狂的一面。

我们之前谈过，与丘吉尔心理结构类似的人会难以接受自己并非宇宙中心的现实。无论是与父母，还是之后与他人，他们都缺乏亲密的关系，所以始终保留着自我中心的倾向：自恋。每个婴儿在生命之初都处于唯我独尊的状态，但大多数孩子都会发展出更为成熟的情绪状态，他们不仅能意识到他人也有愿望与需求，而且明白自己的愿望和需求与他人的是相互作用、互为前提的。早年情感缺失的孩子不会形成这样的观念，他们对他人索求无度，却不知道给予相应的回报。丘吉尔对手下败将慷慨大度，对其他人却要求甚高、不近人情。他最爱的人是他自己，因为那个自我从小就不曾得到过满足。

　　精神分析师把这种性格称为"口唇期"性格，因为婴儿最早的需求是通过口唇获得满足的。一旦这些需求没能得到满足，口唇期的性格特点就会保留下来，这既是一种比喻，也具有真实的意义。有趣的是，在丘吉尔早年的一份成绩单上，老师说他"贪吃"，而且他也有过因为偷糖吃而挨揍的经历。终其一生，他总是不断地吃零食，即使不算酗酒成性，他也离不了酒。除此之外，他抽雪茄也抽得很厉害。对于他人的认可，他也是贪得无厌。他的密友都知道，如果丘吉尔给他们看一篇自己的手稿，他想要的无非是毫无保留的赞美，其中不能掺杂任何批评。如果友人对他的想法或作品有任何负面的评价，往往会受到他的责备："你怎么不站在我这边呢？"他心中有一部分自我，依然渴望获得小时候从未得到的全然接纳，而这一部分自我依然把世界看作是非黑即白的，因此在他心目中，友谊与分歧是无法共存的。基于这种性格，他对待朋友极为忠诚，没有半句批评。正如布伦丹·布拉肯所说："为了朋友，就是上刀山、下火海，他也在所不辞。"[57] 而这也是他对朋友抱有的期望。他总是如饥似渴——渴望名望、赞扬、成功与权力；尽管这些他都得到了，但在风烛残年之中，种种迹象表明，他从没有把这些成就放在心上，始终没有感到过满足。

　　人们常说丘吉尔"缺乏触须"，也就是说，他对别人的感受不够敏感。很多逸闻趣事都反映了这一点：他常常在毫不知情的情况下冒犯他人，因为他在社交场合忽视或冷落了他们。对场合与气氛的把握异常迟钝，正是自恋者的特征，他们就像幼儿一样，依然生活在自己的世界里，很少在意那些不能满足他们需求的人。幼儿只关注自我需求的满足，不顾他人的感受，这种"自私"是情有可原的。丘吉尔在成年后依然保留了这种性格，这与他早年的情感缺失有着直接的关系。因为那些"自私"的人，正是从未得到过满足的人。只有情感需求得到过满足的孩子，日后才能给予他人与索取程度相应的回报。丘吉尔曾对自己做出过精辟的评价："我在自我表达上花的时间，远远超过了自我节制。"如果他不是这样一个以自我为中心的人，就无法取得这么多的成就，如果他是个更有节制的人，就不会如此鼓舞人心。

我们已经较为详细地讨论过了丘吉尔是如何防止自己陷入那如影随形的抑郁的，莫兰勋爵也曾说过，丘吉尔这一辈子都在与抑郁做斗争。说到丘吉尔的心理特征，其最显著的特点也许就在于，他对抗抑郁的防御方式在总体上是非常有效的。尽管在年轻时，他有很长一段时间都深受抑郁的困扰，但他处理这种障碍的许多方法似乎都起了作用，让他在总体上脱离了意志消沉的泥沼，在年老力衰之前都不致被它淹没。然而，在他政坛失意的时期，最了解他的人可能持有不同的看法。种种迹象表明，他在这段时期里喝酒喝得比往常更凶。但就目前的书面证据来看，他应对自身性情的方法的确是非常成功的。事实上，可能有些身边的人都未必能看出他在与抑郁做斗争。

在本章开篇之时，我曾提到过伟大的成就与抑郁气质之间的关系，学者应该对这种关系给予更多的关注，然而真正探讨这个问题的人却很少。在精神病学的实践中，我们经常遇到一些能力超群、冲劲十足的人，以及一些在旁人看来即使不算快乐，但也不至于受任何神经症困扰的人。从表面上看，这些人比一般人更有自信。他们工作起来劲头十足，仿佛有着用不完的精力，往往能成为众人的楷模，激励那些追随他的人。追随者将这样的领袖看作超人，对他们旺盛的精力羡慕不已，却从来没有问过到底是什么动力在推动着他们。然而，在权力之路上披荆斩棘的人都知道，野心勃勃的人往往非常脆弱，若有朝一日运气用尽，那他也将失败，而那些追逐权力的人，在私人友谊、情感关系方面的匮乏都极为可悲。单独来看，野心这种特质可能反映了一个人对于找到大显身手的舞台的渴望，但它也可能是一种着了魔似的力量，迫使这个人去建立更大的功业，但无论成就多大，都不会给他带来丝毫满足与安宁。这些成功人士极其善于隐藏他们内心承受的折磨，不仅能让旁人毫不知情，甚至还能瞒过自己，他们往往只会在咨询室里吐露心声。

厌倦了战争与重大的责任之后，阿兰布鲁克很乐于卸下重担，心满意足地享受居家与观鸟的退休生活。反观丘吉尔，他就非常不愿意放弃自己的权力，尽管早在 1949 年，他第一次中风发作之后，医生就建议他不应再追逐高位了。在这两个人中，谁的生活更快乐，谁的心态更平衡，在我看来再清楚不过了。但若论及对全体国民的鼓舞，恐怕阿兰布鲁克会第一个站出来，承认自己远远不及丘吉尔。

丘吉尔的晚景被认为是非常凄凉的，他如此长寿，实在是一场悲剧。他于 1955 年 4 月退休以后，莫兰勋爵写道："对于此后的生活，温斯顿丝毫不掩饰他的厌恶之情。"并且补充道："也许历史学家会总结道，这说明他的品格中存在着某种弱点。"得出这种结论的历史学家，只能暴露自己对医学的无知。丘吉尔患有严重的脑动脉硬化症，正如莫兰勋爵所说，这种疾病会瓦解一个人的意志，不仅如此，还会使一个人应对其气质障碍的防御机制失效。在年老力衰的时候，多数人的性格都会产生一定程度的扭曲。多疑者会变得偏执，狭隘者会变得急躁，抑郁者则会越来越难以从意志消沉的泥沼中挣脱。

莫兰勋爵的记录停在了丘吉尔去世的五年之前，因为"他在退休之后，终日萎靡不振、浑浑噩噩，其中的细节最好不再提起"。我认为，他作为一个医生做出的这个决定是正确的。他提到丘吉尔不再读书，沉默不语，在炉火旁一坐就是好几个小时，那副样子肯定是又陷入了抑郁的恍惚之中。过多披露丘吉尔临终前的医疗与精神细节，必然会使莫兰勋爵饱受同僚的批评，因为丘吉尔远非其他病例可比。可是，即便"黑狗"终究战胜了这位老人，那也是因为他大脑供血不足，无法继续有效运作，这只会加深我们对丘吉尔的敬意，因为他在年轻时为克服自身不足所付出的艰辛，实在是远超常人的想象，而性情为他增添的负担也远非常人可以承受。

此时此刻，精神分析理论就显露出它的不足了。因为即使我相信本章所述证据确凿、结论可靠，我们依然无法解释丘吉尔那超人的勇气从何而来。终其一生，丘吉尔经受了许多挫折，即使不受"黑狗"纠缠的人，在这样的打击面前，恐怕也早已心灰意冷、一蹶不振了。然而，他顽强的决心、坚毅的精神、过人的勇气，使他得以在晚年之前战胜自己内心的敌人，就像他捍卫自己深爱的祖国，战胜许多外国的强敌一样。

我们时常提到丘吉尔"一厢情愿的内心世界"，而且如莫兰所说，他在其中找到了真实感。在一段时期内，他是幸运的。因为在1940年，他一厢情愿的内心世界完全吻合外在的现实，对于任何人来说，这都是极为罕见的经历。这种经历与热恋相差无几，正如一个男人倾慕的对象与他内心最理想的女性意象毫无二致。1940年，丘吉尔成了他心中一直渴望成为的英雄。那是他的天赐良机。在那个黑暗的年代，英国需要的不是一个精明的、温和的稳健领袖，而是一个先知，一个英雄式的梦想家，一个在绝境中依然相信胜利在望的人。温斯顿·丘吉尔就是一个这样的人，他之所以充满力量、鼓舞人心，还得归功于他心中那个浪漫的幻想世界，而他是真正活在那个世界里的人。

注　释

1. C. P. Snow, *Variety of Men* (London: Macmillan, 1967), p. 120.
2. A. L. Rowse, *The Early Churchills* (London: Macmillan, 1956), pp. 227–28.
3. Quoted in ibid., pp. 251–52.
4. Quoted in ibid., pp. 241, 252.
5. Quoted in ibid., p. 252.
6. A. L. Rowse, *The Later Churchills* (London: Macmillan, 1958), pp. 287–88.
7. Rowse, *The Early Churchills,* p. 29.
8. Quoted in Lord Moran, *Churchill: The Struggle for Survival 1940–1965* (London: Constable, 1966), p. 745.
9. Ibid., p. 621.
10. Quoted in Randolph S. Churchill, *Winston S. Churchill,* vol. 1 (London: Heinemann, 1966), p. 212.
11. Quoted in ibid., 2:69.
12. W. H. Sheldon, *The Varieties of Human Physique* (New York: Harper, 1940); and *The Varieties of Temperament* (New York, Harper, 1942).
13. Quoted in Moran, *Churchill,* p. 621.
14. C. G. Jung, *Psychological Types,* vol. 6 of *Collected Works,* 20 vols., trans. R. F. C. Hull (London: Routledge and Kegan Paul, 1953–79), vol. 6, para. 613.
15. Ibid., paras. 613, 614.
16. Snow, *Variety of Men,* p. 125.
17. Quoted in Arthur Bryant, *The Turn of the Tide* (London: Collins, 1957), p. 25.
18. Quoted in ibid., p. 707.
19. Jung, *Psychological Types,* para. 613.
20. Moran, *Churchill,* p. 167.
21. Ibid., p. 745.
22. Sarah Churchill, *A Thread in the Tapestry* (London: Deutsch, 1967), p. 17.
23. Winston S. Churchill, *Savrola* (Bath: Cedric Chivers, 1973), pp. 39–40.
24. Ibid., pp. 253–54.
25. Ibid., p. 259.
26. Ibid., pp. 42–43.
27. Ibid., p. 41.
28. R. Churchill, *Winston S. Churchill,* 1:45.
29. Quoted in ibid., p. 441.
30. Quoted in ibid., p. 53.
31. Lord Reith, television interview on BBC's *Face to Face.*
32. Quoted in Violet Bonham Carter, *Winston Churchill As I Knew Him* (London: Pan, 1967), p. 16.
33. Quoted in Moran, *Churchill,* p. 776.
34. Ibid., p. 778.
35. Quoted in ibid., p. 433.
36. Quoted in ibid., p. 247.

37. Winston S. Churchill, *My Early Life* (London: Collins, 1959), p. 13.
38. Carter, *Churchill As I Knew Him,* p. 152.
39. Quoted in Moran, *Churchill,* p. 203.
40. Carter, *Churchill As I Knew Him,* p. 28.
41. R. Churchill, *Winston S. Churchill,* 1:50–52.
42. Moran, *Churchill,* pp. 744–45.
43. W. Churchill, *My Early Life,* p. 234.
44. Ibid.
45. Ibid., p. 265.
46. Carter, *Churchill As I Knew Him,* p. 23.
47. Quoted in R. Churchill, *Winston S. Churchill,* 1:260.
48. Quoted in Moran, *Churchill,* p. 167.
49. Quoted in ibid., p. 122.
50. Jean-Paul Sartre, *Words,* trans. Irene Clephane (London: Hamish Hamilton, 1964), p. 37.
51. Quoted in Moran, *Churchill,* p. 429.
52. Georges Simenon, in *Writers at Work,* Paris Review Interviews, vol. 1, (London: Secker and Warburg, 1958), p. 132.
53. Carter, *Churchill As I Knew Him,* p. 427.
54. Winston S. Churchill, *Painting as a Pastime* (Harmondsworth: Penguin, 1964), p. 20.
55. Ibid., p. 21.
56. Ibid., p. 29.
57. Quoted in Moran, *Churchill,* p. 746.

Churchill's
Black Dog

第 2 章

卡夫卡的身份认同感

　　首先需要说明，我研究卡夫卡采用的是精神病学家的视角，而不是文学学者的视角。卡夫卡不但是一个伟大的作家，还具有谨慎而诚实的品质，所以他的例子能以独特的角度揭示某种心理现象的奥妙。虽说这种心理现象在精神病患者身上并不罕见，但它很难在寻常人身上见到。

　　我将本章命名为"卡夫卡的身份认同感"。我所说的"身份认同"（identity）是什么意思？在《精神分析关键辞典》（*A Critical Dictionary of Psychoanalysis*）中，查尔斯·里克罗夫特（Charles Rycroft）将其定义为"一个人作为一个有别于所有其他人的实体持续存在的感觉"。[1] 在这个话题上，精神病学家埃里克·埃里克森（Erik Erikson）的著述最为丰富，他将其描述为"一种生机勃勃的对同一性与连续性的主观感知"。（顺便一提，在埃里克森所著的《同一性》（*Identity*）一书的英文版封面上印有米开朗基罗的雕塑《大卫》的照片。我会在后文谈到为何身份认同的概念与这个意象有关。）接下来，埃里克森引述了威廉·詹姆斯（William James）写给妻子的一封信："当一个人具备精神与道德层面的态度之时，便能感到最深切而强烈的生机与活力，我们能从他的这种态度上看出他的性格（character）。"在这个时候，个体心中会有一个声音说道："这就是真正的我。"[2] 荣格在写到下面这段话时，肯定指的也是同样的现象：

人格（personality）是一个人先天秉性的终极体现，是面对人生命运的崇高勇气，是个体对于自我之所以成为自我的绝对肯定，是对普世生存条件最成功的适应，也是自我决定的最大自由。[3]

威廉·詹姆斯所说的"性格"和荣格所说的"人格"，与埃里克森所指的都是相同的体验，即身为明确而完整的自我，不带丝毫含糊或掩饰。他们都相信这种体验能带来满足与充实。

在卡夫卡的早年作品《一场斗争的描述》（*Description of a Struggle*）中，有两个版本的"与祈祷者开始的谈话"（Conversation with the Supplicant），在其中一版里，他借祈祷者之口说出了与上述观点截然不同的话："在我这一生里，从没有打心底里相信自己是活着的。你知道吗，我觉得周遭事物总是变化无常，我总觉得万物曾经是真实存在的，而现在却正在消逝。"[4]这个年轻的祈祷者一点儿都不相信自己是存在的，以至于他不得不在教堂里做出怪异的举动，吸引他人的注意。在这个故事的其中一版里，他说："我这辈子最大的目标就是让别人看见我。"[5]在另一版里，他说自己"需要让他人的眼睛牢牢地盯住他，盯上好一阵子。"[6]好像别人盯着他，就能让他暂时相信自己的的确确是存在的。

尽管卡夫卡是在写小说，但我认为这些文字必然反映了他自身的体验。罗纳德·海曼（Ronald Hayman）在他所著的卡夫卡传记中写道，他故事中的人物"明显是他自我的投射"[7]，我深以为然。

像卡夫卡这样与众不同、独一无二的作家，竟然也对自己的身份认同怀有疑虑，乍看之下，这似乎非常矛盾。我认为，当他写作时，一读再读自己的文字时，他对自身的疑虑就会减少，乃至消失。可一旦他离开书桌，与人相处时，那些疑虑就会不断地重现。许多认识卡夫卡的人都很喜欢他，还有些人，比如古斯塔夫·雅诺施[⊖]（Gustav Janouch），把卡夫卡当作英雄来崇拜。与熟人相处时，卡夫卡有时既活泼又幽默。但请不要忘记，卡夫卡自己也曾承认过，即便与最亲密的朋友马克斯·布罗德[⊜]（Max Brod）相处时，他也无法与其进行一场坦露心迹的促膝长谈。

与陌生人在一起时，他总是感到拘束。1913 年 6 月，他在一封写给未婚妻费利斯·鲍尔（Felice Bauer）的信中说道："如果我待在陌生的地方，与一群陌生人，或者我觉得是陌生人的人相伴，我就会觉得整个房间都压在我的胸口上，让我动弹不得，似乎我的一举一动、一言一行都会惹恼他们，一切都变得绝望起来。"[8]

卡夫卡并非唯一一个描写过这种感受的作家。1818 年 10 月，约翰·济慈（John Keats）在一封写给理查德·伍德豪斯（Richard Woodhouse）的信中说道："诗人是世上最无诗意的存在了，因为他不清楚自己是谁。"他接着说道："如果我与他人共处一室，如果我停止思索，我就不再是我了。相反，在场所有人的身份都会争相向我逼近，而我的自我很快就会毁于一旦——不仅在大人身边如此，在幼儿园也是如此。"[9]

对于多数人来说，互动是对身份认同的确认，是经常且必要的。诚然，如果没有与他人的互动，"身份认同"这个词就毫无意义了。因为身份认同建立在对比的基础上，对比则需要至少有另一个人作为对照。正如物体的大小，只有在与另一物体做比

⊖ 捷克作家。——译者注
⊜ 捷克犹太人作家。——译者注

较时才能明确，如果没有他人作比，我们也无法描述一个人的品质。若身处虚空之中，一个人也无所谓"善良""聪慧""刻薄"或"谦逊"了。我们的思维与语言的性质决定了我们在描述一件事物时，必然暗示对立面的存在。

身份认同意味着差异，因此对身份认同的确认需要些许自尊。如果一个人要在他人面前立足，就必须具备一定的自我价值感。我们都知道那些自卑的人是什么样子，他们从来没有自己的主见，总是急于附和他人。我们自然会觉得这些人"无足轻重"，因为他们没有表现出自己真正的身份认同。这些人似乎总是在为自己的存在道歉，似乎自己没有权利活在这世上一样。这些人往往会患上间歇性或持续性的抑郁。面对那些自己向来竭力迎合的人，他们偶尔会大发雷霆，以维护自己的尊严，但火气一过，他们又会重拾逆来顺受的老毛病。

还有些人，在确认乃至维持身份认同方面的困难更大。他们非但不会把人际互动看作自我肯定、充实生活的良机，反而把他人看作威胁，看作随时可能攻击、毁灭自己的敌人。R. D. 莱因⊖曾描写过两名患者在精神分析团体治疗中的一段争执："突然间，其中一人打断了争论，说道：'我不跟你说了。你之所以跟我争，不过是为了享受打败我的快感。争论起来，不是输就是赢，也没什么大不了的。我之所以争论，是为了维护我自身的存在。'"莱恩评论道："若想被当作一个人来对待，就需要具有坚定而自主的身份认同感。否则，任何人际关系都可能让个体失去身份认同。"[10]

⊖ 罗纳德·大卫·莱因（Ronald David Laing），英国存在主义精神病学家。——译者注

坚定而自主的身份认同感需要建立在什么因素的基础上呢？首先，我们要面对个体与自己身体之间的关系问题。刚刚出生的时候，婴儿很可能不知道自己来自何方、去往何处。他在九个月里都与另一个人融为一体，所以他需要一些时间才能弄清腿脚是属于自己的，而皮肤这层外壳为他与世界之间划清了一道界限。婴儿之所以能有这些发现，很可能是因为他撞上了外界的物体——可能是摇篮的栏杆、母亲的身体，等等。如此一来，就不难理解弗洛伊德为何将原始的自我称作身体自我（bodily ego）了。[11] 对大多数人来说，对"我"的感知、身份认同的感知都根植于身体。当然，随着时间的推移，身份认同也会逐渐包含许多其他的内容。毫无疑问，这就是出版商把米开朗基罗的《大卫》放在埃里克森的《同一性》的封面上的原因。《大卫》是对男性身体之美的礼赞，人们在想到大卫的身份时，必然会将他的意象建立在他身体形象的基础上。然而，并非每个人都这样看待身体。有些人把身体看作真实自我的附属物，一个与自身息息相关的外部世界的客体，而不会对身体产生认同。在这些人中，有不少人厌恶自己的身体。

卡夫卡就是这样一个人。从他的《致父亲的信》（*Letter to His Father*）中，我们可以看出，他对自己的身体充满厌恶，与父亲的身体相比，他自惭形秽。

比如说，我记得我们过去经常在浴室的更衣室一起脱衣服的情景。我骨瘦如柴、弱不禁风，而你，高大强壮、肩膀宽厚。即便在更衣室里，我也觉得自己是个可怜虫。在你眼中，在全世界的人眼中，都是如此，因为你就是我衡量万物的尺度。[12]

直到 1911 年 8 月 15 日，卡夫卡已经 28 岁的时候，他才在日记中写道："前一段日子，我只字未写，但那段时间对我来说非常重要，因为我终于不再以自己的身体为耻了，无论是在布拉格、科尼索尔还是切尔诺希茨的泳池里，我都不觉得丢人了。"[13]然而，在同一年的晚些时候，他又恢复了之前的态度："身体状况是我前进的最大障碍。拖着这具身体，我什么也做不成。我这辈子只能尽量习惯这碍事的皮囊了。"[14]

卡夫卡写到自己的身体时，仿佛在谈论一个外部世界的东西，与自己毫不相干。当然，所有人都能暂时脱离自己的身体，那些头脑聪明的人对这种体验更不陌生。人们在思考概念问题时的确需要这种抽象思维的能力。但是，即便是最勤奋的学者，往往也会在一段时间的专注工作后放下书本，回到现实生活中，回到自己的身体中去。对卡夫卡这类人来说，与身体更加疏离似乎是一种习惯。就卡夫卡来说，这种疏离与他日后的患病无关。

卡夫卡 1924 年死于咯血与肺结核，而他首次出现咳血的症状是在 1917 年 8 月。我们不确定疾病何时开始严重影响了他的健康与活力，但显然不是在他的早年时。尽管卡夫卡一生都在担忧自己的健康，并且患有各种心身疾病，但他在 20 多岁的时候，能游泳、能划船，还能在乡间远足。他能追溯到童年时期的身体自卑是由情绪而非现实决定的。卡夫卡有一张拍摄于他 5 岁时候的著名照片，照片里的他面黄肌瘦、神色慌张，像个流浪儿一样。他还有一张 11 岁时的照片，尽管照片上的那个英俊男孩有充分的理由为自己的相貌感到骄傲，但很明显，他对自己的早期印象已经深深地烙在心中了，并未因为后来的成长而有所变化。在卡夫卡早年的小说《乡村婚礼筹备》（*Wedding Preparation in* the Country）中，有一个片段很好地说明了他常有那种与身体解离的体验。在小说中，拉班（Raban）正在犹豫是否要到乡下去迎接自己的未婚妻：

此外，小时候遇到危险的时候，我不都是这么做的吗？我根本不需要亲自到乡下去，没必要。我只要让自己身体穿好衣服，派它去就行了。要是它出门后踌躇不前，那也不代表害怕，它不过是具空壳罢了。如果它在楼梯上绊倒了，那也不是因为激动过了头，如果它在乡间的路上啜泣不止，那就让它含着眼泪吃饭吧。我自己则舒舒服服地躺在床上，盖着柔顺的黄褐色毯子，在我难得通风的房间里安享习习微风。[15]

拉班的身体与他感受中的自我几乎已经完全解离了。后来，拉班躺在床上，异想天开地幻想着"变形"，想象自己变成了一只大甲虫。

在呱呱坠地的时候，我们都是无助的婴儿，完全依赖于那些应该照顾我们的人，而且我们的死活也全受他们的支配。有些人从未摆脱这种无助感，而卡夫卡就是其中之一。那些与身体疏离的人无法感受到身体具备的潜能。即使在长大以后，他们心中的自我形象依然软弱无力；如果能客观地看待自身的能力，他们就足以保护自己了。

梅兰妮·克莱因（Melanie Klein）推测，婴儿由于早年脆弱无助，所以他会将挫折理解为迫害，并且害怕那些他所依赖的强大成人会毁灭自己。根据她的解释，婴儿，尤其是被忽视的婴儿，心中会怀有强烈的毁灭冲动，而且倾向于将这种冲动归咎于（投射给）那些照料他的人。长大以后，任何痛苦都可能唤醒这些早期的感受，让他产生自己受到攻击的想象。这种说法尽管看起来有悖常理，但显然在卡夫卡的自我检视中得到了验证。在一封写给马克斯·布罗德的信中，他说道：

举个例子，只是单纯地举个例子，如果我胃疼，我的胃就与一个一心要用棍子打我的陌生人无异了。我身上的每个部位都是如此。我的身体不过是一堆穿透我的钉子而已，如果我用力抵抗，钉子只会扎得更深。[16]

婴儿是否真如梅兰妮·克莱因所推测的那样，怀有"遭受迫害"的恐惧，这绝不是一件能够断言或验证的事情。即便如此，大多数婴儿都会度过这个"偏执－分裂"的阶段，逐渐学会信任他人，他们对关爱的期待与渴望，超过了由无助导致的焦虑。但是，像卡夫卡一样的少数人没能度过这个阶段。这种现象在多大程度上取决于婴儿实际得到的照料好坏，或者在多大程度上是由先天体质差异所造成的结果，实在是难以说清，但就卡夫卡的情况来说，他的婴儿期的状况实在是不甚理想。

我们知道，在卡夫卡出生后不久，他母亲就回到丈夫的店里帮忙了，而受托照顾他的保姆，在一两年后又换了人。根据他的回忆，他与母亲聚少离多，而他对母亲的失职一直未能释怀。在1911年10月24日的日记中，卡夫卡回忆道，自己幼年时只要生了病，母亲就会从店里回来照顾他，这让他备受安慰。他甚至希望自己能卧病在床，好重温那样的经历。[17]

即使以当时的标准来看，卡夫卡在婴儿期能见到父母的机会也委实少得可怜。除此以外，五次搬家也使得他的童年动荡不安：第一次是在他两岁时，第二次是七个月后，第三次是在他大约四岁时的 1877 年，最后两次分别是 1888 年和 1889 年。另一个令他不安的因素，是他两个弟弟的夭折。其中一个弟弟生于 1885 年，也就是卡夫卡两岁的时候，但他出生后不到两年就死于麻疹。第二个弟弟生于 1887 年，只活了六个月。卡夫卡为何会有这种对于存在的不安全感，仅凭这些因素，肯定不足以解释，但它们可能产生了一定的影响。能够肯定的是，卡夫卡从小到大一直都有任人摆布、世事无常的无助感，他感觉自己就像一个受害者，而不是一个能够凭借自主意志行事的人。在我看来，这个主题几乎贯穿了他全部的作品，并且在《审判》（*The Trial*）中达到了巅峰。

我认识一个人，他用绘画表达了相似的感受。他画过一幅画，画中有一个圆圈，被箭头团团包围，所有的箭头都指向圆心。他自己就是那个圆圈，而箭头代表了真实世界对他的敌意，他觉得自己无力抵抗。

还有一个人，早年缺乏母亲的照料，长大后一直害怕自己陷入孤立无援、任人摆布的境地。比如一想到接受手术，他就怕得要死，说自己宁愿去死也不要受这种苦。

在我们生活的世界上，有很多人都觉得自己处处受到别人恶意的、实实在在的迫害。人们常说卡夫卡在这方面有先见之明，他预见到了纳粹集中营的恐怖行径，而他的女友米莲娜（Milena）与他的三个妹妹都葬身其中。我却不这样认为。卡夫卡的过人之处在于，他能生动地表达隐藏在我们每个人内心深处的恐惧，但在正常的情况下，这种恐惧只会出现在那些被我们称为"精神病患者"的人身上。

对受伤与死亡的恐惧往往还会伴随着被忽视或贬低的恐惧。

写到格列佛被大人国的巨人抓住的时候，斯威夫特（Swift）这样写道："当保姆带我去见那些侍女的时候，最让我感到不安的是，她们对我一点儿都不讲礼貌，仿佛我根本就是一个微不足道的生物。"[18]

只有被别人当作一回事、当作一个有价值的人时，个体才能建立起身为一个人的自信。在《致父亲的信》中，卡夫卡写到了这种"常常笼罩着我的虚无感"。[19]据他所说，这种感觉在很大程度上源于父亲的影响。他想起一件可怕的幼年往事，在一天夜里，他呜咽着讨水喝，而父亲一把把他提起来，扔在了外面的阳台上："即使在多年以后，我依然会产生一种痛苦的幻想，仿佛那个巨人，我的父亲，那个至高无上的权威，依然会在半夜毫无缘由地把我从床上拖下来，扔到阳台上去，好像我在他眼里什么都不是一样。"[20]对卡夫卡来说，这件事似乎有着举足轻重的意义。七岁的普鲁斯特◎（Proust）也有过类似的经历。他从未忘记，有一回母亲忙于招待客人，忘记了像往常那样在他睡前亲吻他。为普鲁斯特立传的乔治·佩因特（George Painter）在提到这件事的时候，说这件事是普鲁斯特一生中最重要的事情，因为"这件事告诉他，爱不可避免会让人失望，而幸福是不存在的。"[21]

这两件事情之所以重要，不是因为事情本身有多大，而是因为它们成了两位伟大作家一生的缩影。普鲁斯特的作品里充满了对爱的绝望，卡夫卡的作品里则充满了无助。

如果一个人活在世上，他人却视他如无物，仿佛他毫无价值，那他就完全无法预测接下来会发生什么，因为权力都握在了他人手上。尽管婴儿完全依赖于那些照料他的人，但他也有能力表达自己的需求。如果他能得到体贴的照料，他的需求能得到

◎　法国小说家。——译者注

合理的满足，那么他长大后就会把世界看作一个体贴与合理的地方。也就是说，如果婴儿饿了就有人喂他，困了就可以睡觉，精神好时就有人陪他玩，又湿又脏时就有人给他洗澡，那么他就会觉得，自己的感受似乎与外部世界存在着稳定的联系。但是如果没有人在乎婴儿的感受，大人只有想起来才会喂他，他想睡觉时却被弄醒，想玩时却被迫去睡觉，被抱来抱去，任凭大人的摆布，全然不顾他的抗议，对于这样的孩子来说，世界就是一个无法理解也无法预测的环境，因为世上所发生的一切都与他的感受无关，在他看来，世界是由一群反复无常的巨人所统治的，而他对这些巨人无能为力。不但如此，我们还能看出，孩子的这种内外世界的落差，必然会导致他心中充满了强烈的幻想倾向与绝望感。如果一个人既无法理解这个世界，也无法从中得到任何自己需要的东西，那他必然会被迫躲进内心的一隅之地。

权威的反复无常与不可预测，正是《审判》与《城堡》（*The Castle*）的中心思想。在《审判》中，当约瑟夫·K.（Josef K.）听着制造商与副经理讨论前者的商业计划时，权威也以巨人的形象短暂地出现过："此时，这两人都靠在他的桌旁，制造商试图说服这个新人同意他的计划，在 K. 看来，这场面就像两个巨人在他脑袋顶上讨价还价，商量着该怎样处置他。"[22] 这明显是儿童的视角。我们都不难回想起这样的经历：我们的父母或其他大人在讨论该拿我们怎么办，可能是该送我们去哪所学校，就好像我们对这个问题毫无发言权，又好像我们根本不存在。

我不认为卡夫卡对权威的看法完全是由父亲对他的所作所为导致的，卡夫卡本人也不这么想。但他的《致父亲的信》的确说明了不恰当的做法确实会伤害敏感的心灵。他的父亲赫尔曼·卡夫卡（Hermann Kafka）是个独断专横的人，不能容忍任何不同意见，而且时常大发雷霆，吓到孩子。另外，他总是反复无常。他对餐桌礼仪要求极严，却不断打破自己的规矩。即使对某事并没有什么坚定的看法，他也会一口咬定别人的看法是错的。听起来，赫尔曼·卡夫卡属于那种只能通过贬低他人来维持自尊的人，这样的人不在少数。这种做法会大大伤害那些生性敏感以及无法维护自己的人。卡夫卡曾写道：

你是个强横的人，无论是谁，譬如捷克人、日耳曼人、犹太人，都斗不过你，更重要的是，你不仅在某些方面很强势，而且在所有方面都是如此，最后，你身边什么人都不剩，就只有你自己。在我面前，你摆出一副高深莫测的样子，就像所有暴君那样，暴君的权力来源于他本人，并不讲什么道理。[23]

在后面的一段话中，卡夫卡写道：

因此，对我来说，世界分为三个部分：第一部分住着我这个奴隶，我受制于专门为我而设立的律法，我不曾也不能明白这其中的道理，且从未完全遵守过这些规则；第二个部分与我的部分相去甚远，而你就生活在其中，掌管一切、发号施令，跟那些不守规矩的人置气；其他人都生活在第三个部分，他们幸福快乐、自由自在，不必服从谁的指令。无论是服从还是不服从，我始终是个丢人现眼的东西。服从你吧，那很丢人，因为那些规矩只约束我一个人；违逆你吧，依然很丢人，因为我怎么敢违抗你的命令；或者，由于我没有你的力量、欲望或能力，所以无法按照你的要求行事，但你把这些期望看作理所应当，这真是世上最最丢人的事情了。[24]

因此，在这三重束缚之下，孩子无论做什么都是错的。无怪乎卡夫卡对父亲写道："在与你有关的所有事上，我都没有自信，取而代之的是无边无际的罪恶感。"[25]

卡夫卡对父亲抱怨自己是一个奴隶，受制于专为他而设的律法，这在《审判》的倒数第二章中以寓言"法律之前"的形式、借神父之口讲了出来。这个寓言是这样的：一个乡下人试图通过一扇永远敞开的大门，请求法律为他主持公道，但门卫却不放他进去。苦苦等待了多年以后，乡下人大限将至，他抱怨道："人人都乞求法律的保护……可这么多年来，除我以外，却没人来过，这是为什么？"门卫……冲他的耳朵吼道，"别人不许从这儿进，因为这扇门是专为你一个人而设的。现在我可要关门了。"[26]

正如"法律"永远遥不可及，"法律"也永远无法为人所知。在短文《我们法律的问题》（*The Problem of Our Laws*）中，卡夫卡写道："我们的法律不为众人所知，而被一群统治我们的贵族藏起来了。"[27]他进一步推测，法律其实根本不存在，因为"贵族的一举一动就是法律"。[28]这与卡夫卡对他父亲的看法何其相似——他将父亲看作暴君，其权力源于父亲本人，不讲道理。

《审判》也描绘了卡夫卡所说的"无边无际的罪恶感"。在小说中，K.没做错任何事，却被捕入狱。他被推定有罪。逮捕他的狱卒告诉他，批捕他的上级对抓捕理由清清楚楚："上级……绝不会在良民中胡乱抓人，但法律的判决很清楚，一旦有人犯罪，自然会引起上面的注意，而我们这些狱卒就会奉命抓人。那可是法律，怎么会有错？"[29]

K.究竟所犯何罪，文中并未说明，只交代他最后遭到了处决。其实也无须详细说明。在一段话中，K.说道："我犯的不过是法律条文中无数细则里的某一条罢了，至于是哪一条，连法庭都搞不清楚。事到临头他们自会无中生有，编造出一番说辞，将滔天的罪状安在你的头上。"[30]

我认为，K. 的罪恶感是一个存在主义问题。无须说出他的罪名，因为他活着本身便是罪状。对于那些觉得自己总是犯错的孩子来说，这种感受是常有的。如果孩子的罪恶感无边无际，如果他做什么都不对，也弄不清什么才是对的，那他就无法产生自信，无法成为一个真实的、具有独立身份认同的人。我在前文引用了 R. D. 莱因的患者的例子，那名患者拒绝继续争论，因为他觉得自己的存在受到了威胁。如果一个始终觉得自己有错的人试图以温和的态度提出一个自己的观点，从而维护自己的存在，那么此时若有任何人对这观点嗤之以鼻，都会威胁到他独立的存在。由此便不难看出，为何童年经历如卡夫卡一般的人会倾向于退缩到与世隔绝的象牙塔中——在那里，人际互动不会威胁到他们。

K. 的罪状便是他的存在本身。充分证明这一点的是，卡夫卡写道，K. 在打官司的时候根本无法通过上诉来为自己辩护：

> 要完成上诉简直是不可能的事情，即使不是谨小慎微、胆小怕事的人也能很容易地看出这一点。这并非由于懒惰或恶意的推定——这些因素只会影响辩护人，而是因为你无法反驳未知的指控，更不必提那些随时可能冒出来的其他罪名了。在受审的时候，你的一生都会被放在聚光灯下，连最鸡毛蒜皮的行为和意外事件也不例外，从各个角度接受过滤、审查。[31]

一旦某人被捕入狱，官方可能会出具或宣读逮捕令，但犯人所犯何罪，向来不清不楚。在一段时间的完全隔离之后，对犯人的严刑拷打便开始了。审讯者认定犯人罪证确凿，并表现得仿佛犯人的一切罪行都已尽在当局的掌握之中一样。他们告诉犯人，除非完全坦白认罪，否则绝无任何希望。犯人的一生都会被拿出来审查，而且在许多情况下，当局会要求犯人写一份详细的自传，并且强迫犯人反复修改。对多数人来说，对过去的事情心怀内疚是常有的事，尤其是宗教信徒，他们往往有着很深的罪恶感。审讯者很容易利用这一点，将真实或想象中的过失与"危害人民的罪行"联系起来，很容易逼迫犯人就范。

卡夫卡的世界，就如同一个极权主义的国家，不存在宣判无罪的可能。在《审判》中，K.曾经向画家提托雷利（Titorelli）求助，因为后者为法官画过肖像画，能面见法官。提托雷利向 K.解释了他的处境：即使 K.得以无罪释放，获准以自由身离开法庭，他也只能……

拥有表面上的自由，或者，更准确地讲，拥有暂时的自由。因为我接触的法官都是级别最低的，他们无权宣布最终的无罪判决，那种权力归属于最高法院。无论是你，是我，还是所有人，都无法触及那样的权力。你的案子在上面会如何发展，我们不知道，而且我想说，我们可能根本就不想知道。[32]

因此，对 K.的指控即使能够暂时撤销，但随时都有可能再次落到他的身上。

我认为，对多数人来说，性行为是一种重要的自我确认的手段。尽管有人可能会说，性行为不带个人感情色彩，因为那是种群繁衍的自然本性，但是大多数人都不会这么看。许多人在与爱人融为一体的时候，会短暂地失去身份认同，但这种现象与他们之前或当时的体验并不矛盾，因为在性爱中，他们恰恰正在表达自己最重要的身心本性。但卡夫卡无法以这种方式明确自己作为一个男人的身份认同，至少一开始是不行的。卡夫卡的第一次性经历是在他刚刚年满 20 岁的时候，对方是一名女售货员。17 年后，他在给米莲娜的信中回忆道：

……在酒店的时候，那个纯洁无瑕的女孩做出了一些小小的猥亵动作（不值一提），并且说了几句下流话（也不值一提），但我至今都无法忘怀——从那一刻起，我就知道我绝不会忘记这件事，并且我还知道，或者我以为我知道，这种猥行秽语尽管在表面上看来不值得挂怀，但我的内心却深受影响。正是这种猥行秽语（只不过是那个女孩的小动作、俏皮话而已）具有极为可怕的力量，将我吸引到这家酒店里，让我完全无法抵抗，要是在别的情况下，我早就用尽我剩下的力气，躲得远远的了。[33]

马克斯·布罗德记载道："在往后的岁月里，他从未与人调情过，在看待生活中的情欲时，也带着极为严肃的视角。他从未讲过一个荤段子，也没有忍受过别人在他面前讲。换言之，他从未反对别人讲荤段子，但任何人在他面前都想不起来开这种玩笑。"[34]

在生前的最后一年，卡夫卡与朵拉·迪曼特（Dora Dymant）同居了。或许有人会想，他终于能享受些许肌肤之亲了，但他却把同居这件事称为"鲁莽之举，简直能与某些重大历史事件相提并论，比如拿破仑入侵俄国。"[35]

熟悉卡夫卡生活的人知道，他的确偶尔会有些性关系，而且据马克斯·布罗德所说，他还有一个不为自己所知的儿子。但是直到与米莲娜谈恋爱之前，包括在这段关系中，只要一想到性与自己，卡夫卡就会觉得"肮脏"。玛尔特·罗伯特（Marthe Robert）在她翻译的《弗朗兹·卡夫卡的孤独》（*Franz Kafka's Loneliness*）一书中，将卡夫卡对女性的犹豫态度解读为典型的俄狄浦斯情结。[36] 她推测，卡夫卡之所以无法走入婚姻的殿堂，是因为所有女性对他来说都像母亲一样，而性爱就像乱伦一般。这种肤浅的解读完全没有理解卡夫卡以及像他一样的人所面对的可怕困境，在最后这段与朵拉·迪曼特的关系之前，他有过两段最重要的感情，分别是与费利斯·鲍尔和米莲娜·耶森斯卡（Milena Jesenská）。卡夫卡与她们之间的关系几乎全靠书信维持。在他与费利斯交往的五年里，两人只见面了九到十次，每次见面不超过两个小时。后来他与米莲娜重复了这种关系模式，不过维持的时间更短。卡夫卡完美地体现了精神分裂样的困境：对爱的极度渴望被对亲近的极度恐惧所抵消了。

在写给费利斯·鲍尔的信中，卡夫卡不断地贬低自己，说自己难以相处、不会料理生活、一无是处。在给米莲娜的信中，类似的自我贬损也屡见不鲜，除此之外，卡夫卡还把自己的日记送给了她。有些人会情不自禁地在自己的爱人面前表现得很糟，或者对爱人做出很糟糕的事情。这些人可能在寻求某些自认为从未得到的东西——无条件的爱，这种爱能毫无保留地接纳他们身上最糟糕的部分。通过这些令人苦恼的信件，卡夫卡在寻求一种不求回报的全然接纳；也许只有母亲对新生儿才能怀有这样的爱，尽管那个新生儿哭哭啼啼、无法控制便溺、完全无视其他人的需求，但依然有权得到这种慈爱的、以后再也体验不到的接纳。在精神分析中，童年早期经历过情感缺失或忽视的精神病患者倾向于提出这种绝对的要求，而对于一些过早地体会到了"爱是服从的回报，而不是无条件的礼物"的人来说，这种现象尤为普遍。卡夫卡所寻找的关系，是一种不必顺应他人的关系，因为终其一生，他都无法维护自己的尊严，总是在竭力满足别人的要求，以至于很容易就失去了自己的身份认同感。

1913 年 6 月，在费利斯接受了他的求婚以后，卡夫卡在信中要求费利斯把她生活中的大小事情全部如实相告，包括最微不足道的细节：她如何穿着、如何度日、如何布置房屋，以及她见了什么人、吃了什么东西。这种强迫性的询问可以从多种角度来解释。想要知道爱人每时每刻在做什么，只是在寻求安慰。即使对方远在天边（费利斯确实如此），无法受他控制，但在他的想象中，她已被他牢牢地束缚住了，他在任何时候都能找到她。我们可以推测，如果他们真的住在一起，卡夫卡必然会惹得她大发脾气，因为他就像所有焦虑、缺乏安全感的配偶一样，会要求知晓她何时出门、何时回家，诸如此类的一举一动都要向他汇报。这样的询问不一定是病态的嫉妒，尽管可能也有这层原因，但归根结底，卡夫卡所表现出来的强烈焦虑，就像一个幼童一样，他的生死存亡，完全取决于母亲是否陪在身边。

对于卡夫卡这种焦虑的询问，还有另一种理解：这个与他通信的女友很少与他相见，在很大程度上依然是一个想象中的人；通过了解她在生活中的一举一动，他就能让她的形象变得更加真实。有些小说家会采用这样的写作技巧，他们会设想笔下角色的衣着、习惯、环境等各方面的细节，为这些角色增添真实性，这样一来，他们就会对特定角色了如指掌，知道他们在小说中的任意情节里会有怎样的行为。卡夫卡没有与心爱的女人真正地厮守，他更擅长把她们放在自己内在的想象世界里，只有在这个世界里，他才觉得自己能与她们相处。

与此同时，卡夫卡的焦虑使他提出了一些近乎不可理喻的要求。他常把费利斯的信带在身边，称这些信件能不断地给他支持，让他心情更好，更有自信。如果费利斯没能立即回信，他就会黯然神伤：

费利斯，在过去的三个月里，有哪一天你未曾收到过我的来信？你瞧，从来没有。但今天已是星期二了，你依然杳无音讯。从星期日的四点钟起，我就没你的消息了。等到明天邮递员来送信的时候，就过去 66 个小时了。在这么长的时间里，我满脑子都是各种好的和坏的念头。[37]

这种绝对的、完全的依赖，这种痛苦的、难以平息的需要，是与一种惊恐的焦虑结合在一起的——关于如果她真的在身边，会有什么事发生的焦虑：

你曾经说过，你喜欢在我写作的时候坐在我的身边。你知道吗，那样我就写不出来了（我本来就写不出来多少），只要你在身边，我就一个字都写不出来。因为写作是一种过度的自我坦白。一个人进行彻底的自我暴露与释放时，如果和别人在一起，就会感到失去自我，因此，只要他头脑正常，就会避免这种情况的发生，即使其自我暴露与释放程度还满足不了写作的要求——因为人人都想活得尽量长久一些。写作就像是从生命万物存在的水面上涌出的清泉，如果别无源泉，且灵魂的深井业已枯竭，那我写出来的文字就空洞无物，在真实的情感荡起涟漪的时候，就会立即崩塌。这就是写作时必须彻底孤独、彻底寂静，甚至嫌夜不够深的原因。[38]

卡夫卡有两层焦虑。其一，他觉得自己的需求太多，可能没有人能满足，在这方面他可能是对的；或者说，如果任何女性试图满足他的需求，他就会担心她在这个过程中心力交瘁，最终彻底崩溃。其二，如果一个女人要和他在一起，他的独立、他的身份认同，以及他写作的能力就会丧失殆尽。

卡夫卡在他人面前备感焦虑，以至于到了自我贬抑的程度。有一回，他去拜访马克斯·布罗德，把马克斯的父亲吵醒了。"他没有开口道歉，而是举起一只手，仿佛是在安慰我的父亲，并蹑手蹑脚地穿过房间，用极轻的声音说道：'请把我当作一个梦。'" 39

像卡夫卡这样的人往往不愿接受传统的治疗，而倾向于自然疗法，并且长期吃素。曾有人听到他在水族馆里对鱼讲话："现在我终于可以平和地看着你们了，我再也不吃你们了。" 40 他滴酒不沾，也不喝茶和咖啡，并且从不抽烟。此外，他还是一个空想家，曾打算组织一个"无产工人同业公会"，只允许成员保有少量衣物、书籍，以及工作必需品，不允许拥有钱财。这个乌托邦中其他的一切都属于穷人。

自我贬抑和自我否定，与对自我身份的欣然认同截然相反，我在前面已经提到过这一点。卡夫卡的焦虑不仅让他不愿与人竞争，还让他对别人的感受异常敏感。过分地顺从他人，会失去作为独立实体的自我。只有在夜深人静的时候，当卡夫卡孤身一人的时候，他才能触及自己内心的最深处，才能充分地、真正地成为他自己。

在给费利斯写倒数第二封信时，他已经知道自己患有肺结核了，他在信中坦白道，他想要取悦他人，并不是因为关心他人的感受，而是出于想要获得接纳与爱的愿望。这真是个了不起的领悟：

当我审视自己最大的目标时，我发现自己并不是真想要做个好人，想要在上天的审判面前问心无愧。事实恰恰相反。我想了解整个人类与动物的世界，了解他们最基本的喜好、欲望、道德观念，把这一切都归纳为简单的规则，并尽快地用它们来约束自己，好取悦每一个人。实际上（这里有些前后矛盾），我是为了讨所有人的喜欢，这样当我在世人面前最终表现出自己最卑劣的天性时，也不会因此失去他们的爱——我想做那唯一一个不受火刑的罪人。简而言之，我只关心普通人的评判，甚至想要弄虚作假、瞒天过海，而且是在没有实际欺骗过任何人的情况下。[41]

凡是压抑自身的侵略性与自信心的人，都会付出代价："你可以手执利器，赶走大自然的侵袭，而她必将卷土重来。"[⊖]因此，也无怪乎卡夫卡这样温和的禁欲主义者，也会饱受可怕的施虐、受虐幻想的困扰："……我四肢摊开，平躺在地板上，像被切好等待烧烤的肉片一般，还用手缓缓地将肉片推向角落里的一条狗。"[42]

在卡夫卡的日记与小说里，酷刑、暴力与鞭笞是反复出现的主题。但在苦难之外，也闪烁着希望的光芒。1915 年 3 月 13 日，他在日记中写道："有时，郁闷之情几乎要将我大卸八块，但与此同时，我坚信这种郁闷的存在是必要的，并且坚信要达成目标，就必须忍受各种各样的郁闷。"[43]

在他写作的所有故事里，《在流放地》(*In the Penal Settlement*)无疑是最令人毛骨悚然的。我们从其中真正了解了他所谓的目标是什么。当掌事的军官解释刑具的功用时，他指出刑具之所以这样设计，是为了让受刑者痛不欲生，却又不会立即咽气，一直拖

⊖ 原文为拉丁文。——译者注

12个小时之后才会死去。但是，在用针尖把判决的文字刺进受刑者的血肉里大约6个小时之后，军官发生了转变：

> 到了第六个钟头，犯人变得安静多了。此时连最愚笨的脑瓜也开窍了。变化最初发生在眼睛周围，然后从那里扩散开来。看到这番景象，我都想到钉板下去陪他了呢。之后就不会再有什么变化了，犯人似乎开始辨认血肉里刺下的文字了。他噘着嘴，仿佛在倾听一般。你已经看到了，那文字用眼睛都看不清，而这位老兄却能从自己的伤口上识字。[44]

在这段文字中，最令人惊诧的一句话，莫过于军官说他也想到钉板底下去陪犯人。如果一个人受尽了苦难，在弥留之际，也许真能开窍：他终于明白了自己所犯何罪，并坦然接受了自己深重的罪恶感，这种罪恶深深地刻在了自己的血肉之上，再也无法摆脱。在小说接近尾声的时候，军官真的代替犯人，钻到了钉板之下，但刑具却出了故障。军官没有开悟的机会了，因为他立刻就被刑具杀死了，没有忍受太久的折磨。

长久的痛苦怎样才能为我们带来启发？也许，只有在我们不去逃避的时候才行吧。

华兹华斯（Wordsworth）在他的颂诗《不朽颂》（*Intimations of Immortality from Recollections of Early Childhood*）中，感叹过儿童纯真世界观的逝去：

> 天堂在我们的襁褓之中！
> 监牢的暗影却会慢慢地
> 将少年围拢

但华兹华斯也看到了童年是创造力的源泉，所以，尽可能地保留自己与过去的联系至关重要：

> 而那些最初的情意，
> 那些朦胧的往事，
> 不管那究竟是什么，
> 终究是我们一生的光源，
> 是我们眼中最明亮的灯火……[45]

从卡夫卡的日记、信件和小说中，我们可以推测，幼年围绕着他的不是天堂，而是地狱，而且地狱的恶犬对他穷追不舍。但卡夫卡心知肚明，正如华兹华斯一样，与童年的联系对他而言是割舍不下的。我们中的多数人都会采用各种防御手段来掩盖自己的痛苦。我们以面具示人，假装重要的事情根本无足轻重；我们背叛自己，进而背叛他人；我们矫揉造作、故作姿态、沉迷酒色，只是为了忘记痛苦。最后，也正是因为如此，我们才变得千篇一律、毫无新意。

一直到去世之前，卡夫卡都有自杀的想法。在《判决》(*The Judgement*)中，格奥尔格·本德曼(Georg Bendemann)的父亲说他不配活着，而他便自寻了断。卡夫卡也有相同的倾向。卡夫卡这个人，尽管没有身份认同，总是正话反说、低声下气、过度低调，但在他的内心世界里，他是个勇往直前、决不妥协、诚实到不讲情面的人。如果他命中注定要活在钉板之下，他绝不会逃避。作为一名作家，他不但没有畏缩，反而发现了自己真正的身份认同。1913年，在一封写给费利斯的信中，他对费利斯将他的手稿拿给笔迹学家看的事情有些不以为然，觉得笔迹学家的话不太可靠。笔迹学家说他颇有"艺术兴趣"。卡夫卡写道:"即便是'艺术兴趣',他也没说对。实际上,在他所有的胡说八道里,这是最离谱的。我没有文学兴趣,而我本身就是文学,除此之外,我什么都不是,我不可能是别的什么东西。" [46]

他觉得自我在童年时就被碾碎了,他担心如果有人靠得太近,自我就会被再次碾碎,即便如此,这个破碎的自我依然成功地在纸页上找到了独一无二的立足之地。如果卡夫卡让自己从痛苦中解脱出来,而不是紧紧地抓住它不放,我们便不会发现,也无从欣赏他那种独特性了。

卡夫卡害怕外部世界,害怕与人交往,害怕失去自己的身份认同,写作就成了他的避难所。只有在写作的时候,他才能完全做自己,并保留与外界沟通的渠道。精神分裂症患者会用类似的方式来保护自己。他们只有躲进内在的世界里,才能挫败敌人的阴谋,战胜自己被吞噬、被淹没的恐惧,获得各种各样美好的事物。那些在外部世界感到无助的人,往往会构建一个补偿性的内心世界,在这个世界里,他们无所不能,不必接受残酷的现实,而用病态的幻想取而代之——他们是天下最重要的人,拥有神奇的力量。荣格就讲述过一个精神分裂症的案例,这个患者告诉荣格,世界就是他的图画书,他每翻一页,就会看到一幅新的景象。[47] 对于这种全能的幻想,卡夫卡也不陌生。在他早期的作品《一场斗争的描述》中,他写到一名旅行者能踏平坡度陡峭的道路,能让高山拔地而起,忘记了让月亮升起。[48] 卡夫卡也曾表现出他偏执的一面。1917 年 12 月,在写给布罗德的信中,他谈到他的卧室里有老鼠:

　　我对老鼠可以说是怕得要死。要分析这种反应从何而来，是精神分析师的工作，而我可不是。这种害怕就像昆虫恐惧症，显然是因为这种生物总是怀有出人意料、不请自来、挥之不去、悄无声息、不依不饶、不可告人的目的，而且我能感觉到它们在四壁打洞，躲在墙里，一到夜晚，便如鱼得水，因为它们昼伏夜出、体型小巧，所以我们才鞭长莫及、束手无策。[49]

　　卡夫卡不是精神病患者，但我相信是写作使他不至于退缩到那个病态的幻想世界。因为写作便是沟通，从而使他保留了与他人联结的途径，尽管这种联结颇为疏远，但也聊胜于无。确实，对于性情像卡夫卡一样的人来说，拥有写作的天赋，就有了自我表达的理想方式，因为这种方式不需要与他人产生直接的联系。对于那些担惊受怕的人来说，写作还起到了另一种功效。卡夫卡曾对雅诺施说，写作《判决》就像驱赶一个鬼魂一样。所以，写作不仅是一种确立身份认同而无须与人直接接触的方法，还是一种宣泄的形式，一种面对"鬼魂"、用文字将它们镇住并驱逐的方式。卡夫卡的例子完美地说明，对某些人来说，写作，或者其他形式的想象活动，是他们赖以生存的手段。我同意埃里克·海勒（Erich Heller）对卡夫卡的看法："当然，这种心性已近乎疯狂，与疯狂仅隔着一张书桌、支撑起摇摇欲坠的心灵的想象力以及高度整合的智慧。"[50]

　　尽管写作让卡夫卡不至于陷入疯狂，但写作无法，也不可能完全替代真实的生活，而卡夫卡凭借本能的领悟，对这一点心知肚明。我认为《地洞》（*The Burrow*）就体现了这种领悟。索尔比教授（Professor Thorlby）在他对卡夫卡的研究[51]中，对这篇小说做出了非常有趣的解读。如果我强调的重点略有不同，不仅因为我是一名精神病学家，而不是一个文学学者，也因为卡夫卡具有不同的侧面，对他作品的不同解读往往能相互补充，而不是相互矛盾。

《地洞》讲述了这样一个故事：一只动物为了躲避潜在的敌人及外界的威胁，试图修筑一个设计精妙的地洞来保护自己。地洞花了很长时间才终于建成，其网状通道可谓四通八达。在地洞的一侧，是一个名叫"堡垒"的房间，里面备满了食物，用于应对紧急情况。地洞的内部通常既美好又宁静，空气散发着芬芳，几乎没有任何声响，这只动物觉得自己终于能"安安静静、甜甜美美地睡上一觉，睡到心满意足，睡到称心如意了"。[52] 尽管地洞里布置了复杂的防御工事，但依然无法消除它的某些焦虑。比如说，地洞的入口就让它担心不已。尽管入口已经被苔藓掩盖，目前还没有引起敌人的注意，但不能保证那里永远都是安全的。尽管有些危险，但从时不时地从洞外查看入口也是可取的防范措施。除此以外，地洞是个相当封闭的环境，还是外面的食物更加新鲜。因此，这只动物有时会外出好一阵子，一边躲避着敌人的目光，一边为地洞给自己带来的幸福与安全沾沾自喜。当它在地洞里时，很难决心外出，当它在洞外时，又很难回到地洞。有一个方法可以解决这个难题，那就是找个人照看地洞，在危险时发出警报。但是，不行，因为没有一个人是它能够信任的，它也绝不会让别人进入地洞。

卡夫卡将自己面临的困境描写得淋漓尽致。他既无法全身心地投入外部世界，也无法完全退缩到自己的内心世界里。在这个故事里，这两个世界的特性甚至可以相互交换，看似宁静的地方也会变得危机四伏，反之亦然。

最后，动物只得勉强决定躲藏起来。内心的冲突与担惊受怕让它筋疲力尽，它决定回到安全的堡垒中去。它睡了很久很久，但一段时间以后却被一种啾啾作响的声音吵醒了。起初它以为那个声音是幼兽发出来的，那个小东西不足为虑、四处都是，而且还是它的食物呢。但那声音越来越大，也越来越急，它怀疑那是某种它从未见过的野兽。也许它所做的一切安全措施都是不够的。它试图猜测那野兽有何企图，但有一件事是肯定的，如果它们真的狭路相逢，就必然会有一场血战。最后，它只能自我安慰：那头野兽无疑是个威胁，但愿它根本没有发现我吧。故事（最后几页遗失了）在这种悬而未决的不安中结束了。

很显然，卡夫卡想表达的意思是，无论在外部世界，还是封闭的想象世界，安全感都是不可触及的东西。那些无法冒险去爱、去生活的人，那些试图在自恋的地洞里寻求安全的人，必然会被想象中的野兽纠缠（就像卡夫卡自己的施虐与受虐幻想一样），永无宁日。

在我看来，这个故事的主题与亨利·詹姆斯（Henry James）的一篇发人深省的故事《丛林猛兽》（*The Beast in the Jungle*）颇为相似。这个故事的主人公约翰·马丘（John Marcher）多年来庸庸碌碌、一事无成，因为他始终坚信自己注定会被困在不同寻常的可怕经历中，在他的想象中，有一头野兽在丛林中跟踪他。他把自己的遭遇讲给了一个女人听，这个女人善解人意，与他结为柏拉图式的知己。直到他们俩都垂垂老矣，且那个女人身患重病的时候，马丘才得知真相。那头野兽之所以一直纠缠不休，是因为他一直不愿意在关系中许下承诺，以至于失去了自己心爱的女人。野兽是他的盲目、自我中心与怯懦的产物，当他终于发觉，他为了自保而使这一生都蹉跎殆尽的时候，这头野兽终于一跃而起，露出了致命的爪牙。

起初，卡夫卡发觉与他人交往会威胁自己，所以才通过写作确立自己的身份认同；但很明显，写作让他人认可了他的才华，接纳了他在笔下形成的自我，他变得更加自信了。如果他没有因为肺结核而英年早逝，他的生活又会发生怎样的变化呢？我猜他最终会将余生托付给朵拉或另外某个女人，过上比较正常的生活。这种变化会如何影响他的写作，就是另外一个话题了。卡夫卡的写作才能与他人格中更为病态的部分关系十分密切，如果他变得更幸福了，他写作的动力可能会大大减弱。

注 释

未特别注明作者的条目均为卡夫卡的作品。

1. Charles Rycroft, *A Critical Dictionary of Psychoanalysis* (London: Nelson, 1968), p. 68.
2. Erik Erikson, *Identity* (London: Faber and Faber, 1958), p. 19.
3. C. G. Jung, "The Development of Personality," in *Collected Works,* 20 vols., trans. R. F. C. Hull (London: Routledge and Kegan Paul, 1953–79), vol. 17, para. 289.
4. "Two Dialogues" (from a work later destroyed, "Description of a Struggle"), trans. Willa and Edwin Muir, in *Wedding Preparations in the Country and Other Stories* (Harmondsworth: Penguin, 1978), pp. 80–81.
5. Ibid., p. 80.
6. "Description of a Struggle," trans. Tania and James Stern, in *The Penguin Complete Short Stories of Franz Kafka,* ed. Nathan N. Glazer (London: Allen Lane, 1983), p. 33.
7. Ronald Hayman, *K: A Biography of Kafka* (London: Weidenfeld and Nicolson, 1981), p. 47.
8. *Letters to Felice,* trans. James Stern and Elizabeth Duckworth, ed. Erich Heller and Jürgen Born (London: Secker and Warburg, 1974), p. 271.
9. *The Letters of John Keats,* ed. M. B. Forman (Oxford: Oxford University Press, 1935), p. 228.
10. R. D. Laing, *The Divided Self* (London: Tavistock, 1960), p. 45.
11. *The Standard Edition of the Complete Psychological Works of Sigmund Freud,* 24 vols., ed. and trans. James Strachey (London: Hogarth Press, 1953–64), 19:26.
12. "Letter to His Father," trans. Ernst Kaiser and Eithne Wilkins, in *Wedding Preparations,* p. 32.
13. *The Diaries of Franz Kafka,* ed. Max Brod, vol. 1, *1910–1913,* trans. Joseph Kresh (Harmondsworth: Penguin, 1972), p. 50.
14. Ibid., p. 124.
15. "Wedding Preparations in the Country," trans. Ernst Kaiser and Eithne Wilkins, in *Wedding Preparations,* p. 10.
16. *Letters to Friends, Family and Editors,* trans. Richard and Clara Winston (London: Calder, 1978), p. 15.
17. *Diaries,* pp. 87–88.
18. Jonathan Swift, *Gulliver's Travels and Selected Writings in Prose and Verse,* ed. John Hayward (London: Nonesuch Press, 1968), p. 115.

19. "Letter to His Father," p. 34.
20. Ibid.
21. George Painter, *Marcel Proust,* 2 vols. (London: Chatto and Windus, 1959), 1:9.
22. *The Trial,* trans. Willa and Edwin Muir (Harmondsworth: Penguin, 1953), p. 145.
23. "Letter to His Father," p. 35.
24. Ibid., p. 38.
25. Ibid., p. 55.
26. "Before the Law," trans. Willa and Edwin Muir, in *Penguin Complete Short Stories,* p. 4.
27. "The Problem of Our Laws," trans. Willa and Edwin Muir, in ibid., p. 437.
28. Ibid., p. 438.
29. *The Trial,* p. 12.
30. Ibid., p. 165.
31. Ibid., pp. 142–43.
32. Ibid., p. 175.
33. *Letters to Milena,* ed. Willi Haas, trans. Tania and James Stern (London: Secker and Warburg, 1953), p. 164.
34. Max Brod, *Franz Kafka* (New York: Schocken Books, 1963), p. 116.
35. Quoted in Allan Blunden, "A Chronology of Kafka's Life," in *The World of Franz Kafka,* ed. J. P. Stern (London: Weidenfeld and Nicolson, 1980), p. 28.
36. Marthe Robert, *Franz Kafka's Loneliness,* trans. Ralph Manheim (London: Faber and Faber, 1982).
37. *Letters to Felice,* p. 23.
38. Ibid., pp. 155–56.
39. Brod, *Franz Kafka,* pp. 73–74.
40. Quoted in ibid., p. 74.
41. *Letters to Felice,* p. 545.
42. *Letters to Friends,* p. 95.
43. *Diaries,* p. 333.
44. "In the Penal Settlement," trans. Willa and Edwin Muir, in *Penguin Complete Short Stories,* p. 150.
45. William Wordsworth, *The Poems,* vol. 1, ed. John O. Hayden (Harmondsworth: Penguin, 1977), p. 525.
46. *Letters to Felice,* p. 174.
47. Jung, "The Relations Between the Ego and the Unconscious," in *Collected Works,* vol. 7, para. 228.
48. "Description of a Struggle," in *Penguin Complete Short Stories,* p. 22.
49. *Letters to Friends,* p. 174.
50. Erich Heller, *Franz Kafka* (New York: Viking, 1975), p. 15.
51. Anthony Thorlby, *Kafka: A Study* (London: Heinemann, 1972).
52. "The Burrow," trans. Willa and Edwin Muir, in *Penguin Complete Short Stories,* p. 327.

Churchill's Black Dog

第 3 章

艾萨克·牛顿

艾萨克·牛顿（Isaac Newton）是个公认的天才，他的创造才能世所罕见。碰巧的是，他人格上的异常也让人颇为惊异，甚至一度被世人看作疯子。在我看来，考虑到他早年的经历，他成长为如此怪人是不足为奇的。我想在此讨论两个可能与此有关，也可能无关的问题。第一个问题是，他成年后的怪癖在多大程度上是由他童年的环境所决定的？第二个问题是，他在科学上的成就与他的人格是否有关？

有些人认为，对于成年后的性格形成，童年早期经历并没有太大的影响，他们认为这是遗传的结果，很难被环境所改变。在持有这种观点的人里，也不乏精神病学家，但我不在其列。不过我承认，遗传不仅能影响儿童对于逆境的反应，还会决定他对于有害经历的判断。然而，正如我们所见，牛顿的童年经历可谓痛苦不堪，我难以相信这种经历对他人格的形成没有造成重大的影响。

牛顿的人格与成就之间的联系则更难说清。有些人认为科学发现完全是理论与实践相结合的产物。在一次研讨会上，当我斗胆将牛顿的性格结构与他的发现联系起来时，一同与会的卡尔·波普尔爵士（Sir Karl Popper）说道：

对于牛顿，我并不赞同当下时兴的心理病理解读。我认为牛顿的理论是对于特定问题的明确解答。这个问题是由伽利略（Galileo）和开普勒（Kepler）提出的，在他们之后，许多人都试图解答这个问题，而最终牛顿找到了答案。牛顿无疑是有史以来最伟大的天才之一，他所表现出来的才能是无与伦比的。但把他的成果解读为对于统一性的执念的产物，在我看来只是空谈，代表了心理学方法的一种危险的倾向。[1]

被当今最伟大的科学哲学家如此驳斥，我也许应该感到窘迫不安。但是，尽管受到了卡尔·波普尔的责备，我依然难以相信智力上的成就能够不受人格中其他特质的影响。尽管科学家的头脑有时可能看上去像是一台不带感情色彩的计算器，但在我看来，依然有些异于常人的性格特征与环境因素起到了关键的作用。我相信，即使是与情感最无关系的智力活动，其驱动力也有着情感上的根源，而不纯粹是理性的。这一结论已经得到了哲学家休谟（Hume）的支持。他曾写道："理性是且只应当是激情的奴隶，除了服从激情并为激情服务以外别无选择。"[2] 这并不是说，我赞成这种基要主义精神分析师所推崇备至的解读。我不认为理解宇宙的渴望是性驱力或侵犯性的升华，这个问题远远没有这么简单或直接，但我的确认为，像牛顿或爱因斯坦这样能够用新的模型来解释宇宙的人，除了异乎寻常的聪明以外，还存在着某些异乎寻常的特点。

* * *

艾萨克·牛顿是个早产儿，生于 1642 年的圣诞节。他个头实在太小，以至于母亲常说，他出生的时候可以被放进一夸脱[⊖]大小的杯子里。他父亲是个没受过教育的自耕农，连自己的名字

⊖ 1 夸脱 =1.136 升。——译者注

都不会写，在牛顿出生的三个月之前就过世了。出生后的前三年里，牛顿独享母亲全部的关注，没有任何人来与他竞争。早产儿往往需要更多的照顾，因此以当时的习俗来看，牛顿所获得的关注算是很多了。然而好景不长，在 1646 年 1 月 27 日，牛顿刚刚年满 3 岁的时候，他母亲改嫁了。他不仅多了一个讨厌的继父，伤心之余，还遭到了母亲的遗弃，被交由外祖母抚养，由舅舅负责监护。尽管母亲与新婚丈夫住得不远，但据我们所知，牛顿觉得母亲背叛了他，他对此感到强烈的不满。在牛顿大约 11 岁的时候，继父去世了，母亲带着与第二任丈夫所生的两个小女儿和一个儿子回到了牛顿身边。根据当时的记载，牛顿的母亲个性极强，是个了不起的女人。尽管牛顿对母亲的情感有些矛盾，但在 1679 年，母亲患病临终的时候，他依然深深依恋着她，对她照顾有加，当时牛顿 36 岁。然而，根据韦斯特福尔[⊖]（Westfall）的记载，牛顿在剑桥大学的时候，尽管住得离家很近，但很少回家探望母亲。

据说，牛顿小时候把时间都花在了制造精巧的机器模型上，而很少与同龄的孩子玩耍。当时有人曾说："他是个头脑冷静、沉默寡言的孩子，从不与其他男孩在外厮混胡闹。"[3] 如果他对男孩们的游戏真的持有这种态度，也难怪书上记载："同学对他不太亲近，因为他在各方面都聪明过头了。他们知道他才智过人，但正如那句老话所说，在所有的群体里，最有能力的个体往往最不受待见，即使在人类的群体里也不例外。"[4] 牛顿自己曾提到过一件往事：有一回他勉为其难，参与了其他男孩的跳远比赛，并看准了方向，利用当天刮来的一阵大风，击败了所有的对手。韦

⊖ 理查德·韦斯特福尔（Richard Westfall），牛顿传记的作者。——译者注

斯特福尔在查证了牛顿童年时期争强好胜与桀骜不驯的事迹后写道，他肯定很不讨人喜欢。

各种证据显示，小时候的牛顿常常神游天外、心不在焉，常常对学校的课业与身边的事情都不予理会。在牛顿 12 岁时所上的格兰瑟姆文法学校，老师都相当认可牛顿的能力，但课程设置却显示他在那里并没有学到多少数学知识。尽管如此，牛顿还是在离校四年之后发明了微积分。据说，他母亲的仆人很高兴能摆脱这位少爷，称他"除非能进大学，否则百无一用"。[5]

1661 年 6 月，在牛顿 18 岁的时候，家人送他去了剑桥大学三一学院。1664 年 2 月，他荣获奖学金，并且在 1665 年获得学士学位。他在 1667 年成为初级研究员，1668 年获得硕士学位，担任高级研究员。1669 年，27 岁的他获得了卢卡斯数学教授的荣誉称号。在当时，担任这个职位的人通常还需要从事神职，但英国国王查理二世专门颁发特许证，准许牛顿破例。

青年时期的牛顿是什么样的？根据当时的记载，他深居简出，是个典型的"两耳不闻窗外事"的学者：

我从未见他有过什么娱乐或消遣，无论是骑马外出兜风、散步、玩滚木球还是别的什么运动，他一概不参加，总是念着自己在书房外浪费的时间，除了上课以外，几乎从不出门。在担任卢卡斯数学教授的时候，听他讲课的人寥寥无几，能听懂的人就更少了。由于缺乏听众，他常常对着墙壁讲课……对于做学问，他全心全意、一丝不苟，以至于平常吃得很少，不但如此，还经常忘记吃饭。我经常发现，送进他房间的餐点往往原封不动，我提醒他吃饭，他总是答道："我又忘了！"然后他会走到餐桌旁，连坐都不坐下，匆匆吃上一两口饭，我甚至很难说何时见他主动坐到餐桌边吃饭……他很少在凌晨两三点前睡觉，有时甚至一直工作到五六点钟。[6]

年轻的时候，牛顿总是离群索居，很少有人拜访他，他也很少去拜访别人。年老的时候，他曾对一个亲戚讲起，自己从未打破"贞洁"的戒律，似乎他到死都是个处男。有些迹象表明，他可能有些强迫症的特质："他非常在意自己的花园，总是把它打理得井井有条，在他难得去园中散步的时候，他见不得一根杂草。"[7]

牛顿的身体一定非常健康，他不但安然渡过了早产的难关，还一直活到了近85岁的高龄。尽管如此，他却是个疑病症患者，总是擅自服用偏方，还给别人推荐药品，除此之外，他还非常怕死。

* * *

牛顿的宗教信仰不属于正统派，他是个阿里乌斯派[○]信徒，私下里支持神体一位论[○]（Unitarianism），该理论不仅在这个以"三一"为名的学院里被视作异类，也被时人认为是一种危险的异端。牛顿认为尊崇基督为上帝就是偶像崇拜，在他看来，在4世纪的那场同质论者[○]与类质论者[○]的著名辩论中（吉本觉得这场辩论颇为有趣），击败阿里乌斯（Arius）的阿塔纳修（Athanasius）

㊀ 基督教派别之一，强调基督既不是真神，也不是真人，而是上帝与人之间的半神。——译者注
㊁ 反对传统基督教三位一体信条的神学理论。——译者注
㊂ 同质论者（Homoousian）认为圣父与圣子是一体的。——译者注
㊃ 类质论者（Homoiousian）认为圣子与圣父本质相似，但并非一体。——译者注

曲解了基督教先贤们的经典。尽管牛顿一直是英格兰圣公会的成员，在必要的时候会宣讲正统教义，但他坚决反对罗马天主教会。当英王詹姆斯二世准许一个本笃会修士在不向圣公会宣誓效忠的情况下便可获得硕士学位时，不少教员表示坚决反对，而牛顿就是其中的一员。在他看来，这简直是放任天主教徒渗透剑桥大学的愚行。为了调查剑桥不尊王命的事情，詹姆斯二世专门设立了一个高级调查团，由臭名昭著的杰弗里斯法官（Judge Jeffreys）主事，此人曾主持了所谓的"血腥审判"⊖（Bloody Assizes）。在这场风波中，牛顿作为学校的代表之一，也接受了调查，冒了不小的风险。

在宗教信仰上，牛顿律己极严。现存的笔记记载，牛顿初入三一学院时就执着于细数自己的罪孽。他在1662年写了一封忏悔书，将自己的罪过分门别类，竟然罗列出58项之多，其中大多数都与他未能遵守宗教惯例或不够敬神有关。他记录自己小时候曾"在教堂里吃苹果""在礼拜日设陷阱抓老鼠""在礼拜日早上搓绳子"以及"在礼拜日洒水"。他还记载了偷吃食物、暴食，以及"有不纯洁的思想、言行与梦"等琐事。[8]他还记录了对于母亲与继父的不敬念头："我曾扬言要烧死父母，还要烧毁他们的房子。"[9]他的笔记中有多处体现了他的抑郁念头，这些念头与认为自己没有价值、害怕遭受惩罚、担忧未来的灾祸有关。一位传记作家写道：

> 他从未写过"爱"这个词，也很少表达愉快与渴望。对烤肉的喜爱是他唯一提到的强烈感官欲求。几乎所有的文字都是否

⊖　1685年英国当局镇压反对詹姆斯二世的蒙茅斯叛乱后进行的一系列审判，据称近300人被处死，800余人被流放至西印度群岛。——译者注

定、警告与禁止性的。他生活中充满了敌意与惩戒的气氛。竞争、秩序、自控、持重——这些清教徒的价值观成了他存在的一部分。[10]

因此，今天我们心目中的牛顿是个闷闷不乐、自我惩罚、忧心忡忡、缺乏安全感、人缘不好、缺乏情趣的人。继他之后担任卢卡斯数学教授的惠斯顿（Whiston）曾说他"极其谨小慎微，总是担惊受怕，而且性情多疑"。[11]

牛顿一向对他人缺乏信任，在我看来，考虑到他童年时期突然失去母爱的经历，这种结果也是合情合理的。这种不信任导致他害怕别人的批评会伤害自己，担心别人会偷走自己的科研成果。另一位牛顿的传记作家布罗德茨基（Brodetsky）曾写道：

> 他始终抵触当众讲话，不愿接受批评，并且当别人在出版刊物上介绍他的成果时，他曾多次拒绝人家提及他的名字。他不看重自己的名声，担心名声会给他带来不必要的社交，使他不堪其扰——他希望自己能免于应付这样的纠缠……如果没有他人的催促，牛顿几乎不会发表自己的科研成果，即使在他解决了有史以来最大的天文学难题时，也对人只字不提。[12]

牛顿卷入的最著名也最旷日持久的一次争执，就是他拖延发表个人成果的结果。这便是他与哲学家兼数学家莱布尼茨（Leibniz）的争执。他们两人分别独立地发明了微积分，但牛顿直到 1687 年才发表了自己的成果，尽管他在论文里写得很明白，他是在 1664 ～ 1666 年间发明的这种方法，而且他的大多数重要发现都是在这段时期做出的。莱布尼茨在 1675 ～ 1676 年发明了他的微积分，并于 1684 年公之于众。因此牛顿声称自己优先是再合理不过的。在这场争论中，双方都恶言相向，但牛顿的言辞之激烈、报复心之重，似乎有些过了头。据一篇回忆录记载，牛顿曾"笑着"说自己的"迎头痛击让莱布尼茨失魂落魄"。[13]

牛顿非常不愿意承认自己对他人有所亏欠，这种顽固的态度似乎又为他惹出了一场争执，这次的对象是皇家天文学家弗拉姆斯蒂德（Flamsteed）。弗拉姆斯蒂德曾为牛顿提供过天文观测数据，他觉得自己对于牛顿学说的贡献没有得到充分肯定。

牛顿卷入的另一场先来后到之争的对手是罗伯特·胡克（Robert Hooke），他是一位杰出的科学家，时任英国皇家学会秘书。胡克不仅批评了牛顿的光学理论，还声称自己率先发现了平方反比定律，这让牛顿大为不满，扬言要退出皇家学会。从某种角度来说，胡克也许是对的，但正如牛顿所说，胡克未能证明平方反比定律，而他自己则用数学的方法对其进行了完整的说明。

牛顿惹上的纠纷远不止这些，但上述例子足以说明，除了性格中的抑郁特质以外，他还有强烈的偏执倾向。牛顿不仅难以应对他人的敌意，也不知如何处理自己的敌意，即使他人无意冒犯，他也会感觉受到怠慢；如果他人稍有冒犯，他就会小题大做，绝不善罢甘休。即便作为他的朋友，哲学家洛克（Locke）也曾说道："他很好相处，但未免太过疑神疑鬼。"[14]

牛顿不但孤僻而多疑，还不信任自己的感官。对于这种性格，治疗精神分裂症患者的精神病学家再熟悉不过了，因为精神分裂症患者常会与身体的体验"失去联结"。牛顿曾在一篇文章中写道："事物的本质，从它们彼此间的互动来推测，远比凭我们的感觉来推测更为可靠、自然。"[15]在这一方面，值得注意的是他的写作风格，即使他所面对的不是数学问题或物理现象，他也完全不用比喻，很少使用形容词。他根本不信任诗意与想象，而他枯燥的写作风格就反映了这一点。

在弗洛伊德纪念讲座"天才的本质"（The Nature of Genius）[16]中，厄内斯特·琼斯⊖（Ernest Jones）指出，弗洛伊德的心理具有一种特别的质疑精神，他拒绝默认他人普遍接受的结论；然而在某些方面，弗洛伊德又很容易轻信毫无根据的说法，有时几乎到了迷信的程度。琼斯进一步猜测，这种在一个人身上同时出现的矛盾性格可能是天才的特点。他举了几个例子，牛顿便是其中之一。在科研工作中，牛顿从不轻信别人的结论，无论他提出什么假设，都要经过严格的数学证明。然而，他的性格中还有完全不同的一面。在 1696 年离开剑桥、前往伦敦之前，他一直醉心于炼金术。他的这种痴迷不仅仅体现了他对于这门化学的前身学科怀有科学上的兴趣，还反映了他的一种信念，即古人已经掌握了自然的奥秘，而炼金术士博大精深的智慧都隐藏在那些有待解读的象形文字里。舍伍德·泰勒（Sherwood Taylor）曾在一本有关炼金术的书中写道："炼金术……其本质是宗教性的。其思想体系旨在将自然万物统合于一个单一的体系里，人们认为这个体系的创立者便是上帝。"[17]这也是牛顿的目标，他留下了大量有关炼金术的手稿。在许多科学家眼中，牛顿是一个理性的科学家，不应受迷信的蒙蔽，这些手稿让他们深感不安。

牛顿的迷信也反映在他对于神话史实论（euhemerism）的推崇上。神话史实论这个词源于墨西拿的欧赫迈罗斯（Euhemerus of Messina），他相信古典文化里的诸神曾确有其人，是人的神

⊖ 英国心理学家。——译者注

化。牛顿相信神话描绘了人类历史中的真实事件，尽管在许多情况下需要进一步的解读。他曾花费大量的时间与精力，试图创立一种新的纪年系统，其假设是，如果能够确定太阳与其他恒星的相对位置，那么就能准确推定历史事件的日期。但他用于修订传统纪年系统的基准日期，却是神话中的伊阿宋带领阿尔戈号上的英雄们寻回金羊毛的日子。根据牛顿的研究，这件事发生于公元前936年，这样一来，便将有据可查的希腊历史截去了400年。法国的历史学家猛烈地抨击了牛顿的纪年法，让他懊恼不已。

牛顿对于异教的反对，不亚于他对罗马天主教的反对。他对历史的许多研究似乎都在力图证明，将人类文明传播到古代世界的是以色列人，而不是异教徒。他心中似乎秉持着这样的信念，即最初所有的人类尊崇的都是一个神，遵循的也是同一部律法。他的重要著作《原理》(*Principia*)与《光学》(*Opticks*)，都以宗教主题结尾。

我并非断言科学家做不到既信仰虔诚，又实验客观，但即便以牛顿那个年代的标准来看，他的宗教信仰也似乎有些不同寻常，而他的历史研究也因此误入歧途。凯恩斯勋爵（Lord Keynes）曾说，牛顿认为上帝留下了一些有待解读的线索，因此他在看待宇宙的奥秘时，是出于神学的视角："他把整个宇宙以及宇宙中的一切事物都视为一个谜题，一个需要通过对某些证据进行纯粹的思考方能解读的秘密；上帝在人间布下了神秘线索，好让神秘团体投身于某种哲学意义的寻宝。" [18]

牛顿在1696年准备离开剑桥前往伦敦的时候，曾汇编了一系列私人的文稿，而其中的大多数都由凯恩斯所收藏。这将近

100 万字的文稿涉及对教会历史、炼金术、预言以及其他《圣经》相关的论述，除此之外，还有一些内容披露了牛顿原本试图隐藏的神体一位论观点。对于这些手稿，凯恩斯评论道：

在 18 世纪以后，牛顿被视为首屈一指的伟大科学家，一位理性主义者，一位教导我们要以冷静的态度、不带任何色彩的理性去思考问题的人。我却不这样看待他。他在 1696 年最终离开剑桥时收拾起来的那盒手稿，其中虽有遗失，但最终留存于世。我认为，任何一个仔细看过其中内容的人，都会对他有不同的看法。牛顿不是理性时代的第一人，而是最后一位魔法师，最后一位巴比伦人和苏美尔人，也是用着与一万年前留下智慧传承的先祖相同的目光，看待有形与智性世界的最后一人。[19]

牛顿的宗教与历史研究内容颇为广泛，据 J. W. N. 沙利文（J. W. N. Sullivan）的估算，牛顿投入物理学与数学研究的时间不超过他一生的 1/3。在他所作的牛顿传记结尾，沙利文说牛顿"在他不认为是最重要的事情上，他是首屈一指的天才"。[20]

* * *

牛顿 1693 年患上了精神疾病，当时他刚满 50 岁。"他与朋友断绝了往来，躲进角落里，指责密友在暗地里谋害他，并自称听到了一些莫名其妙的对话，但事实上那只是他自己的幻想。"[21] 当年 9 月，他给日记作家佩皮斯（Pepys）写信，突然断绝了两人之间的关系。值得注意的是，牛顿在这封信中承认自己有精神病发作的状况，并且与许多病人一样，此前就患上了神经性厌食症与失眠。他对自己的状况依然保有一些自知力："我深深地陷入了混乱之中，我感到非常苦恼。在这一年里，我吃不好，睡不好，我的心智也不再清醒，大不如前了。"[22] 据说牛顿曾在自己的房间里做化学实验，因而导致汞中毒。尽管汞中毒的确会引起失眠、失忆、妄想等症状，但牛顿却没有提及典型的震颤与掉牙的症状，而且他的症状持续时间并不长，因此不能确诊是汞中毒。

在信中，牛顿声称，有一个剑桥大学麦格达伦学院的研究员，名叫米林顿（Millington），此人总是纠缠不休，一个劲儿地替佩皮斯带话给他，要他务必去拜访佩皮斯。但此事只是他的妄想而已。牛顿继续写道："我从没想过借你的关注捞什么好处，也不追求詹姆斯陛下的恩宠……我现在只想与你断绝关系，既不想见你，也不想见我的其他朋友了——如果我能悄悄离开他们的话。"[23]

另一封给哲学家洛克的信，明显是牛顿精神状况开始好转的时候写的：

你总是不厌其烦地用女人和其他事情来烦我，我深受其害、不堪其扰，以至于有人告诉我你病得不轻，就要活不下去的时候，我的回答是，你还不如死了的好。我请求你原谅我的无情。因为我现在已经明白，你所做的一切都是对的，我求你原谅我对你怀有不友善的想法以及反对你在关于观念的书中抨击道德的根源，以及打算另写一本书来阐明这个问题，以及我把你误当作霍布斯主义者。我还要请你原谅我说过或认为有人要设计故意卖给我一个官职或要让我去蹚浑水。[24]

佩皮斯与洛克两人都知道，牛顿生病了，并热情希望能够帮助他。从我上面引述的信件来推测，牛顿对自己朋友的指责往往伴随抑郁发作产生。可能牛顿表现出来的偏执想法是抑郁的次级症状，正如他年轻时的日记里更多的是对自己而非对他人的指责。这种混合特质在他患病期间表现得更为夸张。

他指责他人所犯的错误，显然都是他自己的问题。追根溯源，他对追求高官厚禄、急功近利的关注，也许与他自己的野心有关；他之所以害怕与女人纠缠在一起，可能与他对性欲近乎彻底的压抑有关。他称洛克为霍布斯主义者，也就是无神论者，这可能与他自己对于上帝本质的怀疑有关。在发病的三年以前，他曾写过一本言辞激烈的小册子，抨击三位一体理论，但在发表前撤稿了。曼纽尔教授（Professor Manuel）特别强调了牛顿对一个年轻人的喜爱，这个年轻人名叫法蒂奥·德·杜立耶（Fatio de Duillier），是一名瑞士科学家，年龄比牛顿小很多。曼纽尔教授认为，牛顿之所以精神崩溃，可能是因为他发觉自己对这个年轻人的感情里有同性恋的成分。[25] 牛顿在给这个年轻人写信的时候，语气确实比惯常亲密得多。在一封信中，他以这样的文字结尾："为你效劳，你最亲爱的。"在另一封信中，牛顿还附上了给杜立耶看病的钱。

弗洛伊德一定会赞同曼纽尔教授的看法，即牛顿之所以会崩溃，是因为他发觉自己难以容忍的同性恋冲动挣脱了心理压抑的枷锁，但在我看来，这种说法证据不足。我认为更可信的说法是，牛顿的疾病主要是中年抑郁，因为他不得不接受自己发明创造的黄金时期已经结束了。曼纽尔指出，牛顿的《原理》一书，全名《自然哲学的数学原理》（*Philosophiae Naturalis Principia Mathematica*），早在 1687 年就发表了，而他很可能将这本书视为自己创造力的巅峰。患病之后，他的创新成果大大减少，尽管编辑牛顿论文的怀特赛德博士（Dr. Whiteside）告诉我，牛顿彼时依然能做出原创的研究。他的创造力下降了，但他对权力的渴望却得到了充分的满足。

尽管牛顿患精神病的时日不长，但谣言却传得满天飞，这无疑是小人的嫉妒和幸灾乐祸的结果。不过，牛顿的病情恢复得不错，还成了一名得力的官员。他于1696年担任皇家铸币厂监察官，后来又升任皇家铸币厂总管，并于1703年担任英国皇家学会会长。他还被授予了爵位。身为皇家铸币厂总管，追查造伪币者是他的职责之一。他把这份差事办得十分妥善，并且乐在其中，据说还亲自出马，前往伦敦塔审问罪犯。在第1章"丘吉尔其人"里，我曾提过，那些难以释放内心的侵犯性冲动的人，会在拥有合理合法的对手之后得到解脱。造伪币者之于牛顿，正如希特勒之于丘吉尔。

牛顿于1727年去世，享年85岁。在爱因斯坦横空出世之前，从没有其他科学家获得过如此广泛的赞誉。正如我们所见，他的人格不同寻常。我认为，他的许多病态特质都可以归因于他早年的生活——早产、缺乏父爱以及被母亲抛弃的经历。现在，我要提起一个更为困难也更有争议的问题，即他的人格与科学发现之间是否存在关联。

牛顿主要的科学发现都出现在1664 ~ 1666年，也就在是他21 ~ 23岁做出的。艺术工作者往往在年龄较大时才进入创作的成熟期，物理学家与数学家则往往会在很年轻的时候就做出重大的贡献。在那两年里，牛顿提出了他的力学基本定律，对光的性质进行了观察，发明了微积分，并且提出了万有引力定律。人们一般认为，最后这项发现是牛顿为了躲避瘟疫，两次离开关闭的

剑桥大学期间（分别为 1665 年 6 月～1666 年 3 月，以及 1666 年
6 月～1667 年 4 月），在母亲位于林肯郡的家中花园里做出的。
牛顿本人回忆道："这都是 1665 年和 1666 年两场瘟疫期间的成
果，那时我的创造力处在巅峰状态，对数学与哲学的兴趣也是最
浓厚的。"26

　　牛顿的一整套理论，建立在开普勒的研究之上，并结合了
伽利略的学说。前者曾描述了行星如何围绕太阳运动，后者则
描述了地球上物体的运动规律。在牛顿之前，这两组定律似乎
毫不相干。但是，牛顿的想象力让他做出了大胆的假设：引力
是无所不在的，能够从很远的距离发挥作用。他将开普勒与伽
利略的发现结合了起来，如此一来，无论是宇宙中的物体还是
地球上的物体，它们的运动都可以被视为遵循着同一套的定律。
万有引力定律说明："物体之间会相互施加引力，该引力与物体
之间距离的平方成反比。"该定律被誉为人类头脑对世界的最伟
大的概括。

　　为了证明这条定律，牛顿须证明地月之间的引力互动能够决
定月球围绕地球运动的路径。他推测，地球施加的引力与月球的
离心力结合在了一起，而惠更斯（Huygens）已经提出了离心力
的计算公式。牛顿的数学天赋让他得以证明这个定律。后来，他
又计算了太阳对各个行星的引力，并说明了各行星的轨道也服从
相同的定律（开普勒曾描述过各大行星的轨道，但没能给出足够
的解释）。在牛顿留下了一幅图里，他预见了发射人造卫星的可
能性。这幅图说明，只要不断提高一个投射物的速度，最终就能
使它以相同的速度环绕地球，永不停歇。

　　但是，就像后来的许多科学家一样，这种长远距离的作用

力让牛顿有些担忧。在一封写给三一学院院长理查德·本特利（Richard Bentley）的信中，他说道：

在没有其他无形之物的中介作用，又没有相互接触的情况下，一个没有生命的物体竟然能够作用于另一物体，并对它产生影响，这实在是有些难以置信：如伊壁鸠鲁所言，如果引力是事物基本而内在的特性，那就必然需要经由中介或接触才能产生作用。这也是为何我衷心希望你不要将内在引力的存在归功于我。引力是固有的、内在的，是事物的基本属性，所以作用力在不经由任何媒介，也不受任何事物的中介作用的情况下，就能在真空中从一个物体传递至另一个物体——在我看来这种说法荒谬至极，我认为任何有能力思考哲学问题的人都不会相信这种谬论。引力必然是由某种动因引起的，这种动因必然始终遵循某些规律，至于这种动因是有形还是无形之物，就留给我的读者去考虑吧。[27]

牛顿所说的有形动因，就是星际间的"以太"（ether）这种假想物质，但牛顿自己未必相信这种说法；而无形动因便是上帝，沙利文认为牛顿渐渐地把引力现象归因于神明的直接干预。因此，牛顿的宗教信仰可能妨碍了他在这个问题上继续探索，进而发现相对论，这是很有趣的一点。我不敢说完全理解相对论，但多少能够明白，在涉及物体运动的问题上，我们无法为绝对的静止或绝对的匀速运动下定义。在物理学上，唯一能够观察到的匀速运动状态，是观察者与另一物体之间的相对运动。杰里米·伯恩斯坦（Jeremy Bernstein）在一本关于爱因斯坦的书中写道："牛顿自己也明白具体阐述绝对运动的状态有多困难。"但是，"牛顿从神学的角度解决了这个问题。对于他这个虔诚的基督教神秘主义者来说，在上帝的意识中，静止与运动的区别是明确的，理解这一点就足够了。换句话说，上帝为牛顿力学提供了绝对的参考框架。"[28]

* * *

正如我们所见，牛顿成年期的性格表现出了抑郁与精神分裂的特质。之所以会如此，在一定程度上与他幼年的家庭变故有关。他与母亲有着异乎寻常的亲密联结，而这种关系却突然中断了，那时他年龄尚小，无法很好地理解这种变故。牛顿没有父亲，又突然失去了唯一的母亲，我相信对于任何孩子来说，这都会使他难以建立自尊。因为自尊建立在价值感的基础之上，这种价值感则源于被爱的体验，而突然失去爱的体验会让孩子怀疑自身的价值。正如牛顿自己的记述，他年轻时候常常怀疑自己是否真的百无一用。我认为，他之所以取得如此伟大的成就，在一定程度上是因为他的雄心壮志（有哪项丰功伟业少得了壮志的推动？），这种壮志就源于他获得自尊的需要——他无法从同龄人那里得到友爱之情，只得另辟蹊径。即使一个人像牛顿一样聪明，如果没有某种强迫性的驱动力为他的聪明才智提供动力，我们也难以想象他能取得与牛顿比肩的成就。

牛顿总是小心翼翼地捍卫自己的成果，若非他不愿将其公之于众，他也许能更早获得公众的认可。然而，他的自尊似乎全靠他的成果来维系，所以他才会在发表顺序的问题上如此敏感，并且每每遇到争论，都必须争个对错，不肯认输。就像其他性情相似的人一样，牛顿可能觉得，尽管自己一无是处，但工作成就能为他带来名望，事实也的确如此。对于那些不确定自己能否得到爱的人来说，名望往往能在一定程度上代替爱在他们心中的作用；对于那些抑郁消沉、自我贬损的人来说，工作往往是自我的替代品，是自尊的核心。在晚年，牛顿发明创造的黄金岁月已经过去了，他便另找了一条追寻并获取权力的道路，就像瓦格纳（Wagner）的歌剧《莱茵的黄金》（*Das Rheingold*）里的故事一样：矮人阿尔贝里希（Alberich）追求莱茵河的仙女，却遭到了耻笑，他便决心弃绝爱情，转而偷窃这些嘲笑他的少女所守护的黄金，以追求黄金所蕴含的力量。

在牛顿所取得的成就里，还有一些方面也算得上与他早年经历有关。对于一个婴儿来说，要满足自己的需要，甚至存在本身，都依赖于那些照料他的人，因此这个世界必然显得变化多端、难以预测。如果婴儿的需要得到了满足，他就会发展出埃利克·埃里克森所说的"基本信任感"。如果事实恰恰相反，如果婴儿的需要没有得到满足，或者由于母亲突然去世或离开，导致他情感缺失，他就可能对他人发展出一种基本的不信任感，并且对世界的多变与不可预测性产生夸大的焦虑感。卡夫卡在自己的长短篇小说里惟妙惟肖地描写了绝望无助、任人宰割的感受，以及他人的强大有力、不近人情、独断专行，在这方面我还没见过比他更拿手的人。

在婴儿期，这种对于不确定性的夸大的无助感可能会使某些天赋异禀的人竭尽所能地去掌控生活中的方方面面。是什么促使牛顿去解决某些科学上最大的难题？基本的不信任感是不是动力之一？曼纽尔对此毫不怀疑，而我也同意他的看法。正如他所说："对于这个焦虑的人来说，将世间万物纳入一个精密的框架里，让任何细枝末节的东西都不能逃脱框架、任意发展，是他最基本的需求。"[29]

与他人缺乏亲密感的人，往往也与自身的情绪十分疏离，与身体的体验缺乏联结。与理性思维相比，身体体验似乎才是我们与他人建立亲密关系的基础，正如"接触不到"这个短语所说的一样。在一些案例中，一个人成年后无法建立亲密关系，往往是童年时失去了与母亲的肢体接触导致的。在这种情况下，孩子可能会不信任自己的感觉。对于天赋异禀的人来说，尽管这种不信任会剥夺他们与人建立亲密关系的机会，但也可能强化某方面的能力。

在某些创造性活动中，最重要的能力就是抽象思维的能力，这种能力将思维与感受剥离，专注于概念之间的关系，而不关注产生这些概念的事物。牛顿和爱因斯坦都不信任感觉。爱因斯坦认为，对世界的理解，应该以理解事物的概念为基础，高度独立于最初产生概念的感觉印象。他曾亲口说过，他的最高理想就是仅通过思想来感知世界，抛弃所有主观的成分。

在一定程度上，大多数人都拥有我所说的抽象思维的能力。在《创造的动力》（*The Dynamics of Creation*）一书中，我将人类的创造性，以及随之而来的优越性，在一定程度上归功于抽象思维的能力。但是，由于身体的本能或对人际交往的需要，我们大多数人都难以长时间摆脱主观性。有些天才在抽象思维方面的成就无人能及，但往往难以建立亲密的人际关系；对于身体上的需要与功能，往往也是漠不关心或感到厌烦。缺乏亲密人际关系的不单是牛顿，笛卡尔（Descartes）、洛克、霍布斯（Hobbes）、休谟、帕斯卡（Pascal）、斯宾诺莎（Spinoza）、康德（Kant）、莱布尼茨、叔本华（Schopenhauer）、尼采（Nietzsche）、克尔凯郭尔（Kierkegaard）、维特根斯坦（Wittgenstein）也是如此——简而言之，许多世上最伟大的思想家都是如此，包括吉本与麦考莱这两位伟大的历史学家，上面提到的天才里，有些人是禁欲主义者，有些人是同性恋，还有些人只与女性有过短暂的关系。笛卡尔与女仆生下了一个女儿；尽管叔本华的厌女症人尽皆知，但他也与好几位女性有过短暂的交往；尼采爱上了露·安德烈亚斯·莎乐美（Lou Andreas-Salomé），后者后来成了一名精神分析师，并与弗洛伊德结为密友。尼采、莎乐美以及莎乐美的爱慕者保罗·赖埃（Paul Reé）曾照过一张合影，在照片中，莎乐美挥舞着鞭子，很明显是在驾车，两位男士则在前面拉车。短短几个月后，这段关系便破裂了，而尼采说出了他的名言："你要去找女人？别忘了带上鞭子。"无论这些人曾有过怎样的情感经历，他们没有一个人结婚，并且大多数人在一生中的多数时间里都是孤身一人。我的观点已经不言自明了。性吸引与人际关系需求会让人无心工作（在年轻的时候尤甚），但无论是否孤身一人，抽象思维方面的伟大成就往往会伴随着情感孤独。

当然，孤独与思索之间存在着一种更简单也更明显的关系。我们之前提到过的凯恩斯勋爵，曾在一篇有关牛顿的文章中写道：

> 我认为，揭示牛顿心灵的线索在于他持续、专注的内省能力，在这方面很少有人能比得上他……他的天才在于能够一直思索纯粹的抽象问题，不想明白决不罢休……我相信牛顿能在脑中思索同一问题数小时、数日、数周之久，直到洞悉了这个问题的全部奥秘为止。然后，他会利用出色的数学能力，将这个问题包装打扮、漂漂亮亮地呈现在你面前，但他真正出类拔萃、无与伦比的能力，还是他的直觉。[30]

这种长时间的专注需要孤独。先不去详细讨论所谓的性驱力的升华，我们简单地说一点：如果要获得某些根本性的顿悟，就需要长时间的全神贯注，那么有家室的人必然在这方面存在劣势。在回答自己为何能做出这些发现的时候，牛顿就说过："我总在不断地思索这些问题，直到破晓时分的一缕微光逐渐发散成天光大亮为止。"[31] 如果牛顿需要陪伴妻子，或是受到孩子细碎脚步声的打扰，他想在长时间里保持那种高度的专注就很困难了。

弗洛伊德的学说在某些问题上言过其实，早就把病迹学（pathography）这个研究领域弄得一团糟。鉴于此，波普尔和其他批评者对历史人物的心理病理解读如此不屑一顾，也是不足为奇的。我尽量把本书中讨论限制在心理学的话题上，尽管这些话题可能会招致意见分歧，但还是能为常识所理解的。在一个容易引发争议的话题上，无论是精神病学家还是历史学家，都应在对心理学的理解上尽量保持谦卑。

注 释

1. In Hans A. Krebs and Julian H. Shelley, eds., *The Creative Process in Science and Medicine* (Amsterdam: Excerpta Medica, 1975), p. 115.
2. David Hume, *A Treatise of Human Nature,* 2d ed., ed. L. A. Selby-Bigge (Oxford: Oxford University Press, 1978), p. 415.
3. William Stukeley, *Memoirs of Sir Isaac Newton's Life,* ed. A. Hastings White (London: Taylor and Francis, 1936), pp. 45–46.
4. Ibid., pp. 46–47.
5. Ibid., p. 51.
6. Humphrey Newton, letter to Conduitt, quoted in Frank Manuel, *A Portrait of Isaac Newton* (Cambridge: Harvard University Press, 1968), p. 105.
7. Ibid.
8. Quoted in Manuel, *Portrait of Newton,* pp. 62–63.
9. Quoted in Richard S. Westfall, *Never at Rest: A Biography of Isaac Newton* (Cambridge: Cambridge University Press, 1980), p. 53.
10. Manuel, *Portrait of Newton,* p. 59.
11. William Whiston, *Authentick Records,* 2:107, quoted in Westfall, *Never at Rest,* p. 650.
12. S. Brodetsky, *Sir Isaac Newton* (London: Methuen, 1972), pp. 69, 89.
13. William Whiston, *Historical Memoirs of the Life of Dr. Samuel Clarke* (London: F. Gyles, 1730), p. 132.
14. Quoted in Peter King, *The Life of John Locke,* 2 vols., 2d ed. (London: H. Colburn and R. Bentley, 1830), 2:38.

15. Quoted in Manuel, *Portrait of Newton,* p. 75.
16. Ernest Jones, "The Nature of Genius," in his *Sigmund Freud: Four Centenary Addresses* (New York: Basic Books, 1956), p. 22.
17. Sherwood Taylor, *The Alchemists* (London: Heinemann, 1951), p. 235.
18. John Maynard Keynes, "Newton the Man," in *Essays in Biography,* ed. Geoffrey Keynes (London: Hart-Davis, 1951), p. 313.
19. Ibid., pp. 310–11.
20. J. W. N. Sullivan, *Isaac Newton: 1642–1727* (London: Macmillan, 1938), p. 275.
21. Manuel, *Portrait of Newton,* p. 214.
22. Quoted in ibid., p. 215.
23. Quoted in ibid.
24. Quoted in ibid., p. 216; and in Maurice Cranston, *John Locke* (Oxford: Oxford University Press, 1985), p. 372.
25. Manuel, *Portrait of Newton,* p. 197.
26. Quoted in Sullivan, *Isaac Newton,* p. 13.
27. Quoted in ibid., pp. 169–70.
28. Jeremy Bernstein, *Einstein* (New York: Viking, 1973), p. 40.
29. Manuel, *Portrait of Newton,* p. 380.
30. Keynes, "Newton the Man," p. 312.
31. Quoted in E. F. King, *A Biographical Sketch of Isaac Newton,* 2d ed. (Grantham: S. Ridge, 1858), p. 66.

Churchill's
Black Dog

斯
诺

　　我初识 C. P. 斯诺（C. P. Snow），是在 1939 年 10 月，那时我刚到剑桥大学基督学院读书。虽然他没有教过我，但他是我的导师，负责督促我的课业、品行，并照顾我的生活。尽管斯诺先生当时只有 34 岁，但看上去比同龄人沧桑得多。他身体发福、已经秃顶，直到去世的时候，这副模样都没怎么变过。我大学一年级的时候，不太能时常见到他。那时正值第二次世界大战的第一年，他常在伦敦，在权力的中心有着一席之地——他参与了英国皇家学会的专家组，专门讨论如何用科学为战事服务。不过，在我二年级的时候，我引起了他的注意，我们成了密友，一直到他去世。我们来往的起因是我父亲在 1940 年去世了。为了获准回家奔丧，我得向斯诺请假。见面时，我在言语间透露了我对葬礼的看法，大意是这些仪式虽然是繁文缛节，但还是得做做形式主义的事情，不得不去。我想，这些话让他觉得我不像一些公立学校的孩子那么循规蹈矩。于是，他邀请我与他一起参加学院宴会，从那时起，我便成了他家的常客。此外，我父亲去世时没有留下多少钱财，即使当时剑桥大学的学费不高，我依然负担不起。我父亲的朋友们为我筹集了学费，让我得以完成医学院的学业，斯诺也说服学院为我捐赠了一小笔钱。他觉得学院并不会帮我太多，但我已经非常知足了。事实上，他的善举大大增强了我的自尊。那时，我是个羞怯又缺乏安全感的年轻人，也不是一名特别优秀的医学生，但斯诺认为我足够好，愿意说服学院，让他们相信我值得资助，这其中的心意对我意义重大。

如此一来，我自然对斯诺先生心生敬仰，每当他有小说出版，我都一定会买来拜读。在当时，他只出版了三部小说：《亡命帆帷》(*Death Under Sail*)、《老人新生》(*New Lives for Old*)、《探索》(*The Search*)，这三本书让他成了小有名气的小说家。在我读大学时，他的系列小说《陌生人与亲兄弟》(*Strangers and Brothers*)的第一卷刚刚出版，我还记得，在戴斯蒙德·麦卡锡⊖(Desmond MacCarthy)为这部小说撰写长文、给予好评的时候，斯诺非常高兴。后来我见到了校长伯特·霍华德(Bert Howard)，他便是小说中乔治·帕桑特(George Passant)的原型。斯诺告诉我，有一次，当他写到有关帕桑特的段落时，霍华德还在他后面看着，确保他对自己的描写没有偏差。

斯诺在基督学院的宿舍是他会友的场所。我依然记得常去那里相聚的人物，尤其对生物学家 C. H. 沃丁顿(C. H. Waddington)，以及西班牙学者、法利亚⊖之友 J. B. 特伦德(J. B. Trend)记忆犹新。那是我第一次接触这样一群人。这些聪明绝顶的人谈天说地，却从不对年少无知、涉世未深的人摆架子。那种气氛既美妙又激动人心，比起我所成长的维多利亚时代的典型牧师之家，真是天差地别。在斯诺看来，称得上禁忌的事情很少，而他对导师职责的行使也有着更为自由开放的看法。在读大学时，我有了第一次"邂逅"，便很自然地邀请斯诺一同进餐，

⊖ 英国记者、专栏作家。——译者注
⊖ 曼努埃尔·德·法利亚(Manuel de Falla)，西班牙音乐家。——译者注

向他介绍我的女友。

与他的校长兼好友伯特·霍华德一样，斯诺也是个自由主义者。但一想到他，我主要记得的是他在言语间对智慧的启发，他对新观念的开放态度，以及他始终对各种人性中的怪异之处兴致勃勃。斯诺对心理学和精神病学很感兴趣，当我提到我想做一个精神科医生时，他说道："我认为你会成为一名出色的精神科医生。"他的话使我下定了决心。那时，斯诺很推崇荣格的外倾/内倾二分学说，也很欣赏 W. H. 谢尔登（提出"体型分类"学说的美国学者）的著作。体型分类说认为，人的性情特质与他的身体特征存在关联。那时的我，正在兴致勃勃地阅读弗洛伊德与荣格的著作，醉心于借助精神分析来改变人格的可能性，而斯诺坚信，性情与体格都是由遗传决定的，个体能够在他人的帮助下接受自己的秉性，但很难做出多少改变。多年以后，我不得不改变观点，同意斯诺的看法。

正如前文所述，斯诺块头很大。不但如此，我从没见过第二个像他这样行动笨拙的人。甚至连收拾包裹、打开行李，他都做不到。无怪乎他在一次考试（应该是化学）中，理论测试得了最高分，而实验测试的成绩却是垫底，而且破了低分纪录。要说他能成为一个成功的实验科学家，那根本是不可想象的事情。他的双手双臂，与其说是人的肢体，不如说是一对鸭蹼。除此之外，他还常犯腰痛，以至于步履蹒跚，有时甚至只能卧床。我敢肯定，在早年间，他身体上的笨拙必然让他十分难为情、不自信，在异性面前尤其如此。他对自己的外貌尤其在意。我还记得在第二次世界大战期间的某日，我们一行人在圣詹姆斯公园地铁站附近的一家小餐馆吃饭的情景。席间有人谈到了斯诺的外貌，我们当中的一人，我记得是哈利·霍夫（Harry Hoff），说斯诺的体格像个"议员"，这个形容颇为贴切，斯诺也表示赞同。我插嘴说，我无法想象斯诺穿上古罗马元老的宽袍是什么样子，然后自顾自地笑了起来。很快，我就知道自己冒犯了斯诺，感到十分窘迫。我想，正是因为斯诺自己时常感到局促不安，所以他才对那些自作聪明的、既傲慢又羞怯的大学生如此宽容、同情。

由于自己身体笨拙，所以每当遇到任何考验动手能力事情时，他总是找人代劳。在找人帮忙方面，他堪称专家；在战争时期，在离开剑桥前往伦敦的时候，他总要确保身边有人，不是秘书就是女友，来照顾他的各项需求，帮他收拾行李。他对空袭怕得要死，我不知道这种恐惧与他身体笨拙有无联系。在战争期间，忍受轰炸对他来说不亚于承受酷刑。我一直觉得自己是个身体瘦弱、胆小怕事的人，尤其是在学校参加体育比赛的时候。但当空袭来临的时候，我却感到刺激而非恐惧，而斯诺恰恰相反。我们那时候偶尔会讨论人类恐惧的奇怪与非理性之处。我们都明白，恐惧这件事，无关褒贬，无论害怕与否，都与道德情操无关。斯诺能坚忍克己，忍受我有幸不为所困的恐惧，对此我感到由衷敬佩。

许多被斯诺写进小说里的人，我都是认识的。他小说里的每个人物并非都直接取材于现实生活，但每当他刻画真实人物，对象就必定跃然纸上。在我初读《探索》的多年之后，我参加了一个周末研讨会，J. D. 贝尔纳[⊖]（J. D. Bernal）是与会的主讲人之一。我之前与他从未谋面，但听他发言片刻，我就认出了他。"你，"我自言自语道，"就是《探索》里的康斯坦丁。"没错，果

⊖ 英国科学家、剑桥大学教授。——译者注

然是他。而且，据说他对小说里描写的自己不太满意。我不禁思索，有多少人曾在小说中初遇一个人，而后又在现实中认出了这个人？

也许，斯诺太过贴近现实，以至于未能在艺术上达到应有的高度。艺术源于生活，却高于生活；艺术超越了世间俗务，并将俗务变成了不朽的事物。而斯诺呢，我认为他不信任幻想。如果没有幻想，就很难抓住读者的想象力，而世上最伟大的小说家都精于此道。有人说斯诺的文风颇为单调，但实际上，这种风格能很好地为他清晰的写作主题服务。这可能与他不怎么听音乐有关。我还记得，有一位朋友曾劝说他欣赏贝多芬的《第九交响曲》。斯诺说自己能听出这首曲子里有一种庄严之感，但音乐对他来说几乎毫无意义。要是他能考虑考虑自己写下的句子念出来是否悦耳就好了。

我认为，对真实人物的描写是斯诺的拿手好戏。尽管他极有同情心，但除了 J. D. 贝尔纳以外，还有一些人，也很不满意他对他们的描写，但斯诺本人依然认为，他所认识的大多数人，宁愿被他写进小说，也不愿默默无闻，因此，即使把他们的"所有缺点"都写进去也无妨。不过，有一个例子倒是避免了可能造成的伤害，那便是《富者之仁》（*The Conscience of the Rich*），这部作品很好地描绘了一个上层犹太家庭中占有欲极强的父爱。书中人物查尔斯·马奇（Charles March）的原型曾告诉斯诺，斯诺对他父亲的描写必然会让这个老先生气得要命，他恳请斯诺等他父亲去世之后再出版此书。这样一来，《陌生人与亲兄弟》系列小说续作的出版计划只好提前，尽管斯诺很不情愿，但依然答应下来。《富者之仁》原本应该在那个系列的第二卷出版前问世，结

果等到第六卷开始印刷的时候才得以出版。我认为这件事很好地
体现了斯诺的慷慨大度。

虽然斯诺对真实人物的描写大多出现在他的小说里，但他也
写过《千面之人》这样的名人散文集，其中包括许多与他打过交
道的杰出人士，包括 H. G. 威尔斯[⊖]（H. G. Wells）、爱因斯坦与
劳合·乔治。我相信，凡是读过这本书的人，肯定都对斯诺描写
的数学家 H. G. 哈代（H. G. Hardy）印象深刻——他便是经典名
著《一个数学家的自白》（A Mathematician's Apology）的作者。
哈代是斯诺心目中的英雄。他性情古怪，孑然一身，在寿终正寝
之前，还曾经陷入抑郁并试图自杀，但是在斯诺的笔下，他兼具
幽默、洞悉世事、有强烈的同情心等诸多特点。

《千面之人》的书名起得很恰当，因为没有人能够了解，而
且还是近距离地了解这么多面貌各异的人。斯诺出身于中下阶
层，最后却进了上议院。尽管他放弃了科研的道路，但他依然
与学界和科学家保持着密切的联系。他醉心于政治，尽管他同
情左派人士，但在上议院里，他在两边都交了不少朋友。譬如，
我记得他曾举办过一次聚会，来访的客人既有哈罗德·威尔逊[⊜]
（Harold Wilson），也有黑尔什姆勋爵[⊜]（Lord Hailsham）；斯诺也
与哈罗德·麦克米伦[⊛]（Harold Macmillan）交往甚密，两人都很
喜爱特罗洛普（Trollope）的小说，麦克米伦还曾在斯诺的新书发
布会上发表了精彩的演讲，大力推荐斯诺的作品。尽管斯诺已经
跻身上流社会，但他并不是个势利小人。与许多平步青云的人不

⊖ 赫伯特·乔治·威尔斯（Herbert George Wells），英国科幻小说家。——译者注
⊜ 英国工党政治家，曾任英国首相。——译者注
⊜ 英国保守党政治家。——译者注
⊛ 英国保守党政治家，曾任英国首相。——译者注

同，斯诺从不忘本。尽管他既没有显赫的出身，也没有继承万贯家财，但他依然取得了不小的成就，他对此颇为自豪。斯诺为人慷慨大度，无论如何也不会背弃朋友。有时他遭人嫉妒，受到利用、欺骗、背叛，而对方不过是与他有过一面之缘而已。即便如此，斯诺也一切照旧，即使面对那些对他不好的人，他依然宽宏大量；对于貌似忠厚实则狡诈的人，他也不改悲悯同情。

当然，他也会表现出怨恨的情绪，但他的怨恨是恰如其分的。比如，当他遭受 F. R. 利维斯[⊖]（F. R. Leavis）的恶毒攻击时，他就颇为恼怒，不过在多年后才亲自做出回应。在此之前，他的许多朋友站出来反对利维斯，并通过许多报刊撰文声援斯诺，其中就包括 1962 年 3 月 16 日的《旁观者》（*Spectator*）杂志。我身为其中一员，也备感荣幸。还有一次攻击，也让他深感困扰。彼时，他患有眼疾，须住进莫尔菲尔德医院动手术。他的视力健康大受威胁，但《侦探》（*Private Eye*）杂志却选择拿他开一个残忍的玩笑，戏称在这个盲人的国度里，独眼就能称王。斯诺对此一直耿耿于怀。

斯诺自认为是个现实主义者。他为自己喜欢的小说家们写了一本书，就以《现实主义者》（*The Realists*）为题。有人认为，把狄更斯（Dickens）和陀思妥耶夫斯基（Dostoyevsky）归为现实主义者有些牵强。斯诺对于人类的境况持有质朴而灰暗的看法，而且对此颇为自豪。在他看来，人类不可靠、有局限、缺乏远见，也不愿意自我牺牲。西方人对第三世界的漠视正是这种劣根性的铁证。除此之外，人类往往还具有斯诺所说的"施虐"倾向，因此他们生性残暴，而高贵之人不得不时刻与自身的本性做斗争。

⊖ 英国文学评论家。——译者注

人类的动机始终不是纯粹的，看上去最公正无私的行为，也难免有些许私心。自利是人类的天性，如果人们相信自己能剔除这一天性，那便是自欺欺人。对"善"的追寻是真实存在的，但在一心向善的过程中伤害旁人并非没有可能。对于肉体的冲动，斯诺非常宽容与同情。他早年的情感经历极其不顺，直到45岁的时候，才终于有了美满的婚姻。

在我看来，他是个浪漫主义者，尽管他不愿承认这一点。功成名就对他来说便是一种浪漫的追求。他很享受自己获得的荣誉。我还记得他在战争期间首次受到嘉奖时的样子。他表现出了一副谦虚的样子："朋友们说我应该接受这项殊荣。"但我们都知道他只是假意推脱而已。成功的小说家、上议院议员、伊顿台地[⊖]居民，这些都是他颇为自傲的身份，这些身份所代表的荣华富贵，向来都是他迷恋的东西。我认为，由于早年自卑，所以他从不把成功视作理所应当。对于自己能有如此成就，他总是非常惊喜，也正因为如此，他从未感到过幻灭。朋友的成功也会让他感到极大的欢喜。他的丑小鸭总是不断地变成天鹅。在一次聚会上，他紧紧地握着我的双手，说我是他"最有出息的学生"，而这种赞扬，我实在是受之有愧。我相信，正是因为拥有这种浪漫主义的倾向，他的存在才总能让人变得快乐而充实。也许斯诺对人类的看法有些悲观，但对于朋友，他总是热情亲切，甚至有些非理性的乐观。在基督学院院刊上为斯诺撰写讣告的 J. H. 普拉姆[⊜]（J. H. Plumb）如此描述："他拥有一种伟大的品质，能让见到他的每个人发现自身可贵的价值，他让他们觉得，自己能成为更优秀的科学家、更出色的作家、更杰出的历史学家，不仅如

⊖　位于伦敦西南部的豪宅区。——译者注
⊜　英国历史学家。——译者注

此，还是个更好的人。"

对他来说，科学也一向都是一场浪漫的求索。他过世后出版的《物理学家》（*The Physicists*）一书不仅展现了他非凡的记忆力，还反映了这样一个事实：理解物质结构、为科学大厦添砖增瓦，这对他来说一直是一项激动人心的事业，也是他在早年的小说《探索》中就已经描绘得很好了的。"领悟"是斯诺最喜欢的词语之一，无论是在科学研究上有所建树的人，还是对人性的洞察高人一等的人，他都喜欢把这个词用在他们身上。他本人将这"两种文化"联结在了一起，在我看来，无人能出其右。

在所有影响过我的人中，我最感激的人就是斯诺。他的温暖、慷慨令人难忘。他在我缺乏自信的时候，给予了我极大的信任，我也会铭记于心。有此机会撰文缅怀斯诺先生，我实在感到非常欣慰。

Churchill's
Black Dog

第 5 章

奥赛罗与性嫉妒心理

嫉妒是一种复杂的、难以界定的感受，因为其中混杂了不止一种情绪。《牛津词典》就充分说明了定义这个概念的困难程度。词典中先是说嫉妒是"针对某人或某物的强烈不满"，后来又说它是"对某人或某物的强烈喜爱"。一个人既可以嫉妒他所厌恶的人，也可以因嫉妒而保护他爱的人。《牛津词典》进一步拓展了嫉妒的定义，即"为了保护某件事物而挂怀或焦虑"，以及"为了保护自己所拥有的事物免遭损失或损害而保持警惕"。在这些定义之后，《牛津词典》总算给出了我们现在对嫉妒的常用解读，也就是"一种源于怀疑、恐惧或敌意的心态"，以及"在情感中被人替代的恐惧"。

我们在说到嫉妒（jealousy）的时候，往往把它当作妒忌（envy）的同义词，但我觉得不应忽视两者之间的区别。嫉妒主要是指害怕失去自己所拥有的东西，妒忌则是指渴望得到他人所拥有的东西。奥赛罗⊖（Othello）害怕失去苔丝狄蒙娜（Desdemona）的爱而嫉妒自己的部下；伊阿古（Iago）则妒忌凯西奥，认为他的职位是自己应得的。

安布罗斯·比尔斯（Ambrose Bierce）的《魔鬼词典》（*The*

⊖ 莎士比亚同名悲剧《奥赛罗》的主角，苔丝狄蒙娜、伊阿古、凯西奥均是剧中人物。——译者注

Devil's Dictionary）里虽然有着没完没了的俏皮话，但也不乏风趣与智慧。比尔斯将嫉妒称为"爱的阴暗面"，将"善妒"定义为"过度担忧失去某件不值得担心的事物，因为这件事物只会在不值得保存的时候才会丢失"。[1]嫉妒相当复杂，因为它就像憎恨一样，与爱有着密切的联系。只有我们爱的人才会引起我们最强烈的恨意。无怪乎在凶杀案中，家庭内部的犯罪占了绝大多数，而且受害者往往与凶手有情感上的联系。

嫉妒，就像恋爱一样，是一种极不理性的情绪，包含着很大的主观成分。当我们坠入爱河的时候，我们迷恋的对象可能的确既出色又可爱，但这不足以让他 / 她变成我们世界的中心。弗洛伊德曾写道，恋爱就是"精神病的正常原型"。[2]无论在客观上有多合理，嫉妒其实都像恋爱一样疯狂，但作为一种心态，其危险性远高于恋爱。恋爱的心态与憎恨、嫉妒的心态一样，都是极其主观的，甚至可能与对方的行为和感受全无联系。如果一个人的信念与感受看上去已经完全脱离了现实，我们就会说他在"妄想"，称他为"疯子"。但是，正如我们所见，涉及这些强烈的情绪时，理智与疯狂之间并无分明的界限。

嫉妒与恋爱之所以非常不理性，可能与人类自婴儿期以来的成长方式有关。如果婴儿要快乐、自信地成长，与他人建立有益的关系，就需要得到全然的、非理性的喜爱，这种感情往往在身心健康的母亲迎接新生儿时体现得最为明显。不出意料，越来越多的证据表明，没有得到这种喜爱与接纳的孩子会有许多情绪上的困扰。譬如，抑郁的母亲较少照料孩子的生活，也不擅与他们交流或表达爱意；而她们的孩子比起那些正常母亲的孩子，在日后更容易产生情绪问题。

婴儿需要的不仅仅是吃饱、穿暖，免受危险的侵害，他需要的是一个慈爱的母亲，在一段时期内将他视为全世界最重要的人，把他暂时当作全世界的中心。当成年人相爱的时候，这种非理性的喜爱会再度出现。这种喜爱有助于提高自尊，以至于伴侣离开的威胁会变得极为可怕；即使性的迷恋早已消退，这种恐惧之情依然强烈。实际上，很少有人如此重要、如此特殊，以至于难以替代，但这正是大多数人对于伴侣或自己的切身体会。从婴儿期起，我们中的多数人都需要亲密关系来维护我们的自恋；这种自恋让我们感到自己"很特别"，尽管实际上我们可能相当平凡。

在一篇最初发表于 1922 年的论文中，弗洛伊德写道：

嫉妒，就像哀伤一样，可以被称为一种正常的情感状态。如果有人看上去全无嫉妒之心，那我们就可以推测，这是由严重的压抑所致，而嫉妒之情始终在他的无意识心理中发挥着举足轻重的作用。在分析工作中，有些案例的嫉妒之心异常强烈，这种嫉妒往往由三个层面组成。这三个层面或等级的嫉妒分别是：①竞争性或正常的嫉妒；②投射的嫉妒；③妄想的嫉妒。[3]

弗洛伊德认为，"正常"的嫉妒包括想到失去爱的客体时的哀伤之情，以及自尊受伤的痛苦，也就是他所说的"自恋受损"（narcissistic wound）。自我批评（"我算什么东西"或者"我做了什么，才会失去他"），以及对于对手的敌意又会让这种情绪变得更为复杂。在弗洛伊德看来，即便"正常"的嫉妒也不完全是理性的，"因为它有着深刻的无意识根源，是早年情感萌芽的延续，它源于最早性欲期的俄狄浦斯情结或手足情结"。[4]

在弗洛伊德看来，失去爱的客体主要意味着失去性欲的满足。后来的理论学家，如约翰·鲍尔比（John Bowlby），则拓展了这个概念，将其视为"依恋对象"的丧失，我之后会再谈到这个概念。

弗洛伊德的第二级嫉妒建立在投射这一著名的心理防御机制的基础之上。弗洛伊德写道："忠诚，尤其是婚姻中的忠诚，只有在不断的诱惑面前才能得以维系，而这就是我们日常的体验。"[5]那些不愿直面这一内心真相的人，会压抑自己不忠的冲动，并倾向于将这种冲动推给伴侣："并非我想出轨，而是我的伴侣不忠。"人们使用这种防御机制，能缓解自己的压力，还让自己更为安心，因为他们感觉到伴侣和自己一样，也有着难以承认的、不忠的冲动。弗洛伊德指出，社会习俗在一定程度上允许人们和伴侣以外的人打情骂俏，稍微释放一下性欲，随后恢复对伴侣的忠诚，并从中获得满足。他继续说道："然而，对于这种社会所容忍的行为，嫉妒心强的人却不能接受。在他们眼中，一旦心猿意马，就没有回头路了，也不相信调情可以预防真正的出轨。"[6]换句话说，善妒的人天性固执，处事绝对；对于那种他既不承认自己有，也不容许伴侣有的冲动，他决不允许有丝毫的表露。

1868 年，弗洛伊德 12 岁的时候，32 开大小、单价 6 便士的英文小说丛书里的第一本面世了，那便是安东尼·特罗洛普的《不出所料》（*He Knew He Was Right*）。这本小说很好地描写了弗洛伊德于 1922 年的论文中谈到的那种性格。我们知道，弗洛伊德读过狄更斯、菲尔丁（Fielding）、萨克雷（Thackeray）、迪斯雷利（Disraeli）、乔治·艾略特 (George Eliot)、阿诺德·贝内特（Arnold Bennett）、高尔斯华绥（Galsworthy）、吉卜林（Kipling）、

维多利亚·萨克维尔-韦斯特（Victoria Sackville-West）的小
说，甚至连詹姆斯·希尔顿（James Hilton）和多萝西·赛耶斯
（Dorothy Sayers）的作品也有涉猎。但他读没读过特罗洛普的小
说，我不得而知。要是看到特罗洛普笔下的路易斯·特里维廉
（Louis Trevelyan），弗洛伊德定会会心一笑，并且对特罗洛普的
描写之精准赞叹不已。

　　并非每个喜爱特罗洛普的人都熟悉这部小说，这部小说虽然
实属佳作，名气却不够响亮。书中有些次要的人物和情节的确难
以完全抓住读者的兴趣，但对于路易斯·特里维廉的描写却极为
巧妙、栩栩如生。此人嫉妒心重，处处捕风捉影，怀疑妻子对自
己不忠。詹姆斯·波普·亨尼西⊖（James Pope Hennessy）在一
本关于特罗洛普的书中写道："就像巴尔扎克的小说一样，各种
形式的嫉妒在特罗洛普的作品中也占据了非常重要的地位。谈起
嫉妒，特罗洛普似乎无所不知，他在这个话题上的想象力似乎无
穷无尽。"[7]特罗洛普非常清楚，强烈的嫉妒与精神疾病之间往往
存在着紧密的联系。疯狂这块灰色的领域，往往能为他那时而庸
常的文笔增光添彩。在《巴塞特的最后纪事》(The Last Chronicle
of Barset)中，克劳利先生（Mr. Crawley）又是一个僵化死板、
饱受嫉妒之苦的男人，而他也是特罗洛普塑造最成功的小说角色
之一。

　　特罗洛普对嫉妒之情的刻画，对于我们理解这种令人困扰
的情绪，还真是颇有教益。他的描写，与50年后弗洛伊德的论
述所见略同。在小说《不出所料》里，路易斯·特里维廉刚结婚
不久，就深深不满于奥斯本上校（Colonel Osborne）对妻子的关

　　⊖　英国传记作家。——译者注

心。奥斯本上校五十多岁了，是妻子父亲的密友，可以说是看着妻子长大的，于情于理都不该遭受怀疑。虽然如此，奥斯本上校确实是个喜欢拈花惹草的人：他仍旧单身，却喜欢与年轻貌美的有夫之妇为伴。通过细致的描写，特罗洛普将艾米丽·特里维廉（Emily Trevelyan）与奥斯本上校之间微妙的关系写得明明白白：尽管她对丈夫依然忠贞，但她与奥斯本上校之间确实暗怀情愫——在弗洛伊德看来，这种情愫是社会所许可的、点到即止的调情，是调控人人皆有的婚外情欲的安全阀，绝不会威胁到我们终身相许的人——因此，特里维廉觉得这两人之间有些猫腻，也是没错的。

但特里维廉为人刻板固执、小肚鸡肠，感觉受了威胁。他不许妻子与奥斯本上校再有往来。如此一来，妻子感到很受冒犯，他们的关系也急转直下，特里维廉的心理负担也越来越重。朋友们觉得他待妻子的态度实在过分，也都渐渐离他而去。他觉得旁人都对他不屑一顾、嗤之以鼻，而他越是这样想，事情就越是如此发展，就像无须验证、自然应验的预言一般。在特里维廉这样的人身上，往往会发生这样的事情。特里维廉的精神状况一步步恶化，最后几乎陷入了疯狂。他的身体健康每况愈下，最终死去。在走向死亡的过程中，特里维廉心里清楚，他并非真心相信妻子对自己不忠，而是无法忍受妻子不愿服从自己，不肯屈服于他不可理喻的要求。特罗洛普写道："真正让他嫉妒的，是权威，而他害怕的则是受人轻视与无地自容的羞愧，他惧怕整个世界，也完全不懂女人的心。"[8] 这样可悲的暴君其实懦弱不堪，既不愿做出让步，也不肯承认错误；对于这样的小人物，特罗洛普的刻画可以说是无人能及。

软弱、刻板、嫉妒之间的关系，特罗洛普拿捏得极为精准。特里维廉不知道自己错在哪里，也不能正视自己的敌意，以及可能存在的不忠的冲动。就像许多软弱之人一样，他极为敏感，对任何事情都可能做出负面的解读，总认为自己受到了攻击，或者自己绝对的权威受到了威胁。当他遇到那样的攻击或威胁时，他眼中就只能看到糟糕的东西，全然无视那些更为重要的事物——身边的爱与尊重。这样的人生活在一个非黑即白的世界里，在他们眼中，别人要么与他势不两立，要么完全站在他这一边。

弗洛伊德所说的第三级嫉妒是"妄想"。对于这种嫉妒，他是如此阐述的：

> 这种嫉妒也源于对于不忠冲动的压抑；但在这种嫉妒中，其冲动的客体与当事人是同性的。妄想的嫉妒是同性恋自然发展的结果，是一种典型的偏执。一个男人为了防御内心强烈的同性恋冲动，可能会这样描述这种嫉妒："我不爱他，而是她爱他！"在妄想嫉妒的案例里，我们可能会发现全部三种层次的嫉妒，而不仅有第三层。[9]

无论你是否接受弗洛伊德的心理病理学说，许多精神病患者的确会有对于不忠的妄想。当男人指责妻子不忠的时候，他们往往有着不同程度的性无能的问题：糖尿病以及许多脊髓病变都可能导致性无能；轻中度的性无能往往伴随着脑损伤，这种症状常见于长期酗酒者以及头部遭受重击的拳击手。在偏执狂这种精神病的案例里，即使没有脑损伤或身体病变，患者也会出现不忠的妄想。个别严重抑郁的患者也会表现出偏执的妄想。毫无疑问，正如弗洛伊德的推测，在这些案例里，潜在的同性恋倾向的确起到了推动作用。伊诺克（Enoch）与特里索恩（Trethowan）谈到过两个女性案例，她们责备丈夫对色情杂志的兴趣远远超过了对婚姻关系的重视。结果，这两名女士都有同性恋倾向，是她们自己对那些画里的美女有性欲。[10]

弗洛伊德认为，偏执妄想源于对同性恋的否认与投射，有意思的是，这一假设比他许多其他的理论得到了更多研究的验证。费希尔（Fisher）与格林伯格（Greenberg）在他们的著作《弗洛伊德理论与治疗的科学依据》（*The Scientific Credibility of Freud's Theory and Therapy*）中写道："大多数实验研究确实发现，对于任何能够唤起同性恋意象的事物，偏执狂患者都会产生一种独特的反应模式。"[11]

幻想伴侣的不忠而导致的谋杀案件时有发生。经过检查，英国 1/3 的杀人犯都患有精神病。此外，在最终被定性为谋杀的案件里，1/3 的嫌犯最终自杀。如果将这些自杀者也假定为精神异常，那么在英格兰与威尔士的所有杀人犯里，精神异常的人占了 70%。

无论杀人犯精神正常与否，嫉妒都是常见的谋杀动机。诺伍德·伊斯特（Norwood East）调查了 200 个精神正常的杀人犯，发现主要动机为嫉妒者有 46 人。[12]亚伯拉罕森（Abrahamsen）在谈到嫉妒导致的谋杀时说："这种行为背后的心理机制是，当事人的自尊与名誉受到了损害。这个人不但认为伴侣归他所有，还认为他有权占有伴侣，因而产生了嫉妒。杀害伴侣能恢复他的自尊。"[13]

莫厄特（Mowat）仔细研究了由不忠妄想直接导致的谋杀案。在布罗德莫精神病院，入院 20 年以上的男性精神病杀人犯中，有 12% 的人是出于病态的嫉妒而杀人的；只有 3.3% 的女性精神病谋杀犯表现出了不忠妄想的症状。这种差异不代表女性的嫉妒心不如男性，而是女性的侵犯性较弱，较少发展到制造谋杀的程度。事实上，病态的嫉妒作为一种谋杀动机，其普遍性受到了严重的低估。很明显，对于那些犯案后立即自杀的杀人犯，我们无法调查他们的动机，但可以肯定的是，嫉妒在这种案例里往往起到了重要的推动作用。在以嫉妒为主要动机的杀人犯中，试图自杀的人占 10%。[14]

正如我之前所说，谋杀主要是一种家庭犯罪——男人杀害他的妻子或情妇，或者女人杀害她的儿女。在 80% 的谋杀案中，凶手与受害者要么有亲戚关系，要么是旧相识。诺弗尔·莫里斯⊖（Noval Morris）写道："大街上比家里安全，陌生人比亲戚朋友安全。"[15] 在嫉妒导致的谋杀里，情敌很少沦为受害者。被怀疑不忠的人反而对杀人犯的自尊伤害更大。

我们该如何区分妄想嫉妒与正常嫉妒？主要看除了不忠的怀疑以外，是否还有其他证据证明此人精神失常。妄想症状很少单独存在。对伴侣存有不忠妄想的人，通常在其他方面的判断力也不正常，比如怀疑伴侣下毒谋害自己，导致自己性功能障碍，就是常见的想法。这些疑心病重的人，往往会觉得伴侣对自己日渐冷淡。他会抓住某些莫须有的小事不放，以证明自己的怀疑。家具的位置有所变化，说明别的男人进了家门；壁炉里的烟蒂、内衣上的污渍、伴侣换了一身衣服，都是她出轨的罪证；信箱里的广告便是私通款曲的暗号；忘记关掉的灯也是传情的信号。

这种妄想通常是由当事人自身的变化所导致的，却被他错怪

⊖ 美国犯罪学家、法学家。——译者注

到了配偶的头上。正如前文所述，若嫉妒心过重，到了病态的程度，那么这样的男人往往有性无能或性异常的问题。在做精神诊断的时候，不忠妄想是否真有事实依据，其实并不重要。伴有不忠妄想的精神疾病往往需要一段时间才能发展形成；在婚姻关系恶化的过程中，妻子偶尔在别处寻找安慰，这算不上奇怪。正如威廉·巴勒斯[⊖]（William Burroughs）所说："所谓偏执，就是指一个人对现实状况一无所知。"[16] 我想说明的是，即使婚姻关系中真的存在某些值得怀疑的事情，理智与疯狂之间的差别通常也是相当明显的，因为我们还有其他需要考虑的因素。

围绕嫉妒引起的谋杀讨论了这么多，我们再回到《奥赛罗》的话题上。莎士比亚的《奥赛罗》，改编自钦提奥（Cinthio）的作品。在原来的故事中，伊阿古进献谗言，主要是出于嫉妒，而非妒忌。伊阿古并非只是妒忌凯西奥升官，更是爱慕苔丝狄蒙娜。这两者之中，到底哪一样才是伊阿古做出恶行的主要动机呢？显然，威尔第（Verdi）的歌剧作者博伊托（Boito）认为伊阿古的妒忌并不足以使他作恶。在他精炼的剧本中，他觉得需要添加些东西来突出伊阿古的邪恶：在著名桥段"信条"（Credo）里，伊阿古承认自己信仰的是一个恶神，而这是他以自己为原型想象出来的。伊阿古声称，无论他有何邪念，做出何等恶行，都是命中注定的，而命运本身就是不公平的。生命是以死亡告终的徒劳一场；天堂只是一个幻境，死亡则是虚无。

我能理解博伊托为何要增添伊阿古的"信条"这一部分，但我必须承认，我觉得这个理由并不令人信服。人类作恶的理由很多，妒忌与嫉妒便是其中之二。他们作恶并非因为神或命运为他

⊖　美国作家。——译者注

们赋予了邪恶的本质。1818 年 2 月，拜伦（Byron）在威尼斯观赏了罗西尼（Rossini）的歌剧《奥赛罗》，剧中的伊阿古既妒忌奥赛罗的军功，也曾一度想要与苔丝狄蒙娜结婚。在观剧之前，拜伦在给约翰·默里（John Murray）的信中说，这部歌剧据说是罗西尼最得意的作品之一。演出结束之后，他给塞缪尔·罗杰斯（Samuel Rogers）写信提到音乐"很棒，只是很伤感"，并且抱怨道："可台词就糟糕透顶了！伊阿古最真实的桥段全都被删去了，取而代之的是一堆胡言乱语。"[17] 罗西尼的剧本作者是萨尔萨侯爵弗朗切斯科·贝里奥（Francesco Berio）。与博伊托的版本相比，他改编的情节与钦提奥原著的大相径庭，与莎士比亚的更是相去甚远。贝里奥曾读过拜伦的《恰尔德·哈洛尔德游记》（*Childe Harold*），并大加赞赏，还为他写了一首颂诗，不知拜伦是否知晓。

司汤达（Stendhal）在那不勒斯看了这部歌剧后写道："没有比这更无聊的东西了。想必剧本作者是耍了不少小聪明，才能把最激情澎湃的戏剧写得如此乏味。"[18] 不过，如果我们暂且忘记莎士比亚，还是能够欣赏罗西尼的《奥赛罗》的，因为其中不乏优美的音乐。

回到莎士比亚的话题上，我必须言明在先，把虚构的人物当作真人来探讨他们的动机，是一件不太可靠的事情。伊阿古或奥赛罗的真实感受，我们无从知晓，因为他们并不是真人。厄内斯特·琼斯撰文探讨哈姆雷特与俄狄浦斯时，就假定哈姆雷特是个真人；在文章的后半部分，他又对莎士比亚可能存在的心理病理状况做了较为详细的解读。琼斯写道："值得注意的是，在莎士比亚的作品中，为嫉妒所害的著名人物，包括奥赛罗、里昂提斯

（Leontes）、普修默斯（Posthumus），都太轻信他人，以至于观众有时都颇为恼火；除此之外，他们的妻子还都特别天真无邪。"[19]

奥赛罗是否真的轻信他人？根据莎士比亚的描写，奥赛罗肯定不是那种明显精神失常的凶手。除了他误以为苔丝狄蒙娜对他不忠，似乎没有其他能说明他精神失常的证据。他之所以会相信伊阿古的谗言，不是有着许多原因吗？在第一幕中（贝里奥和博伊托都把这段删去了），苔丝狄蒙娜的父亲勃拉班修（Brabantio）就警告过奥赛罗。起初，他认为苔丝狄蒙娜嫁给奥赛罗肯定是受了巫术的蒙蔽：

> 啊，你这恶贼，你把我女儿藏到什么地方去了？
> 你这该死的东西，竟敢用妖法蛊惑她，
> 只需凭情理判断，
> 这样一个温柔可人、天真烂漫的少女，
> 我国多少富家子弟、青年才俊她都看不上眼，
> 她若不是着了魔，
> 怎会不顾天下人的耻笑，
> 背弃父亲向你这丑陋的黑鬼投怀送抱？[20]

到了公爵面前，勃拉班修终于相信奥赛罗没有使用巫术，尽管极不情愿，却也不得不承认这桩私订终身的婚事。尽管公爵宽慰他说："令婿人虽长得黑，但心地却敞亮得很。"但临走之际，勃拉班修恶狠狠地对奥赛罗说道："留心看着她吧，摩尔人，擦亮你的眼睛吧，她已经愚弄了她的父亲，迟早有一天也会愚弄你。"[21]

在第三幕时，伊阿古又提起了这件事，他对奥赛罗说："为

了与你结婚，她的确骗了她的父亲。"[22] 就在这句话之前，伊阿古还说过：

> 我国娘儿们的脾气，我是清清楚楚；
> 在威尼斯她们干的亏心事，可从来都是在光天化日之下，
> 只要不让丈夫知道，她们就能为所欲为，
> 只要丈夫蒙在鼓里，她们就能问心无愧。[23]

奥赛罗身为将军，地位颇为显赫，他能有如此身份，想必也在威尼斯住了相当长的时间，即便如此，他对威尼斯女人的了解，也不如他对本国女人的了解，伊阿古则利用了外邦人的这个弱点。数个世纪以来，威尼斯的青楼都是相当出名的。据说在 16 世纪末期，威尼斯有 2889 名贵妇、2508 名修女，1903 名平民妇女，以及多达 11654 名妓女！[24] 在菲茨威廉博物馆，你能看到瓜尔迪（Guardi）所画的《威尼斯女子》（*A Woman of Venice*）——肖像上的女人珠光宝气、发饰精美、涂脂抹粉、衣着华贵，散发着爱慕虚荣、贪图享受的气质。据说，曾有一个威尼斯的丈夫指着桥梁墙壁上的石雕人像对朋友说道："那是威尼斯唯一的良家妇女。"时至今日，这座桥依然叫作"贞女桥"。[25]

其实，身在异国他乡的确容易滋长一个人原有的怀疑倾向。我曾有过一个患者，他是政府能源部门的公务员，级别很高，时常要去国外出差。出差期间，他有过两次精神崩溃，妄想性的怀疑就是他当时的主要症状。只要他在国内，精神状态就比较稳定，可一旦他去了语言不通的国家，他就会开始感到不安，因为他觉得当地人在用他听不懂的语言侮辱他。

奥赛罗的情况与此不同，既然他能指挥威尼斯的军队，想必

他的意大利语应该相当不错。但是，外邦人的身份使他更容易受骗，这种推测也有其合理的成分。

伊阿古继续摇唇鼓舌，说苔丝狄蒙娜不可信任，因为她选了个黑皮肤的丈夫：

> 我并非有意挑拨离间，
>
> 当初她有多少同族、同肤色、同地位的追求者，
>
> 若是成了，那在我们看来便是天作之合；
>
> 唉！由此可见，她可真算是任性妄为、顽劣乖张。[26]

听了这番侮辱，奥赛罗默不作声。就像许多因为肤色而遭受歧视的人一样，他在一定程度上默认了黑皮肤就是低劣甚至邪恶的观念。安东尼·伯吉斯（Anthony Burgess）在他谈论莎士比亚的消遣读物里写道："奥赛罗的社会地位在不经意间说明，尽管当时反犹太情绪严重，但没有肤色歧视。"[27] 在我看来，这纯属胡说八道。不要忘了，黑人本来是诺亚（Noah）的儿子含姆（Ham）的后裔。由于含姆看见了父亲诺亚醉酒后赤身裸体的模样，于是他的子孙就受到了诅咒，必须侍奉含姆的兄弟闪姆（Shem）与雅弗（Japheth），并从此变得皮肤黝黑，以示神明的不悦。

无论过去还是现在，这种偏见都非常排斥黑人与白人的结合，而且可能还掺杂着一些其他的情绪。在第二次世界大战期间，我碰巧患病，住进了满是士兵的病房。我跟他们聊起天来，聊到黑人男性与白人女性的话题上时，他们说："一旦女人有了黑人汉子，就再也不会满足于白人男人了。你懂的。"这种妒忌与嫉妒参半的迷信，在莎士比亚的时代是否流行，我就不得而知了。如果当时确有这种说法，那么对于奥赛罗与苔丝狄蒙娜的婚

事，伊阿古与勃拉班修所表现出来的厌恶之情就必然会更加强烈。伊阿古将苔丝狄蒙娜的婚事告知她父亲时的原话是："与一个淫邪的摩尔人苟合。"[28] 我在前文也提过勃拉班修所说的"向黑鬼投怀送抱"。伊阿古也向罗德利哥（Roderigo）暗示苔丝狄蒙娜一定会因为奥赛罗的外貌而心生厌倦：

> 她肯定也早已看够了他，她能从魔鬼的样貌中得到什么满足？情欲的兴奋过后，必然会心生厌倦，要想重燃激情，就必须换换胃口，或是漂亮脸蛋，或是年岁相近，或是举止风雅；这些都是那摩尔人欠缺的。事到如今，只要她在这些方面得不到满足，必然会觉得错付了这青春年华，必然对那摩尔人由嫌生怨，由怨生恨。她天性如此，必定会怀有二心。[29]

即使奥赛罗体魄强健，也难免怀疑，如果自己是白人，妻子也许就不会对他不忠了。虽然他"有功于国"，并与基督徒一起对抗土耳其人，但在这里，他依然因黑皮肤而受尽歧视，并且被人怀疑是异教徒。

奥赛罗之所以愿意相信伊阿古，还有另一个原因，就是他相信伊阿古是诚实的。布拉德利（Bradley）说过："一提起伊阿古，人人都说他'诚实'。在整部剧中，别人说他诚实共计15次之多，更别提他在自嘲的时候，也不下6次提到这个词。"[30] 奥赛罗更相信谁呢？新婚宴尔的威尼斯新娘，还是人人称赞"诚实"的可靠战友呢？众所周知，在恋爱之中，人人都会被冲昏头脑，满脑子真假难辨的幻想；但战斗却是男人真正的试金石。

因此，我的结论是，奥赛罗并不像厄内斯特·琼斯所说的"太轻信他人"。他之所以信任伊阿古多过苔丝狄蒙娜，并怀疑自己在苔丝狄蒙娜心中的地位，是有充足理由的。在奥赛罗的心态中，根本没有任何妄想的嫉妒。尽管伊阿古曾说："奥赛罗定会发疯。"[31] 但奥赛罗并没有任何精神失常的迹象。他暂时失去知觉，也是因为压力，而不是因为疯狂。他身上也没有精神病患者身上常见的其他妄想嫉妒的迹象或症状。尽管奥赛罗犯下了谋杀的罪行，尽管很多杀人犯都有精神疾病，但他的罪行是情杀，而犯下这种罪行的人一般都是正常人。我们不要忘了，在莎士比亚生活的时代，男人把荣誉看得无比之重；直到不久之前，在意大利与地中海的其他国家也是一样。男人为了荣誉动辄挑起家族世仇、流血冲突。

至于为什么性嫉妒会释放出那么强烈的愤怒与憎恨，思索其中的缘由是我的工作。大多数人把这种现象视为理所应当，认为每个人的感受都差不多如此，但事实并非如此。根据我的经验，对于不同的人来说，嫉妒之情的强度是天差地别的。我不认为嫉妒仅仅是害怕失去一个发泄性欲或提供性满足的对象。这种嫉妒的确存在，但很少见。在这种案例里，当事者往往是有过情人的女性，而她的现任伴侣总是事无巨细地追问她之前的性经历，盘问起来就是好几个小时，无论当事者承认自己与以前的情人做过什么，都无法令这个吃醋的现任满意。因为在他扭曲的心中，总有些更亲密、更刺激的事情是伴侣与前任做过，而与他没有做过的。这种强迫性的质问，着实是在性方面严重缺乏安全感的表现。这种人在成年后，依然带有某些青春早期常见的不安，那时的害羞男孩往往会觉得成年人或"真正的男人"掌握着某些性方面的秘密，而他对此却摸不着门路。这种回溯性的嫉妒极少与当下的不忠妄想同时出现。

在更为正常的嫉妒里，这种只强调性关系，却排斥其他一切事情的现象是不存在的。性亲密虽然是亲密依恋的一个重要部分，但并不是全部。尽管性的迷恋非常迫切，但往往只是暂时的，而亲密的依恋会长久地留存下来。当疾病、贫穷或战争等威胁到亲密关系时，性欲往往会消失，而依恋与相互支持的需求会变得更加强烈。

近年来，约翰·鲍尔比强调了人类对于依恋的需求，他有关母婴联结的研究可谓成果颇丰。在《依恋与丧失》（*Attachment and Loss*）的第三卷里，他写道：

与他人的亲密依恋，是一个人生命的重中之重，不仅在婴儿期、学步期、学龄期如此，在青春期、成年期乃至老年期亦如此。正是这些亲密依恋，赋予一个人力量与幸福；通过付出与贡献，他又将自己的力量与快乐回馈他人。正是在依恋这个问题上，现代的科学与传统的智慧合二为一。[32]

弗洛伊德的本能理论主要关注的问题是，个体如何追求性满足的快乐，并寻求能够带来性满足的人际关系。鲍尔比认为，亲密依恋的需求远远超越了性欲的范畴。正如社会学家彼得·马里斯（Peter Marris）所说：

对我们来说，最重要的关系，是我们与所爱之人的关系——夫妻、亲子、至交，有时也包括与某些地方的关系——家，或者某些个人的空间。我们对这些地方投入了同样性质的爱。在我们心中，这些关系是独特而不可替代的，似乎是我们最重要的生命意义的具体体现。[33]

在我看来，这种对于亲密依恋的看法有助于理解为何嫉妒是如此强烈的情绪。一个人的性欲如果在伴侣那里得不到充分的满足，大可以另找别人。多数人在一生中都有过不止一个性伴侣；失去一个性伴侣，再找另一个，对他们来说也不一定是一种极大的创伤。但是，失去生命的意义就完全不同了。这也是为什么丧亲的人往往会觉得生活毫无意义。正如马里斯所说："失去一个自己爱的人，远非失去一件宝贵而无法替代的东西可比，简直就像万有引力定律突然失灵了一般。"[34] 当所爱之人形成新的依恋关系时，个体就会面临失去挚爱的危险，此时嫉妒就会产生。短暂的性迷恋不一定会威胁长期的依恋；在我看来，在没有其他原因的情况下，单把通奸作为离婚的理由，这是不太可能的。对一个人来说，真正的威胁不在于性的方面自尊受损，而在于失去人生的核心意义。

这似乎正是奥赛罗所面临的处境。否则，他为什么会认为苔丝狄蒙娜的不忠会威胁他的戎马生涯？失去一个妻子，不至于让事业毁于一旦吧。然而，在第三幕的著名独白里，奥赛罗不仅向他宁静的心灵、安稳的生活告别，还向自己的军旅生涯告别："永别了，战场上荣耀的威仪！……永别了，奥赛罗的戎马生涯已经结束！"[35] 很明显，这其中的意思是说，他已经无法信任苔丝狄蒙娜了，他生命的意义因此面临着严峻的危胁。

你可能会说，尽管对大多数人来说，亲密的依恋可能的确构成了生命的意义，但并非人人如此。修士和修女呢，他们又是怎么回事？像艾萨克·牛顿或者大多数西方世界的伟大哲学家，不都是离群索居，不愿或不能与他人建立亲密的关系吗？这又该做何解释？

我相信，彼得·马里斯的看法是对的，亲密关系的确是大多数人的生命意义。但是，人类的奇妙之处就在于其多样性。对于有些人来说，意义似乎存在于远比人际关系更为抽象的事物中。例如，牛顿对于威胁到自己研究发现的人怀有很强的嫉妒心。他不愿发表自己的研究，是因为担心有人会窃取他的成果；在他发明创造的一生之中，他与其他科学家（如莱布尼茨与胡克）在谁先谁后的问题上争执不休。很明显，对于这个孤僻而多疑的人来说，他生命的意义在于科学研究，在于炼金术、宗教以及历史研究，而不在于人际关系。

由于某些明确的心理原因，牛顿的确有些病理上的问题，导致他无法建立亲密的关系。中年时，他又患上了抑郁症，导致精神崩溃，出现了偏执妄想的症状，并与朋友断绝了往来，指责他们意图陷害自己。他的例子说明，如果爱不是自尊的主要来源，那么嫉妒就不一定会建立在爱的基础上。从牛顿所代表的极端到所谓的正常人之间的范围内，有着各种各样的人——从不在乎关系的人到视关系如命的人，一应俱全。我认为，正是由于这种差异，人们感受性嫉妒的能力才会如此不同。

注 释

1. Ambrose Bierce, *The Enlarged Devil's Dictionary,* ed. E. J. Hopkins (Harmondsworth: Penguin, 1971), p. 195.
2. *The Standard Edition of the Complete Psychological Works of Sigmund Freud,* 24 vols., ed. and trans. James Strachey (London: Hogarth Press, 1953–64), 13:89.
3. Freud, *Standard Edition,* 23:223.
4. Ibid.
5. Ibid., 23:224.
6. Ibid.
7. James Pope Hennessy, *Anthony Trollope* (London: Cape, 1971), p. 292.
8. Anthony Trollope, *He Knew He Was Right* (Oxford: Oxford University Press, 1948), pp. 257–58.
9. Freud, *Standard Edition,* 23:225.
10. David Enoch and William H. Trethowan, "The Othello Syndrome," in *Uncommon Psychiatric Syndromes* (Bristol: Bristol Classical Press, 1979).

11. Seymour Fisher and Roger P. Greenberg, *The Scientific Credibility of Freud's Theories and Therapy* (New York: Basic Books, 1977), p. 268.
12. Norwood East, *Society and the Criminal* (London: His Majesty's Stationery Office, 1949).
13. D. Abrahamsen, *Crime and the Human Mind* (Montclair, N.J.: Patterson Smith, 1944), pp. 161–63.
14. Ronald R. Mowat, *Morbid Jealousy and Murder: A Psychiatric Study of Morbidly Jealous Murderers at Broadmoor* (London: Tavistock, 1966).
15. Norval Morris and Gordon Hawkins, *The Honest Politician's Guide to Crime Control* (Chicago: University of Chicago Press, 1970), p. 57.
16. Quoted in Jonathon Green, ed., *The Cynic's Lexicon* (London: Routledge and Kegan Paul, 1984), p. 36.
17. Quoted in Herbert Weinstock, *Rossini* (Oxford: Oxford University Press, 1968), p. 66.
18. Quoted in ibid., p. 67.
19. Ernest Jones, *Hamlet and Oedipus* (London: Gollancz, 1949), pp. 116–17.
20. Act I, scene 2, lines 62–71.
21. Act I, scene 3, lines 292–93.
22. Act III, scene 3, line 210.
23. Ibid., lines 205–8.
24. James Morris, *Venice* (London: Faber and Faber, 1964), p. 69.
25. Ibid., p. 70.
26. Act III, scene 3, lines 233–37.
27. Anthony Burgess, *Shakespeare* (New York: Knopf, 1970), p. 146.
28. Act I, scene 1, line 126.
29. Act II, scene 1, lines 224–34.
30. A. C. Bradley, *Shakespearean Tragedy* (London: Macmillan, 1924), p. 214.
31. Act IV, scene 1, line 100.
32. John Bowlby, *Loss, Sadness and Depression,* vol. 3 of *Attachment and Loss* (London: Hogarth Press/Institute of Psycho-Analysis, 1980), p. 442.
33. Peter Marris, "Attachment and Society," in *The Place of Attachment in Human Behavior,* ed. C. Murray Parkes and J. Stevenson-Hinde (London: Tavistock, 1982), p. 185.
34. Ibid., p. 195.
35. Act III, scene 3, lines 360, 363.

Churchill's
Black Dog

第 6 章

成人发展的各个方面

当我还是个刚刚开始专攻精神病学的年轻医生时，成人发展的问题很少进入我的脑海。我们这些偏好精神分析学说的医生尤其关注童年早期的发展，以及这段时期对于人的日后精神健康与性格结构的影响。我们接受了弗洛伊德的假设，即人生前五年的经历以及其间情绪的影响对于成年后人格的塑造是至关重要的——耶稣会的教士也持有这种观点。在我同时代的人中，有些人深受梅兰妮·克莱因的影响，进一步发展了这种假设。他们认为人能够精确地追溯婴儿出生以来的经历，并且宣称婴儿在子宫外度过的前几个月，能决定孩子的命运是好还是坏。

精神分析强调童年早期的重要性，并且假定回忆与重构那段时期的事件对于重塑心理健康是至关重要的，但由此导致的结果是，精神分析师毫不关心之后的生命阶段。尽管早期的精神分析师对自己挖掘患者幼年经历的能力十分自负，但对于改善年纪大的人的问题，这些专家却一点儿都不自信了，并且很少接受年长患者。弗洛伊德本人就在一篇早期论文中写过：

患者的年龄非常重要，年龄的大小决定了他们是否适合接受精神分析治疗。一方面，接近或超过50岁的人缺乏治疗所依赖的心理过程灵活度——老年人是教不动的；另一方面，治疗他们时所要处理的材料过于庞杂，会无限期地延长治疗的时长。[1]

这段话说明了一点：如果连精神分析这样强大的工具都不能影响那些接近中年的人，那他们的问题的确相当严重，急需改变。

这种印象在20世纪四五十年代变得根深蒂固。临床与教育心理学强化了这种观念，因为这些学科告诉我们，一个人在16岁时智力测验得分最高。这个巅峰期一过，我们只能每天损失数千个脑细胞，随之而来的便是智力的逐步退化。得知这一结论时我27岁，正在莫兹利医院学习，当我意识到自己最好的年华已经过去了11个年头时，实在是忧从中来。

动物学家的观点也不能让人宽慰。研究动物行为的学者只关注动物从出生到性成熟的发展，对于繁殖期过后的阶段（如果该阶段存在的话）则不屑一顾。一旦动物繁殖了一次或几次，为后代提供足够的给养与保护，确保它们也能传宗接代之后，自己似乎就没有活下去的价值了。

我在剑桥读书期间，我的导师C. P. 斯诺向我推荐了《一个数学家的自白》。这本书是他朋友G. H. 哈代的经典之作，记录了身为数学家的快乐与回报；书中坦言道，与其他艺术与科学比起来，数学是更适合年轻人的游戏。[2]

为了进一步证明这种观点，哈代指出，牛顿最伟大的发现是24岁时做出的，尽管他此后仍有发现，但他40岁之后所做的工作不过是修饰早年的成果，而且他在50岁的时候完全放弃了数学（见第3章）。哈代写道："伽罗瓦（Galois）死于21岁，阿贝尔（Abel）死于27岁，拉马努金（Ramanujan）死于33岁，黎曼（Riemann）死于40岁……据我所知，没有哪一项重大的数学进展是由年过50的人所推动的。"[3]

哈代的这本著作出版于1940年。如果再晚上16年，他肯定也会把爱因斯坦列入其中。爱因斯坦最有影响力的成果也是年轻时做出的。他生于 1879 年，于 1905 年提出狭义相对论，又于 1916 年发表广义相对论，时年 37 岁。他穷尽后半生的时光，试图提出一种统一场论，将自然界的所有力都囊括在内，可惜走错了方向。C. P. 斯诺写道："尽管爱因斯坦在物理学上的直觉无人能及，但他却不幸误入歧途，致使自己生命中的后 40 年都困在了死胡同里。"[4]

精神分析师、动物学家、心理学家和数学家这些性情各异、志趣不同的人，都一致同意，就算未必年过四十，但人的思想一旦僵化就很难再有改变。由此，一股忽视"成人发展"的思潮便形成了。尽管成年人的衰退对于少数研究痴呆的专家来说，是个值得思考的问题，但并不是一个特别有吸引力的话题。

这幅灰暗的景象近来有所改观。一些大胆的学者提出，40 岁后的人生未必会逐渐走向衰退和停滞；一些人认为，人在中年期前后会发生一些有趣的转变；还有些人提出，即便是老年期的心理发展也是值得研究的。

研究者几度尝试将个体自然发展的生命周期细分为一系列阶段。埃里克·埃里克森的第一本著作《童年与社会》[5]（*Childhood and Society*）出版于 1950 年，很快就成了畅销书。这本书提出了"人类发展的八阶段"，后三个阶段讲的就是成年期。所有这些阶段都有着显著的矛盾，这些矛盾代表了不同的社会心理任务或问题，埃里克森认为每一种任务或问题，都是特定年龄阶段的典型特征。比如说，第一个阶段就是"基本信任对不信任"，这个概念有助于理解精神病学家所说的精神分裂样的人，而这些人也非常符合梅兰妮·克莱因的婴儿发展的"偏执–分裂样状态"

（paranoid-schizoid position）概念。埃里克森提出了三个成年发展阶段。他认为，在成年早期，主要任务是解决"亲密对孤独"的问题。他把这个发展阶段比作弗洛伊德提出的最后发展阶段"生殖期"，也就是说，这个阶段的人有能力建立成熟的异性关系，进而繁衍下一代。

埃里克森的下一个阶段属于成年中期，其核心问题就是他所说的"繁衍对停滞"。他对"繁衍"的定义主要是生育与指导下一代，但也囊括了生产与创造活动。无论这个阶段能否客观地呈现出来，这个概念依然属于生物学的、进化论的范畴。与其他灵长类动物相比，人类的婴儿期与童年期要长上许多。这种依赖期的延长具有适应性，因为这样能给人提供更多的学习时间。文化传承上的适应，依赖于语言能力的发展。为了有效地传承文化，就需要延缓性成熟的年龄，这样就能使孩子保持对长辈的依赖，得以接受教导。如果孩子保持前五年的生长发育速度不变，那在大约八九岁的时候就能达到性成熟，但由于所谓的"潜伏期"，人类的青春期就延后了几年。显然，如果人类的适应需要延长童年期，以获得学习的时间，那么成年期也需要相应地延长，从而保证师资充足——尤其是那些已经完成生育任务的老师，这样他们才能更多地关注家人以外的孩子。

谈到这里，我们可以回顾一位动物学家对于狒狒的观察，观察结果说明，生育期已过的动物的行为也是值得研究的。约翰·克鲁克[⊖]（John Crook）公开了他与罗宾·邓巴[⊖]（Robin Dunbar）的私人通信，后者观察了狮尾狒的社会组织。邓巴发

⊖ 英国动物行为学家。——译者注
⊖ 英国人类学家、演化心理学家。——译者注

现，与许多其他物种不同的是，年轻雄性狒狒接替了老年雄性狒狒的地位、接管其眷群时，并不会杀死老年狒狒。相反，"老年雄性狒狒依然与从前的眷群保持着若即若离的关系，并且花费许多时间来照料他的幼崽。它不再有性行为，而是把时间与精力放在照料最小的孩子上。"[6]

埃里克森提出的第三个，也是最后一个成年发展阶段，已经超越了生物学的意义，因为我们很难从进化论的视角来界定这一阶段的效用。埃里克森将此阶段称为"自我整合对绝望"。他写道：

> 以某种方式做好了该做的事、照料好了该照料的人、对人生宠辱不惊的人，育人、做事、提出新的理念的人——只有这样的人才能逐渐孕育出这七个发展阶段的果实。除了"自我整合"以外，我实在找不出更好的词来形容这种境界。[7]

埃里克森的"自我整合"的概念涉及如下想法：个体最终接受了自己必死的命运，接纳了自己的生命周期是一个必然的过程，无论怎样选择，这个过程都不会有什么真正的不同。他认为，这种积极的顺应与绝望不同，个体感觉另寻他路以达到自我整合为时已晚时才会绝望。从这个意义上讲，绝望与对死亡的恐惧有着密切的联系。可能有很多人会批评埃里克森的生命阶段论，以及他略显笨拙的、冗长的写作风格，但临床观察证实，那些最怕死的人，往往最为害怕生命的某些方面，他们往往有种挥之不去的感觉，即如果自己曾经再勇敢一些，生命会变得更加充实。

近年来，更多研究者开始对这个话题产生了兴趣——成年期的发展阶段的确是个值得研究的主题。耶鲁大学的丹尼尔·莱文森（Daniel Levinson）及其同事研究了男性的生命周期。[8] 就像埃里克·埃里克森一样，他们也认为个体在不同的生命阶段有着必须完成的"发展任务"。莱文森独特的研究方法是深入探究几十名美国男性的生命周期：10名工厂工人、10名生物学家、10名企业管理者，以及10名小说家。他声称，在这些人身上，他发现了一种变化的模式，其性质与发生时间都是类似的。为了避免一种常见的错误假设，即假设他人的生命周期必定与自己的一致，莱文森选择的这些人背景各不相同，兴趣天差地别。

莱文森认为，在生命周期里，平稳的稳定期与不稳定的过渡期交替出现。第一个过渡期出现在青春期之后、完全进入成年世界之前。在西方文化中，这个阶段通常是18～22岁。人在立业成家之后，通常会在28～33岁的时候进入另一个过渡期。年轻人在这个时候可能会质疑自己当初在职业与婚姻上的选择，并可能在这两方面做出改变。32～41岁是另一个稳定期。这之后就会出现中年过渡期，通常在39～42岁。

和其他作者一样，莱文森也强调了中年过渡期的动荡不安，并将这种现象称为中年危机。人们有时会在这段时间里痛苦地反思自己的前半生，许多人不得不接受，自己已经无望实现年轻时的梦想了。也正是在这段时期，先前被忽视的自我部分开始寻求表达的途径。与荣格一样，莱文森也认为，要达成西方社会中的某些传统的目标，人们就不得不做出一些无奈的选择，排斥或削弱自我的某些方面，进而破坏自我的完整性。这种片面性很容易引发中年期的问题。在临床工作中，面对中年抑郁的患者时，我发现鼓励患者回忆其少年时的幻想与兴趣是颇为有效的方法。这种做法能使被忽视的自我的某些方面得以显现，如果患者能重拾那部分自我，可能会起到补偿性的治疗效果。

莱文森对成年晚期的研究并不完善，这里就不再多谈。他所描述的一系列危机与解决之道，似乎过度局限于狭窄的时间范围以内，既冗杂又雷同。在不同的人身上，青春期与中年期的过渡所发生的时间可能大不相同。不同的人，身心发育成熟的速度是不同的。

不过，在莱文森的发展阶段论中，有一个根本原则可能是成立的，尽管他自己并没有明确地提出来。在我们的西方文化中（并非放之四海而皆准），男人似乎有一种信念，即自己不能安于现状。一旦他们取得了某项成就，无论是社会地位、婚姻、家庭、科研成果、新书、绘画或新的乐曲，他们就会逼迫自己去质疑这项成就的价值，并去追求更多的东西。就算生活中没有什么问题，他们也会无端地制造问题。似乎男人不但是解决问题的动物，也是寻找问题的动物。他们的天性就是不断地改变、发展、迎接新的挑战，至死方休。他们注定要做马不停蹄的旅人。如果旅途充满希望，那正合他们的心意；如果没有希望，他们就会陷入抑郁。他们心里存有一种念头：自己最终会到达一种稳定的状态，生活中的所有问题都会得到解决——这不过是一种幻想而已。唯一的"最终解答"只有死亡。

哈佛大学的精神病学家乔治·瓦利恩特（George Vaillant）的研究同样值得关注。[9] 他选取的被试是哈佛大学的学生。瓦利恩特强调的重点与莱文森大不相同。他不关注生命周期的阶段，而是关注弗洛伊德理论中的"防御模式"，即个体如何与本能驱力达成妥协。谈到病理性防御的时候，他举了下面的例子：始终将自己的缺点归咎于他人的偏执心态、退缩到幻想世界，以及异常行为的"外化"。健康的防御机制则包括压制（suppression）——而不是压抑（repression），以及利他与升华。与弗洛伊德的早期理论不同，瓦利恩特的研究显示，童年创伤不能很好地预测人在成年后的神经症或健康状况。但是，如果孩子没有发展出"基本信任"，或者自主性得不到鼓励，就会成熟得较晚。正如特曼（Terman）对于天才儿童的著名研究所示，[10] 身体与精神的健康往往是携手并进的。

这些传记式研究得出了一项引人注目的发现：人在成年期依然有许多成熟发展的空间，这是大多数精神病学家没有想到的。即便是惯用上述病理性防御、精神状况欠佳的人，以及那些已被贴上"精神病"标签的人，也都有可能好转，放弃其异常的行为模式，并采用更为成熟的防御机制。瓦利恩特发现，许多成年人只有到了 50 岁以后，才真正觉得自己能"从心所欲"，这实在是出人意料，而且可以解释一些以创造性闻名的人身上所发生的转变，我们在下文将会探讨这些例子。看样子，人类儿童接受教育的时间较长似乎也有不利的一面：早期的训练过于根深蒂固，以至于个体在需要摆脱其影响时，竟然难以做到。

我之前提到，精神分析师不愿接诊中年患者。然而，在 1913 年，与弗洛伊德分道扬镳后，C. G. 荣格开发了一套自己的心理治疗方法，而他的患者中，有很大一部分都很年长。本书第 9 章会探讨荣格的人格发展理念。在这里需要强调的是，他是研究成人发展的先驱。我们在第 9 章会谈到，荣格对于中年问题的兴趣，与他自身的中年危机是有关系的。1931 年，荣格写道：

我手边的临床研究材料非常特殊：新案例很少，以老案例居多。其中多数人都已接受过某种形式的心理治疗，效果好坏不一。在我的患者中，约有 1/3 的人没有患临床上的神经症，但他们都因为缺乏生命的意义与目标而备感煎熬。要说这种现象是我们这个时代的一般性神经症，我绝无异议。在我的患者之中，人生过半的人足足有 2/3。[11]

荣格主观上的剧烈变化，在一定程度上导致了他对这些患者的关注，但其中也有其他原因。荣格不同意弗洛伊德的假设，他不认为童年早期的事件是神经症的主因，因此也不认为让患者回忆人生前五年的经历始终是必要的。

由于荣格名声在外，其他分析师束手无策的患者都视他为最后的希望，所以他的老年患者也越来越多。毫无疑问，有些"缺乏生命的意义与目标"的患者，就是像梅隆家族（the Mellons）与福勒·麦考密克（Fowler McCormick）这样的美国人，他们拥有数不尽的财富，却不知道该何去何从。玛丽·梅隆（Mary Mellon）第一次见到荣格时，她的第一句话便是："荣格博士，我家的钱太多了，该怎么花呢？"[12]

我之前提到，我在治疗中会让患者回忆少年时的幻想与兴趣。这项治疗技术就是来自荣格，他曾写道：

我们越是接近中年，越是成功地巩固了个人态度与社会地位，就越是显得自己找到了正道、正理，以及为人处世的原则。因此，我们觉得这些方向与原则是绝不会错的，在我们眼中，固执己见、顽固不化也成了美德。我们忽视了一个重要的事实，那就是为了达成社会的目标，我们只能以损抑自己的人格为代价。

生命中有太多太多应该好好体验的东西，而这些东西都与久远的记忆一起尘封在了杂物间里；有时候，这些东西也像灰烬下发光的煤块。[13]

荣格接下来谈到了 40 岁男性的抑郁案例在逐年增加，而女性的中年抑郁案例发病更早。荣格认为，这些心理困扰证明这些患者的心理发生了重要的转变，而这种转变的源头就在无意识之中。有时，这种变化极为剧烈，可能造成灾难性的后果。荣格举了一个教会执事的例子，这是个极为虔诚、不通情理的人，日渐郁郁寡欢。终于，在 55 岁的一天晚上，他坐在床上对妻子说道："现在我终于明白了！我是个彻头彻尾的混蛋。"[14] 荣格写道，此人在年老力衰的时候，变得恣意妄为、毫无节制。这个滑稽的案例非常直白地体现了荣格所说的自我调节的补偿，第 9 章会详细探讨这个话题。

为何这种补偿的过程常见于中老年时期？荣格认为，一个人前半生的重点在于确立自己作为独立实体的身份，挣脱父母和家庭的情感束缚，在世界上谋求一席之地，并组建新的家庭。一旦这些任务都已完成，人就可能失去方向与目标，变得抑郁。第 9 章会概述荣格治疗这种问题的方法。

荣格将中年危机解读为被忽视的自我层面再度显现、寻求认可，别的学者则有不同的看法。埃利奥特·雅克（Elliot Jaques）就是其中之一，他的论文《死亡与中年危机》[15]（*Death and the Mid-Life Crisis*）已经成为经典之作。雅克在约翰斯·霍普金斯大学获得执业医师资格，又在哈佛大学取得了社会关系方向的博士学位，并受训成为克莱因学派的精神分析师，后来在西伦敦的布鲁内尔大学担任了几年社会科学院院长。鲜有精神分析师关注劳资关系，而雅克便是其中一人。他关于行业管理的著作相当出名。

雅克开始关注中年期，是因为他注意到了这种现象：

一些从事创造性工作的杰出人才，一旦年过35岁，其创造性就会出现明显的危机……这种危机可能体现在三个不同的方面：他们的创作生涯可能会戛然而止，或因其创意枯竭，或因其本人死亡；或者，他们可能在此时才真正首次表现出创造能力；抑或者，他们的作品里可能会出现质量或内容方面的重大转变。

雅克随机选取了310名天赋异禀的创意工作者，经研究发现，他们的死亡率在35～39岁时会突然飙升。这其中包括莫扎特（Mozart）、拉斐尔（Raphael）、肖邦（Chopin）、兰波（Rimbaud）、普赛尔（Purcell）、波德莱尔（Baudelaire）与华多（Watteau）。

至于"创意枯竭"的例子，雅克举出的是拉辛（Racine），后者有过13年成果颇丰的创作岁月，以38岁时《费德尔》（*Phèdre*）的问世达到顶峰。可在接下来的12年里，他却没有任何产出。另一个例子是本·琼森（Ben Jonson），他的最佳剧作都创作于43岁以前，尽管之后他也在继续创作假面剧以及其他戏剧，但它们往往被视为乏善可陈之作。

高更（Gauguin）在33岁时辞去了银行的工作，很明显，他是进入中年期后才开始创作的艺术家；乔治·艾略特则在接近40岁的时候才开始创作小说；弗洛伊德的第一本精神分析著作《癔症研究》（*Studies in Hysteria*）也是在他39岁时才出版的。

多纳泰罗（Donatello）与歌德则属于在年近四十的时候，创作风格发生重大转变的天才。雅克应该把易卜生（Ibsen）也纳入这个类别。直到38岁的时候，易卜生才因为《布朗德》（*Brand*）的发表而名声大噪。同时，他的举止、外貌甚至笔迹都发生了相当大的变化。

中年期之所以会产生这样的剧变，雅克解释道，是因为个体在此时才真正意识到自己必有一死；人在年轻气盛的时候，似乎总觉得死亡是一件遥遥无期的事情。

雅克断言，艺术家在早年间的创作，往往激情澎湃、信手拈来、发自肺腑、行云流水；而在中年危机以后，他们的作品往往变得更加"精雕细琢"，也就是说，更加深思熟虑、字斟句酌，也更为客观。他认为，前一种创造性与年轻人的理想主义与乐观有关，并且举了雪莱（Shelley）的例子：根据他妻子的描述，雪莱认为，只要世人有心铲除罪恶，世上的一切邪恶就会烟消云散。

克莱因学派认为，这种理想主义的态度，其根基在于无意识中对现实的否认，也是出于躁狂性防御机制的作用。中年期产生转变，则是由于个体承认了自我心中的憎恨与破坏性冲动的存在，以及意识到并接纳了人必有一死的现实。雅克使用"积极顺应"（constructive resignation）一词，恰当地描述了这种态度的转变。成熟的领悟让人心境平和，而这种心态会反映在艺术家的作品里。

但丁（Dante）在37岁时遭到流放，被迫离开佛罗伦萨，并开始写作《神曲》（*The Divine Comedy*）。雅克借用《神曲》的开篇，有力地阐述了自己的论点：

人生之旅业已过半，

却在不经意间踏入了幽暗的密林；

我已迷失了前进的道路，不知何去何从。

我啊，流落荒野之间，

每每想起就心惊胆战，

真不知该如何讲述个中滋味！

路途艰辛困苦，死亡大概也不过如此。[16]

雅克提出，这首诗写的是诗人首次清醒、完全地正视死亡时的心境。他必须在维吉尔（Virgil）的带领下，穿过地狱与炼狱，最终才能找到通往天堂的道路。

可能有人会说，这些拥有奇思妙想的人不比常人，他们的中年危机未必是人世间的常态。不过，我还是倾向于认同雅克的观点。我们容易在天才身上观察到这些现象，是因为他们的心境都记录在作品里，有据可查，但其实普通人也有着同样的体会。的确，翻阅艺术家留下来的记录，也许正是研究成年生活转变的最佳方式。要想开展有关寻常人从成年到死亡的纵向研究，并不是一件容易的事情，正如我之前所说，有些研究者朝这个方向努力过，但没有突破性进展。但是，理论取向不同的观察者已达成了一定的共识：在年近四十或四十出头的时候，人们的心态往往会发生改变，情绪上也会有些起伏。至于这种改变在多大程度上受我们文化的影响，依然是一个见仁见智的问题。

荣格与雅克都以中年危机为界，将成年生活分为两大时期。但是，对于有创造力的人来说，有人认为应分为三个时期。所谓的"第三个时期"意义尤其重大。我在别处已经详细探讨过这一时期，[17]在此只简要地讲一讲。艺术家成年生活的第一个时期，是学艺的时期，在此期间，他或多或少会受到老师的影响；第二个时期，他的技艺已经纯熟，并且找到了自己独特的表达方式。有些艺术家不费吹灰之力就能进入第二个时期，但有些人，比如贾科梅蒂（Giacometti），则需要经历一番苦痛挣扎，才能找到自己的风格。许多伟大的天才，如莫扎特、舒伯特（Schubert）、门德尔松（Mendelssohn）、普赛尔以及前面提到过的一些人，他们英年早逝，所以未能超越第二个时期。

在35～45岁之间，中年危机随时都可能发生。如果艺术家足够长寿，能够活到艺术创作的第三个时期，那他们当时的年龄通常为五六十岁。

在第三个时期里，艺术家在创作时往往是向内寻找灵感，而非向外。他更关注内心的活动，而不关注取悦受众。第三个时期内的作品，形式往往不拘一格，往往探索的是极为深邃而超个人化的体验，因此这样的作品往往晦涩难懂。贝多芬最后的几首弦乐四重奏就表现出了我上面所说的所有特点，问世之初，它们被认为"难得离谱"，无法演奏。自贝多芬于1827年去世，直到20世纪初，鲜有乐团演奏他最后的五首弦乐四重奏。时至今日，这些作品成了我们最为宝贵的音乐遗产；但每一个略通音律的人都会同意，这最后一组四重奏与第18号作品里的六首，或那五首常常合为一组的四重奏完全不同——那些都属于贝多芬第二时期的作品。

在李斯特（Liszt）、勃拉姆斯（Brahms）、理查德·施特劳斯（Richard Strauss）以及J. S. 巴赫（J. S. Bach）等人的后期作品里，我们也能发现同样的转变。亨利·詹姆斯的小说也呈现出了同样的变化趋势，人们有时候戏称他三个时期的作品分别是由詹姆斯一世、詹姆斯二世以及"老冒牌货"詹姆斯所作。

雅克曾提到，有的艺术家在中年时期，大约在 40 ~ 55 岁，会经历一个很长的创作枯竭期，米开朗基罗就是其中一个很有趣的例子。雅克没有提及的是，他在这段时间去写诗了。米开朗基罗相当长寿，但他多数的十四行诗都作于人生的后 30 年。我们能在他最后的雕塑作品《隆达尼尼圣殇》（*Rondanini Pietà*）中看到他风格的转变，这种转变来得很晚——在他 89 岁高龄、去世的前 6 天里，他依然在雕刻这件最后的作品。迈克尔·艾尔顿[⊖]（Michael Ayrton）在介绍米开朗琪罗的十四行诗时，曾这样描述过这件雕塑：

> 《隆达尼尼圣殇》这座雕塑，形容枯槁、一丝不挂、逆来顺受、隐忍沉寂，似乎泰坦巨人的神力已消失殆尽，只剩精神还遗留在瘦削、脆弱的岩石躯壳里……死去的基督，瘦骨嶙峋、毫无生气，就像海水浸泡过的枯骨，与《最后的审判》（*The Last Judgement*）中那个体魄强健、所向披靡的形象相去甚远，其中的差别就像寂静无声的安眠与石破天惊的地震一般。力量不再，质感消失，艺术表达不再充满了能量。在《隆达尼尼圣殇》里，有着一个静止的核心。¹⁸

以上谈论的内容已足以说明，即使当生命走向终点的时候，心理上的转变依然会发生。此时人们往往会减少对人际关系的关注。荣格与弗洛伊德都活到了八十多岁，两人几乎完全不再关注心理治疗，而是将兴趣转向了抽象的理念。在这个时期，人们不再关心世俗的成就，也不再迎合他人，而是希望抛弃多余的身外之物，更关注事物的本质。据我们所知，人类是唯一能预见自己死亡的物种。这种觉悟能产生奇效，使人的心灵无比专注。为了

⊖ 英国画家、雕塑家、艺术评论家。——译者注

迎接死亡，人会摆脱世俗的目标与情感的牵挂，转而打理内心的花园。这便是雅克的"积极顺应"、埃里克森的"自我整合"以及荣格的"自性化"（individuation）所描述的共性，这三个概念在此处联系到了一起。

在我们所生活的社会，老年人的比例在不断增长。与此同时，失业是一个主要的问题，随之而来的压力也使有工作的人寻求提前退休。因此，心理学家与精神病学家应当更加关注成年发展，增进我们对于老年心理变化的认识，这是很重要的任务。人们往往认为，退休是因为失去了工作能力而不得不放弃工作，因此退休的人往往会陷入抑郁。众所周知，许多人会在丧偶后不久撒手人寰，而在退休后不久就去世的人数更令我感到震惊，尽管我给不出确切的统计数字。我的好友、《新政治家》（*New Statesman*）杂志的著名编辑金斯利·马丁（Kingsley Martin）就非常害怕退休，因为他曾说过，他认识的编辑退休之后，全都在两年之内去世了。他自己退休后不到三年，便中风发作。虽然他逃过一劫，但身体再也不比以往了。

假如，对于在有创造性的人身上所发现的现象，学者能进行严格的对照研究，并且发现这种现象是一种更为普遍的模式，也是正常人类发展的一部分，那么我们对于退休的态度就会有所改观，老年人的幸福感也会相应地提升。如果我们把退休看作自我发展与充实的机会，而不是挫败，那些忧心前路迷茫的人就会更加快乐；如此一来，也能鼓励他们安心退休，为年轻人让路。也许我们都应该在 50 岁的时候退休。在可预见的未来，大多数西方国家的失业率似乎并无下降的趋势。

注 释

1. *The Standard Edition of the Complete Psychological Works of Sigmund Freud,* 24 vols., ed. and trans. James Strachey (London: Hogarth Press, 1953–64), 7:264.
2. G. H. Hardy, *A Mathematician's Apology* (Cambridge: Cambridge University Press, 1940), p. 10.
3. Ibid., pp. 11, 12.
4. C. P. Snow, *The Physicists* (London: Macmillan, 1981), pp. 132–33.
5. Erik Erikson, *Childhood and Society* (Harmondsworth: Penguin, 1965).
6. John H. Crook, *The Evolution of Human Consciousness* (Oxford: Oxford University Press, 1980), p. 83.
7. Erikson, *Childhood and Society,* p. 259.
8. Daniel J. Levinson, with Charlotte N. Darrow, *The Seasons of a Man's Life* (New York: Knopf, 1978).
9. George E. Vaillant, *Adaptation to Life* (Boston: Little, Brown, 1977).
10. L. M. Terman and Melita H. Oden, *The Gifted Child Grows Up* (New York: Oxford University Press, 1947).
11. C. G. Jung, "The Aims of Psychotherapy," in *Collected Works,* 20 vols., trans. R. F. C. Hull (London: Routledge and Kegan Paul, 1953–79), vol. 16, para. 83.
12. Quoted in William McGuire, *Bollingen* (Princeton: Princeton University Press, 1982), p. 20.
13. Jung, "The Stages of Life," in *Collected Works,* vol. 8, para. 772.
14. Ibid., para. 775.
15. Elliott Jaques, "Death and the Mid-Life Crisis," *International Journal of Psycho-Analysis* 46, part 4 (1965). Reprinted in *Work, Creativity and Social Justice* (London: Heinemann, 1970), pp. 38–63.
16. Dante Alighieri, *The Divine Comedy,* trans. Lawrence Grant White (New York: Pantheon, 1948), p. 1.
17. Anthony Storr, *Solitude: A Return to the Self* (New York: Free Press, 1988).
18. Michael Ayrton, introduction to *The Sonnets of Michelangelo,* trans. Elizabeth Jennings (London: Folio Society, 1961), pp. 14–15.

Churchill's
Black Dog

第 7 章

精神分析与创造性

在弗洛伊德的著作里，谈及艺术与艺术家的内容相对较少，但在《弗洛伊德全集英文标准版》里，编辑却为"主要谈论艺术、文学或美学理论"的内容罗列出了 21 条参考文献。[1] 每个研读过弗洛伊德著作的人，对他的论文《列奥纳多·达·芬奇》（*Leonardo da Vinci*）、《米开朗基罗的摩西像》（*The Moses of Michelangelo*）以及《陀思妥耶夫斯基与弑亲》（*Dostoevsky and Parricide*）都是相当熟悉的。

毫无疑问，弗洛伊德对诗歌以及其他形式的文学有着深深的鉴赏力与喜爱之情。求学时期，他就熟读拉丁文与希腊语的经典著作；他一生中的阅读范围相当广泛，不仅阅读德语书籍，对英语、法语、意大利语与西班牙语的作品也有所涉猎。在弗洛伊德放弃神经病理学，转攻神经症的研究与治疗之后，他在著作中更加频繁地提及小说家与剧作家，尤其是莎士比亚与歌德，反而较少引用其他精神病学家的著作。

弗洛伊德的写作天赋，在很早的时候就得到了认可。年仅17 岁的时候，他在给朋友埃米尔·弗卢斯（Emil Fluss）的信中写道：

与此同时，我的教授告诉我（他也是第一个跟我这样说的人），我的文字有一种赫尔德[⊖]所谓的"突兀"（idiotic）的风格，也就是一种既端正又有个性的风格。备感惊讶之余，我赶忙把这件好消息散布出去——这还真是头一回有人这样说我。就拿你来说，我敢肯定，你可能还不知道自己正在与一位德语文学家通信。因此，作为一个朋友，而不是别有所图，我建议你把这些信收好，捆在一起，小心保存，它们的价值不可估量。²

1930 年，法兰克福市将第四届歌德文学奖颁给了弗洛伊德。如果没有欣赏文学作品的能力，他就写不出那么好的文章；不过，他对其他艺术形式的鉴赏能力，可就让人不敢恭维了。比如说，他对音乐不屑一顾。在弗洛伊德年幼的时候，他妹妹安娜（Anna）刚刚开始学习音乐，但她练琴的声音打扰了"神童"哥哥的学习，于是父母便把那讨厌的钢琴搬出了家门。弗洛伊德也不允许自己的子女在家做与音乐有关的事情，他的侄子哈利（Harry）谈到他时这样写道："他对音乐深恶痛绝，只觉得是噪声……他从不听音乐会，也很少去剧院。"³如果弗洛伊德懂音乐，他就会更加注重美的形式，因为音乐的内容无法用语言精确地界定，而音乐的效果在很大程度上取决于作曲家所选择的形式——至少在古典音乐上是这样的。不过，弗洛伊德在《米开朗基罗的摩西像》一文中谦虚地承认，他对美的形式一窍不通：

在艺术方面，我毫不掩饰自己的无知，我不是什么鉴赏家，而是个纯粹的外行。对我而言，艺术作品里的主观成分更令我着迷；尽管对于艺术家来说，他们真正看重的是形式与技巧方面的

⊖ 约翰·哥特弗雷德·赫尔德（Johann Gottfried Herder），德国哲学家、诗人。——译者注

东西，可我对此却不太感兴趣。对于艺术作品，我无法正确地鉴赏其所用的方法、达到的效果。我之所以这样说，也是希望读者对我在此发表的浅见多多包涵。

虽然我对艺术鉴赏一窍不通，但我确实深受艺术作品的影响，尤其是文学与雕塑，绘画则稍微少些。因此，我在欣赏这些作品的时候，往往会花许多时间，试图以自己的方式对这些作品进行解读，也就是说，向自己解释它们想要达到什么效果。如果我做不到这一点，比如在音乐方面，我几乎无法从中得到任何乐趣。我心中有些理性主义的、善于分析的秉性，不允许自己懵懵懂懂，不明白自己为何感动，以及自己被什么打动。

这让我不得不承认一个矛盾的事实：有些最伟大、最动人的艺术作品，偏偏依然是我们所无法理解的。那些作品令我们大加赞赏、敬畏不已，但我们却说不出它们对我们来说意味着什么。我见识浅薄，不知这种现象是否已经有人探讨；也许，某些美学学者确已发现，艺术作品要达到最高境界，就必然要使观者陷入对理性的困惑。不过，要我对这种必然性深信不疑，确实有些强人所难。[4]

弗洛伊德自认不懂艺术，确实不是过谦。他对视觉艺术缺乏鉴赏能力，这一点在其他资料中也得到了验证。弗洛伊德热衷于收藏古董，尤其是古罗马、伊特鲁里亚、亚述与古埃及的小雕像。1938 年 6 月 4 日，弗洛伊德离开纳粹德国占领的维也纳前往英国，就在几天之前，5 月底的时候，摄影师埃德蒙·恩格尔曼（Edmund Engelman）为贝尔格街 19 号（Berggasse 19）那间著名的公寓摄影留念。[5] 照片显示，弗洛伊德的诊疗室与书房里塞满了小古董雕像，数量多到令人难以置信；雕像密密麻麻地挤在一起，连每一尊的轮廓都看不清楚了。这可不是鉴赏家的房间，更像是强迫性收藏者的房间。弗洛伊德曾对荣格说，要是他患上了神经症，那肯定是强迫性的。从他囤积与陈列物品的方式来看，这种倾向可真是一目了然。

由此可见，弗洛伊德主要关注的是艺术作品中的主观成分，而不是技巧、风格或作品的呈现形式。在《自传研究》（*An Autobiographical Study*）中，弗洛伊德写道，分析"无法揭示艺术天赋的本质，也不能解释艺术家的工作方式——艺术技法"。[6] 在谈论陀思妥耶夫斯基的论文中，他写道："唉，在艺术家的问题上，分析只能缴械投降。"[7]

由于弗洛伊德致力于探讨内容而非风格，因此他用自己解读艺术作品的方式来解读梦境、幻想与神经症症状，就再合理不过了。当然，艺术家所选择的主题，以及他用于呈现该主题的方式，在一定程度上是由他那个时代的社会传统所决定的。不过，艺术家的选择也是由他的人格与经历决定的，尽管在有些时候，他并不能意识到这种联系。

谈起弗洛伊德的分析方法，最好的例子莫过于他那篇关于达·芬奇的论文。近年来，这部 1910 年的作品受到了一些批判，因为弗洛伊德对达·芬奇的一段幻想记忆的解读有误。在那段幻想中，有一只鸟用尾羽拍打达·芬奇的嘴唇。事实证明，弗洛伊德是在误译的基础上进行的解读。那只鸟应该是鸢而不是秃鹫；在神话中，秃鹫与母亲有关，鸢则与母亲无关。即便如此，这个错误并不能推翻弗洛伊德做出的其他解读。

尽管弗洛伊德推测达·芬奇可能有一些强迫性的性格特征，但他也谨慎地指出，他并不认为达·芬奇是神经症患者。根据有限的资料，弗洛伊德解释了达·芬奇的同性恋取向，而且论证颇有说服力。达·芬奇是个私生子，因此在出生后的最初几年里，他一直与母亲相依为命。弗洛伊德推测，父亲不在身边加上孤独母亲的呵护备至，可能会为异性恋造成障碍，这种说法不无道理。在讨论达·芬奇的画作时，弗洛伊德感兴趣的是画作的内容与达·芬奇的童年环境之间可能存在的关系。达·芬奇所画人物的最著名之处莫过于他们脸上那似笑非笑的表情，据推测，他母亲就常常露出这样的笑容；而他的某些肖像画之所以呈现出了双性化的面貌，被归因于他的同性恋倾向。

弗洛伊德详细地讨论了《圣母子与圣安妮》(*The Virgin and Child with St. Anne*) 这幅画。[8]许多评论家都发现，圣安妮看上去不比她的女儿玛利亚年长多少，但弗洛伊德率先发现，母亲、祖母与孩子这个主题可能是达·芬奇对自己家庭关系的联想：在他离开母亲的身边后，就来到祖母家生活，家里还有他的继母。弗洛伊德进而推测，圣母与圣安妮看上去年龄相近，可能反映了达·芬奇其实拥有两位母亲的事实——他的生母与后来的继母，据说继母也非常疼爱他。似乎很少有艺术家会选择这样的主题，因此弗洛伊德的解读是说得通的。然而，这种解读方式只适用于具象艺术。弗洛伊德要是看了马克·罗斯科[⊖]（Mark Rothko）的画作，真不知道他会说些什么。可以说，弗洛伊德式的解读，始终会回到艺术家的人格上来，也就是说，这种解读可能会揭示某些有关艺术家本人的事情，但不会提供多少有关作品的信息。

人们不免会说，弗洛伊德在解读艺术品的时候，所用的方法与解释神经症症状时的方法一模一样，以至于他把两者混为一谈了。但我们要记住，正如理查德·沃尔海姆[⊖]（Richard

⊖ 美国抽象派画家。——译者注
⊖ 英国分析哲学家、美学家、艺术理论家和精神分析学家。——译者注

Wollheim）在一次有关弗洛伊德与艺术解读的讲座中所说，弗洛伊德关注的是心理运作的一般性理论，而他对艺术品的解读，乍看起来与这种理论是一致的。我们在言谈举止间，都会表达出自己没有完全意识到的欲求与愿望，而精神分析的解读在这方面大有可为。我们没必要把艺术作品排除在精神分析的解读之外。在弗洛伊德的理论框架内，艺术品在很大程度上被视为升华的产物，也就是说，在这种机制的作用下，本能冲动经过转换，没有直接表达出来，而是变成了更为社会所接纳的形式。虽然严格来讲，升华是一种防御机制，但安娜·弗洛伊德称之为"多见于正常人的研究，而非专属于神经症患者。"[9] 尽管升华是正常人采用的防御机制，但弗洛伊德显然认为，与多数普通人相比，艺术家更需要升华，甚至不得不升华，因此比常人更容易患上神经症。1917 年，晚年的弗洛伊德在《精神分析引论》（*Introductory Lecture on Psycho-Analysis*）的第 23 讲中写道：

艺术家若是性格内向，就离神经症不远了。强烈的本能需求会压得他喘不过气来。他渴望赢得荣誉、权力、财富、名望，以及女人的爱，但他缺乏获得这些满足的方式。因此，就像其他得不到满足的人一样，他会远离现实，把所有的兴趣，以及力比多，都投入一厢情愿的幻想生活，并可能由此踏上神经症的道路。[10]

弗洛伊德认为幻想源于游戏，并认为这两种活动都是消极的，因为在他看来，它们都是对现实的否认或逃避：

一个成长中的孩子停止游戏时，他放弃的只不过是与真实事物的联系；此时他不再游戏，而去幻想。他在空气中兴建城堡，制造所谓的"白日梦"。[11]

富有创造力的作家就像游戏中的孩子一样。他创造了一个幻想的世界，却信以为真——他在其中投入了大量的情感，却把这个世界与现实割裂开来。[12]

弗洛伊德继续论述幻想的本质：

我们可以断言，快乐的人从不幻想，只有不满的人才会。幻想的动力是未被满足的愿望，而每一种奇思妙想，都是愿望的满足，都是在矫正不如意的现实。[13]

尽管如此，不是每个心存幻想的人都会患上神经症，并且正如我们所见，有创造性的人是与众不同的，因为创造力使他们得以将自己的幻想与现实联系起来。幻想是一种危险的活动，因为"神经症患者难以忍受现实，故而逃避现实——无论全部的现实，还是部分的现实"。[14]

弗洛伊德相信，在人生之初，婴儿主要由快乐原则所支配，他们寻求快乐，本质上是为了感官的愉悦。对于食物和温暖等因素的"不可抗拒的内部需求"[15]会打破婴儿那种心满意足的状态。弗洛伊德继续写道：

此时此刻，无论婴儿想到（渴望）什么，它们都会以幻觉的形式出现，就像我们夜有所梦一样。唯有期待得不到满足、大失所望之际，我们才会放弃通过幻觉来获得满足的尝试。相反，我们的心灵必须形成符合外部现实的概念，并努力改变现实。此时，我们就形成了一种新的心理运作原则，即心中所出现的事物，不再是称心如意的幻想，而是现实的反映，即使现实不尽如人意。这种现实原则的建立，是极为重要的进步。[16]

　　由此可见，在弗洛伊德眼中，幻想等同于幻觉与梦境，是对现实的逃避，是婴儿心理运作模式的延续——他将这个模式称为"原发过程"（primary process）。只有仔细地思索与计划，延迟即时的满足，放弃一厢情愿的幻想，我们才能良好地适应外部世界。弗洛伊德写道：

　　艺术以一种特殊的方式调和了这两种原则。艺术家原本是脱离现实的人，因为他无法放弃本能的满足，一旦有了欲求，便无法自制，在幻想中放纵自己的情欲与野心。但是，他能凭借自身的特殊天赋，找到从幻想世界重返现实的道路。艺术家能将幻想打造成一种新的事实，让世人将其看作对现实的巧妙反映。如此一来，他便以某种方式成了英雄、君王、创造者，或是他渴望成为的宠儿，而不必煞费苦心地改变外部世界。但是，艺术家之所以能获得这种满足，是因为别人与他一样，对于在现实面前被迫低头感到不满，而这种不满，作为现实原则代替快乐原则的结果，本身就是现实的一部分。[17]

　　无论是针对艺术还是艺术家，这种看法都相当怪异，其中似乎隐含了这样的意思：尽管艺术家最终名利双收、心满意足，但他的艺术依然是一种获取满足的间接之道，如果他能完全适应现实，就没必要去搞艺术了。即便是那些赞赏与喜爱艺术品的人，也是在逃避现实，偏好幻想。弗洛伊德的看法中必然包含着这样的推论：归根结底，艺术是一种对现实的逃避；在一个理想的世界里，人人都足够成熟，用现实原则完全取代了快乐原则，艺术便没有一席之地了。

　　然而，弗洛伊德却在一篇早期论文中写道：

但是，有创造性的作家是宝贵的伙伴，他们的洞见应当得到重视，因为他们往往能够洞悉人世间的事物，而这些是我们凭借自己的思想理念连做梦都想不到的。他们对心灵的了解远超我们一般人，因为他们的灵感之源，连科学还无法企及。[18]

也许，这段话并不像看上去那样，给了艺术家积极的评价，因为弗洛伊德在其中暗示，一旦艺术家的灵感之源为科学所洞悉，心灵的奥秘就会为我们所掌握，而我们就不需要那些富有创意的文学作品了。这种观点源自弗洛伊德对于科学的论述。我在前文引述过他那篇论述心理运作的两个原则的论文，他在文中也谈论了对科学的看法。在发现宗教也倡导延迟即时满足后，弗洛伊德写道：

宗教通过对来生的承诺，促使人们抛弃现世的欢愉；但这样并没有完全征服人们的快乐原则。在这场斗争中，最接近胜利的是科学；但是，在这个过程中，科学也会提供智性上的快乐，并且许诺实际的最终收获。[19]

所以，在弗洛伊德看来，接受科学等同于放弃幻想，延迟即时满足，相当于心理运作的"次级过程"（secondary process），以及适应现实的思维方式。弗洛伊德曾论述过，思考是对发泄的制约：

不得不延迟发泄的时候，刺激所造成的心理压力会逐渐增大，而思考所具有的特质能够使人的心理容忍这种压力。从本质上讲，这是一种试探性的行为，并替换了少量的情感投注（cathexis），减少了情感投注的释放（发泄）。[20]

弗洛伊德也曾写道："将外部世界的事物掌控于心，是思考的主要功能之一。"[21]

　　弗洛伊德认为，延缓对于即时刺激的反应，这种能力与智力活动是有关的。他毫无疑问是对的。大卫·斯腾豪斯（David Stenhouse）在著作《智力的演化》（*The Evolution of Intelligence*）中，将有智力的行为定义为"在个体的一生中，为适应而做出改变的行为"。[22] 在演化中，面对刺激时，越低级的行为越是不可改变，而且总是由固定的、僵化的、不变的反应组成。斯腾豪斯提出，如果智力行为要不断演进：

　　那么，最重要的因素是，让个体生物具有一种能力，不按惯常的方式对刺激情境做出反应，不再像以前一样，凭本能做出一系列满足自身欲望的行为。这种不做反应的能力，可能是完全的禁欲，也可能只是延迟反应、暂时维持原状的能力，但如果没有这种能力，个体的行为就不可能具有可变性，也不具有适应性。[23]

　　但是，科学思维真的如弗洛伊德所想的那样，完全脱离了幻想的领域吗？很明显，如果科学假设要为人接受，就必须与现实世界存在联系，并且需要证据证明，它能够增进我们对于真实世界运作规律的认识。科学的进步，虽然必然建立在对假设的反驳之上，而且每种科学理论最终都会被更为完备的其他理论替代，但每种理论都必须得到实验的验证，并显示其与外部现实的对应性。然而，证明科学假设却是第二位的事情。科学思维与讲故事或其他创造性活动一样，都源于幻想。对于自己的创意，爱因斯坦并没有将其归功于自己在数学或物理学上的造诣，而是归功于自己的想象力。爱因斯坦本人对于"思考"的定义，也值得在此引述：

究竟什么才是思考？感官印象形成、记忆画面浮现，还算不上"思考"。然而，当一幅画面变成一系列的图景时，思想便形成了，并且正是通过这种反复的过程，这幅画面将一系列原本互不相关的图景联系在了一起，并成为使其有序化的重要元素。如此一来，这种元素就成了工具、概念。我认为，自由联想或"梦"转变为思考的关键，或多或少在于"概念"在其中起了主导作用。概念不必与感官上可识别或可复制的符号（文字）有关，但如果要沟通思想，符号与文字却是必需的。[24]

接下来，爱因斯坦说，思考是"与概念自由玩耍"。尽管这种思考可能与人们对于何谓"真理"的共识相去甚远，但人们可以通过这种思考，把自己从感官体验的束缚中解放出来。爱因斯坦在他的《讣闻注解》（*Notes for an Obituary*）中写道："用思维感知世界，抛弃一些主观的因素，已经成了我的最高目标，这既是无心插柳，也是有意为之。"[25] 爱因斯坦确信，大部分的思考都是没有用到言语的，因此在很大程度上是无意识的。对于这番论述，弗洛伊德想必也是赞同的。的确，他也曾写道："思考最初可能是无意识的，只是观念的呈现，直接指向各种客体印象之间的关系，而言语是思维的残留物，后来思维与言语结合，才超越了原本的形式，拥有了更多的特质，从而被意识所觉察。"[26] 但弗洛伊德继续说道：

一旦引入现实原则，有一种思维活动就分裂出来了；这种思维活动不受现实的检验，只服从于快乐原则。这种思维活动就是幻想，早在儿童的游戏中就已出现，后来以白日梦的形式留存下来，完全不以真实客体为依据。[27]

难道不正是因为人类能够抛弃真实客体的依据，换句话说，难道不正是因为人类能够幻想，才创造出那些最伟大的成就吗？爱因斯坦所谓的思维，"与概念自由玩耍"，不正是一种弗洛伊德嗤之以鼻的幻想吗？在弗洛伊德眼中，幻想始终是逃避现实的活动，但幻想却并非总是如此，梦境也并非总是如此。

我想，每当思绪离开身体感官太远时，弗洛伊德就会感到不安，因为对他来说，身体感观就意味着现实。弗洛伊德的精神分析解读，总在不遗余力地将抽象概念，如美的概念，简化为有形的物体。比如，他写道："在我看来，'美'的概念无疑是根植于性兴奋的，其最初的含义则是'性刺激'。"[28]

在爱因斯坦看来，创造性思维必须尽可能地远离感官印象，因为他认为感官印象是不可靠的。爱因斯坦曾写道："我认为，要想建立'真正的外部世界'，第一步便是形成一种概念，认识到感官客体的多样性。"谈到这里，弗洛伊德可能依然会表示赞同，但爱因斯坦继续写道：

第二步则在于，我们在思考的时候（思考决定了我们的期待），会为这种感官客体的概念赋予意义，而这种意义又高度独立于最初引发此意义的感官印象。当我们把感官客体看作"真实存在"的时候，就会产生这样的现象。我们之所以要进行这种心理操作，完全是因为只有借助这些概念，以及它们之间的心理关联，我们才能在感官印象的迷宫中找到方向。这些概念与关系，虽然是我们思维自由表达的结果，但在我们看来，它们似乎比单一的感官体验本身更为强大，也具可变性；而就感官体验的性质来说，则难保它不是错觉或幻觉所致的结果。[29]

爱因斯坦之所以能够对宇宙提出新的模型，关键在于他能让自己摆脱"真实客体"的束缚。的确，要提出狭义相对论，他就必须摆脱身为地球人的主观偏见，想象若是有一个观察者，在以接近光的速度移动，那么宇宙在他眼中会是怎样一番景象。难道不正是这种幻想，后来经过了实验的验证，并且解释了那种不符合牛顿模型的现象？

也许我与弗洛伊德的分歧仅仅是语义上的问题。也许他所说的幻想是一回事，我则另有所指。逃避现实的幻想与碌碌无为的白日梦的确是存在的，但它们只存在于低层次的创造性活动，如"言情"小说，或伊恩·弗莱明（Ian Fleming）的"詹姆斯·邦德"（James Bond）系列小说。并非所有幻想都属于这一类。弗洛伊德坚信，所有不以"真实客体"为基础的心理活动都只是愿望的满足。但是，对于许多成年后的活动，包括打架、打猎与性交，游戏可能是在为这些事情做准备，日后会直接发展为这些活动；因此，白日梦也可能是一种预先的练习。我经常在白日梦中想到做演讲的可怕景象，对听众的尖锐批评和专家审查的幻想，使得我不得不在准备演讲时更为审慎，丝毫不敢马虎大意。

弗洛伊德关于梦境的理论同样有些争议。他尤其钟爱自己的这一理论。在《梦的解析》（*The Interpretation of Dreams*）英文第三版的序言里，他写道："像这样的领悟，一辈子都难得有一回。"[30] 他甚至沾沾自喜地幻想，未来的某一天，在他最初认真研究梦境时所住的房子前，会有人立下一座大理石碑，上面写着："1895 年 7 月 24 日，西格蒙德·弗洛伊德博士于此揭开了梦境的奥秘。"[31] 讽刺的是，弗洛伊德最引以为傲的发现，却经不起严谨的审议。弗洛伊德经过深思熟虑的梦境理论宣称，每一场梦，甚至是噩梦或焦虑的梦，都是在试图满足自己的愿望；这种愿望的满足，既可以追溯到童年的早期，也可以在当前的精神生活中找到根源。这些愿望在很大程度上是不被接受的，所以它们在梦境中会以伪装的形式出现。因此，做梦者能回想起来的，实际上只是梦境的"显性内容"（manifest content）；而梦境的真实含义，即所谓的"隐性内容"（latent content），只有让做梦者对梦境中的意象进行联想，并经过精神分析的审视和解读，才能显现。

弗洛伊德认为，梦的功能是伪装并表达那些与侵犯和性有关的愿望，以此来保证人们能在梦中安睡；如果这些愿望未经伪装就出现在睡梦之中，那么做梦的人很可能会被惊醒。

虽然梦境的表达不用日常言语，但要说所有的梦境中都隐藏着某些不可接受的东西，也是毫无根据。虽然有些梦的确代表了未满足的愿望，但我们没有充足的理由相信所有的梦都是如此。弗洛伊德自己也承认，若做梦者经历过"创伤"事件，例如爆炸事故，他们的梦就是例外。这些人经常梦见事故毫不掩饰地重现。弗洛伊德猜测，在这种情况下，做梦可能是当事人在试图接受或克服那些令人不安的刺激；以这种方式来看待梦境，其实比弗洛伊德原本的理论更有说服力。

20世纪初，荣格与弗洛伊德合作了几年，但他后来与弗洛伊德分道扬镳，建立了自己的学派。他对梦有着截然不同的看法。他认为梦境不是在隐藏些什么，而是在用象征性的语言表达其自身的意义，虽然这种表达有可能晦涩难懂，但在本质上，这是一种人类的自然表达形式。诗歌是人类的另一种以象征和隐喻为主导的表达形式，但我们并不因此认为诗歌像梦境一般难懂。

梦境似乎往往与未解决的问题有关。我认识一个人，他曾梦见自己注视着商店的橱窗，橱窗里有一尊美女的小雕像，立在方形的底座上。由于雕像和底座都是由某种半透明的材料制作的，他能看见底座的下方刻有文字。他知道，写在底座上的文字是"生命的秘密"。但是，从他的视角看来，那些文字是倒置的，所以他读不懂。里克罗夫特博士（Dr. Rycroft）在《梦境的纯真》（*The Innocence of Dreams*）一书中也记载了一个主题非常类似的梦。[32] 有一个男人梦见古董店的橱窗里有一本旧书，他知道书中有"真理"这一章节。进店询问之后，店员告诉他，这本书是伊曼纽尔·康德的一本不为人知的作品，还是孤本。但是，写在里面的语言却没人能读懂。

这些梦提出了问题，却未给出答案。人们产生灵感时，多半是处于神游九天的恍惚状态，而不是真的在睡觉，即便如此，也有不少在睡梦中解决问题或产生新想法的真实案例。在一项实验中，主试给参与实验的学生布置了一些非常困难的问题，要他们在睡前花 15 分钟研究这些问题，然后才能睡觉。许多学生都做了与问题有关的梦，还有几人在梦中找到了答案。据称，人们梦见过下棋、做代数题，或者发现账本里的错误。罗伯特·路易斯·史蒂文森（Robert Louis Stevenson）曾说，《化身博士》（*Dr. Jekyll and Mr. Hyde*）的情节就是他在梦中想到的；作曲家塔尔蒂尼（Tartini）将自己的一首作品命名为《魔鬼的颤音奏鸣曲》（*The Devil's Trill Sonata*），则是因为他梦见魔鬼拿起小提琴为他演奏了一曲。

斯坦利·帕隆博（Stanley Palombo）在《梦境与记忆》[33]（*Dream and Memory*）一书中提到，做梦是一种信息加工的方式。

我们每个人在白天都受到了大量的刺激，接受了无数"信息"。我们只能记住其中的一小部分，这部分信息也只能保存很短的时间，而从短时记忆系统转换到长时记忆中去的信息则更少了。不过我们对环境的适应，在很大程度上都依赖于对比新旧经验的能力，而过去的经验就存储在记忆之中。不熟悉的事物会吸引我们的注意，熟悉的事物我们会视而不见；面对新事物，我们会有陌生之感，是因为我们脑中有着过去的记忆。帕隆博认为，做梦是在将当天的经历与过去残留的经验进行对比，然后再决定是否将其纳入长时记忆。

这种理论能在一定程度上解释这种现象：在梦境之中，前一天的事件往往与过往的记忆掺杂在一起。其中有着某种扫描的过程：也许事情在梦中同时出现，是因为它们具有相似的情绪基调，而不是因为它们同时发生。

这些对梦境的不同看法——克服不安的经历、解决问题、加工信息，如果被我们整合起来，我们便可以大胆地推测：在一定程度上，做梦是心灵在试图整理自身的经历。我之所以这么说，是因为许多梦都以故事的形式呈现，无论其中的情节片段多荒诞不经、多不协调，都会被串联成故事。

许多游戏也关注秩序的问题。荷兰历史学家约翰·赫伊津哈（Johan Huizinga）在《游戏的人》（*Homo Ludens*）一书中提出了一个颇有说服力的假设：游戏是所有文化现象起源的沃土。如果没有游戏，就没有工艺与艺术，也没有诗歌与音乐。赫伊津哈指出：

在某些语言里，演奏乐器被称作"玩"（playing），阿拉伯语如此，日耳曼语和斯拉夫语亦如此。东西方文化对于语义理解的类同，很难归结为借鉴或巧合，我们只能假设其中有着根深蒂固的心理因素，以至于不同语言中都有着如此显著的符号，表明音乐与游戏之间存在着密切的关系。[34]

竞技比赛也是一种整理经验的方式。竞技比赛允许人们在一定的规则结构和固定的区域内（如球场），适度地表达和驾驭竞争性与侵犯性的冲动。

所以，游戏、幻想与做梦，这三种被弗洛伊德视作逃避或幻觉的活动，都能起到适应性的作用；都是在试图接纳现实，而非逃避现实；都在选择与整合内外部世界中的体验。这三种活动都不像弗洛伊德所想的那样远离"思考"；况且，我们已经谈到过，弗洛伊德认为，充分理解外部世界的事物，正是思考的一项主要功能。

如果弗洛伊德能接受这种看法，即游戏、幻想与梦都是在试图接受并掌控现实，而非逃避现实，他就不会在艺术家的问题上束手无策，也不会觉得最伟大的艺术作品是他所无法参透的奥秘了。艺术与科学尽管是截然不同的活动，但有着某些共同的目标。两者都试图在复杂的事物中寻找秩序，在差异中寻找一致性。

格式塔心理学家率先指出，人类天生有着寻找模式的倾向。看到三个点，我们就会把它们连成三角形。无论在空间上还是时间上，人类必然会在经验中寻找秩序，这是人类对现实的生物性适应，与性一样，是驱使人类行动的"本能"。尽管弗洛伊德没有言明，但我相信他定会欣赏科学发现中的美感；解决问题或发现新的原理，都会带来强烈的满足感，弗洛伊德对此必然有很深的感触。这种"尤里卡"[⊖]式体验的快感，与对美的欣赏是紧密相关的，因为在一定程度上，我们在绘画与音乐中所欣赏的东西，正是艺术家为互不相关、杂乱无章的事物施加的秩序。弗洛伊德在自己那本论述玩笑的书中，几乎就要发现这种快乐了。他意识到所有的玩笑都有倾向，也就是说，玩笑是表达性欲与侵犯性情绪的方式。他有些不情愿地承认，开玩笑的方法本身就能带来快乐。在玩笑中，我们会把看似不相关的东西联系在一起；在弗洛伊德看来，这种做法是为了节省心理能量。这样能为我们带来快乐，却是微不足道的快乐。弗洛伊德称之为"前期快乐"（fore-pleasure）；也就是说，这种微小的快乐可能带来更大的快乐。弗洛伊德推测，作家对自己幻想的包装也是一种前期快乐，或称"额外刺激"（incentive bonus），为的是先给读者一些乐趣，好引导他们欣赏更深刻的内容，也就是作品中的想象部分。对于这一部分，作者不得不加以修饰，使之更为吸引人，从而变得更为读者所接受。

弗洛伊德认为，本我就像一口混乱的坩埚，其中翻滚沸腾的本能，只听凭快乐原则的主宰，缺乏规则与秩序。他认为，对经验加以选择、整理并建立秩序的需要，是一种有意识的、理性的现象。然而，现代的精神分析师，尤其是马里昂·米尔纳（Marion Milner）和安东·埃伦茨维希（Anton Ehrenzweig），却发现追求秩序的驱力源于无意识。埃伦茨维希的最后一本书，在他去世之后才出版，其书名就叫《艺术的潜在秩序》（*The Hidden Order of Art*）。³⁵

⊖ 古希腊语，意为"我发现了"。据称古希腊学者阿基米德在洗澡时突然悟出了计算浮力的办法，因而惊喜地叫了一声"尤里卡"。——译者注

厄恩斯特·冈布里奇爵士（Sir Ernst Gombrich）在他的《秩序感》[36]（*The Sense of Order*）一书中谈到，人类寻找模式的需要，与其探索的倾向有关。通过探索环境，我们会建立内在的模式或图式（schema）。这样一来，我们就无须对所有刺激予以同等的关注，只需注意那些新异的刺激，即那些不符合我们已有图式的刺激。举个简单的例子，这就像我们走下一段直的楼梯。我们只需要关注楼梯的起止，因为我们假定每一级阶梯的高度与宽度都是一致的。信息论源于电话接线与其他信息传输的实践工作，该理论说明了我们在接受信息时会以偏概全、化繁为简，只关注那些意料之外的事物。如果我们缺乏有关常规的先验概念，就无法修订规则、建立秩序；如果完全没有所谓的常规，我们的环境就会变成不可预料的险境——如冈布里奇所说，就像一场噩梦。有一个现代的理论认为，精神分裂症患者缺乏某些选择性分辨的能力。对于刺激，他们既无法进行整理，使之有序，也无法置之不理。不堪重负之下，他们只能选择退缩，尽可能地远离外界的影响。

我们已经谈到，在弗洛伊德看来，艺术家与科学家的动机是截然不同的。推动艺术创作的驱动力，是未被满足的本能，这种本能最初表现在逃避现实的幻想中；而科学工作（对于这一点，弗洛伊德谈得很少）背后的驱动力，则是为了充分理解外部世界的事物。谈到这里，我希望自己已经说服了诸位读者，即这两种创造性活动其实有许多共通之处，与弗洛伊德的看法大不相同。无论是艺术家还是科学家，都想要创造秩序，这是一种基本的驱力或需要，正是因为我们人人都有此心，所以我们才能欣赏甚至嫉妒那些伟大创造者的成就。

若以这种视角来看待创造性的活动，难免会遇到一个问题。如果科学与艺术活动有那么多共同点，那它们之间的差异又在哪里？很明显，科学假设不是艺术品，艺术品也不是科学假设。

伦纳德·迈耶（Leonard Meyer）在《论科学、艺术——与人文》[37]（*Concerning the Sciences, the Arts—AND the Humanities*）一文中就讨论了这个问题。他指出，科学家发现的是已经存在的事物，如 DNA 的双螺旋结构，艺术家所创造的东西却是之前从未存在过的，如贝多芬的升 C 小调四重奏。我们有理由相信 DNA 的分子结构一向如此，沃森（Watson）与克里克（Crick）并未创造这个结构，而是发现了这个结构，但在贝多芬谱写升 C 小调四重奏之前，却从未有过这首曲子。他并不是发现了这首曲子，而是创作了它。

迈耶进一步指出，科学的进步总是不断推陈出新，即便是最伟大的理论，如牛顿的万有引力定律，也有过时的一天。因此，科学家无须仔细研读牛顿或其他先驱的原著，因为他们的发现已经成了科学殿堂的一部分。

艺术作品却并非如此。尽管艺术创作的风格会随着时间的推移而改变，但贝多芬不是莫扎特的后继者，毕加索也不比塞尚更为高明：他们仅仅是不同而已。对于这四位大师，学习音乐与绘画的学生都需要细细研究。迈耶还讨论了许多其他的不同，但我在此就不再赘述了。我在这里所关心的，是在创造性发现的过程中，艺术家的头脑与科学家的头脑的相似之处。新的科学假设与新的艺术作品有何共同之处？两者都是心理活动的产物，抽象思维、幻想与多种不同概念的结合，全都参与其中。与此同时，两者还常常要整合并超越对立的事物。在我的论文《个体化与创造性过程》[38]（*Individuation and the Creative Process*）中，我举了牛顿的例子，他综合了开普勒与伽利略的发现，并提出了超越他们两人的理论：万有引力定律。这是一个经典的例子，说明了两套原本被认为毫不相关的定律，可以被新的假设融合并超越。

在艺术方面，我要举的例子是贝多芬的《大赋格曲》（*Grosse Fuge*），这首曲子原本是《第 130 号降 B 大调四重奏》（*Quartet in B-flat, opus 130*）的最后一个乐章。对于这首曲子，马丁·库珀（Martin Cooper）曾写道：

> 真正打动听者的，是一种极富戏剧性的感受，即强迫（在这首杰作中，频频出现激烈的冲突之感）两种在本质上毫不相关的主题结合在一起，孕育出一群巨人，其中的片段与变奏，在音乐史上是绝无仅有的。[39]

牛顿的理论关注的是外部世界的事物，贝多芬的音乐则与他在内心世界的发现有关。在我看来，这两位天才在寻求答案时所运用的心理过程其实是相似的。

科学家的目标是发现外部世界的秩序，艺术家的目标则是创造内心的秩序——从自己的主观体验中寻找意义。至于为何科学家走向一个方向，而艺术家走向另一个方向，其中原因尚不明朗，不过利亚姆·赫德森（Liam Hudson）研究了学艺术与学科学的年轻人在性情上的差异，这一研究对这个问题颇有启示。我认为，推动这两种创造性的，是一种"神奇的不满"，这是人类与生俱来的生理本能。神秘与混乱会促使人们去发现和创造新的假设，为现象的迷宫带来秩序与模式。但是，神秘与混乱不仅是外部世界的属性，也是我们自身的本性。我斗胆提出，正如自然的法则难以全部为人所知，人性的复杂同样难以被我们完全掌握。

> 啊，人力所及若无极限，
> 又何必有天堂呢？ [40]

注 释

1. *The Standard Edition of the Complete Psychological Works of Sigmund Freud,* 24 vols., ed. and trans. James Strachey (London: Hogarth Press, 1953–64), 21:213–14.
2. Sigmund Freud, "Some Early Unpublished Letters," *International Journal of Psycho-Analysis* 50 (1969):425.
3. Harry Freud, "My Uncle Sigmund," in *Freud As We Knew Him,* ed. Hendrik M. Ruitenbeek (Detroit: Wayne State University Press, 1973), p.313.
4. Freud, *Standard Edition,* 13:211–12.
5. Edmund Engelman, *Bergasse 19: Sigmund Freud's Home and Offices, Vienna 1938* (New York: Basic Books, 1976).
6. Freud, *Standard Edition,* 20:65.
7. Ibid., 21:177.
8. Ibid., 11:59–137.
9. Anna Freud, *The Ego and the Mechanisms of Defence* (London: Hogarth Press, 1968), p. 44.
10. Freud, *Standard Edition,* 16:376.
11. Ibid., 9:145.
12. Ibid., 9:144.
13. Ibid., 9:146.
14. Ibid., 12:218.
15. Ibid., 12:219.
16. Ibid.
17. Ibid., 12:224.
18. Ibid., 9:8.
19. Ibid., 12:223–4.
20. Ibid., 12:221.
21. Ibid., 21:212.
22. David Stenhouse, *The Evolution of Intelligence; A General Theory and Some of Its Implications* (London: Allen and Unwin, 1974), p. 31.
23. Ibid., p. 67.
24. Quoted in Paul Arthur Schilpp, ed., *Albert Einstein: Philosopher-Scientist* (Evanston, Ill.: Library of Living Philosophers, 1949), pp. 7–8.
25. Quoted in Antonina Vallentin, *Einstein: A Biography* (London: Weidenfeld and Nicolson, 1954), p. 9.
26. Freud, *Standard Edition,* 12:221.
27. Ibid., 12:222.
28. Ibid., 7:156.
29. Albert Einstein, *Out of My Later Years* (London: Greenwood Press, 1956), pp. 60–61.
30. Freud, *Standard Edition,* 4:xxxii.
31. Ernest Jones, *The Young Freud 1856–1900,* vol. 1 of *Life and Work of Sigmund Freud* (London: Hogarth Press, 1953), p. 388.
32. Charles Rycroft, *The Innocence of Dreams* (London: Hogarth Press, 1979), p. 124.
33. Stanley Palombo, *Dreaming and Memory: A New Information-Processing Model* (New York: Basic Books, 1978).

34. Johan Huizinga, *Homo Ludens: A Study of the Play Element in Culture* (London: Maurice Temple Smith, 1970), p. 182.

35. Anton Ehrenzweig, *The Hidden Order of Art: A Study in the Psychology of Artistic Imagination* (London: Weidenfeld and Nicolson, 1967).

36. Ernst Gombrich, *The Sense of Order: A Study in the Psychology of Decorative Art* (Oxford: Phaidon, 1979).

37. Leonard Meyer, "Concerning the Sciences, the Arts – AND the Humanities," *Critical Inquiry* 1 (September 1974): 163–217.

38. Anthony Storr, "Individuation and the Creative Process," *Journal of Analytical Psychology* 28 (1983):329–43.

39. Martin Cooper, *Beethoven: The Last Decade* (Oxford: Oxford University Press, 1970), pp. 388–89.

40. Robert Browning, *Andrea del Sarto,* lines 97–98.

Churchill's
Black Dog

第 8 章

神秘的感应

威廉·戈尔丁在他的讲稿《信仰与创造性》（*Belief and Creativity*）中说道："我一向认为，一位作家的著作，每一本都该尽可能不同。"[1] 他没说明理由，却表示很羡慕那些把一本书翻来覆去写的作家。我猜测他是那种不断挑战自我的人，总是给自己布置新任务，去解决新问题。我最近刚刚重读完他所有出版过的小说，这些作品的确各不相同，使人难以发现其中的关联。《启蒙之旅》（*Rites of Passage*）的拟古考究与《教堂尖塔》（*The Spire*）的梦幻和激情有着天壤之别；带有自传意味的《自由坠落》（*Free Fall*）与《继承者》（*The Inheritors*）也是大相径庭。然而，正是因为这些各不相同的书都出自同一个人的手笔，所以无论它们呈现出多么迥异的面貌，其中必然有些相互联系的因素，必然有些对于人性的观点贯穿始终。

伯特兰·罗素（Bertrand Russell）写到约瑟夫·康拉德[⊖]（Joseph Conrad）时说："在他看来，文明而道德的人生，无异于在刚刚冷却的岩浆上行走，薄薄的岩浆外层虽已冷凝成壳，但内部依然滚烫似火；稍不注意，岩层就会碎裂，而你就会坠入火狱的深渊。"[2] 我认为这些话同样适用于威廉·戈尔丁。尽管戈尔丁称自己为乐观主义者，但他的作品却难以支持这一说法。在表面

⊖ 英国作家。——译者注

之下，暴力、情欲与狂热总是呼之欲出。就像库斯勒[⊖]一样，戈尔丁也认为人类具有某些无可救药的缺陷，稍有不慎便会自取灭亡。当然，这一点在他至今仍备受欢迎的作品《蝇王》（*Lord of the Flies*）中体现得尤其明显。美国人曾做过一系列实验，把男孩带到夏令营中，分为两组，让他们互相对抗，不知戈尔丁是否读到过这类消息。为了防止闹出人命，实验不得不半途而废。戈尔丁不需要读这些无聊的报道，由于身为校长的经历，以及对自己内心的探索，他对人性的黑暗可谓了如指掌。"杀死那头猪，割她的喉，放她的血。"³ 唱起野蛮的歌谣，在身上涂上颜料，杰克（Jack）与他的猎人们就能放下良心拥抱暴力。他们遗忘了求救的火堆，像对待牲畜那样杀害同类。

在戈尔丁的书中，性也更像是一种暴力的冲动，而不是含情脉脉的温柔。戈尔丁不仅讨厌马克思和达尔文，还讨厌弗洛伊德。他称他们为"西方世界里最无聊的三个人"。⁴ 然而，在《继承者》中，洛克（Lok）与珐（Fa）发现两个"新来的人"正在性交，看上去像是扭打在一起：

> 树下的两个人吵吵闹闹，仿佛在争执一般。尤其是那个女人，她开始像猫头鹰一样喊叫，而洛克听见图阿米（Tuami）喘着粗气，就像在与野兽搏斗却自知力不从心一样。他向下看去，发现图阿米不仅在与那个胖女人做爱，还在啃咬她。黑血正从她的耳垂上汩汩而下。⁵

尽管戈尔丁不喜欢弗洛伊德，但这正是弗洛伊德所说的儿童对"原初场景"（primal scene）的解读："如果儿童幼年目睹成年

⊖ 亚瑟·库斯勒（Arthur Koestler），犹太裔英国作家。——译者注

人的性交……他们难免会把性行为当作某种虐待或强迫的行为，也就是说，在他们眼中，性与虐待无异。"[6]

人们在戈尔丁的其他作品里也能发现虐待的踪迹。在《金字塔》（*The Pyramid*）中，不检点的女孩埃薇（Evie）大喊道："伤害我啊，奥利（Olly）！来伤害我吧——"[7]但奥利只有 18 岁，不知道该如何伤害她，也不知该怎样迎合她的性需求。埃薇让威尔默特上尉（Captain Wilmot）打她，当她把身上的鞭痕袒露出来时，年轻的奥利惊愕不已。在《品彻·马丁》（*Pincher Martin*）中，玛丽（Mary）冷若冰霜，让克里斯（Chris）近乎发狂，以至于想入非非：

那些想象中的交合之夜，没有情爱、激情、抚慰或征服，只有折磨，只有被高潮所强化的身体节律——拿去吧，拿去吧！为了你噘起的嘴唇、你的粉色面颊、你夹紧的双膝、你踩在高跟鞋上时的平稳步态——如果杀了你，也是因为你那难以抵挡的魔力与高高在上的美德！[8]

玛丽答应与克里斯出去，却不肯委身于他。克里斯把车开得飞快，差点出车祸，吓得玛丽胆战心惊。他又猛地把车停下，试图在路边强暴玛丽。在《自由坠落》中，萨米（Sammy）一心爱慕着比阿特丽斯（Beatrice），而她却对萨米不理不睬，她的消极被动让他大感挫败：

我曾爱她至深，激情澎湃，对她敬若女神，曾一心想与她分享、交融、袒露心声，渴望打开她难解又神圣的心扉，但如今我却只想孤注一掷，用尽卑鄙又残酷的手段让她给我回应。我们逐渐沦落到只剩性事的地步，曾经朝思暮想的沟通已经变成了折磨。[9]

这段关系没能长久。萨米另找了一个女孩，被动的比阿特丽斯则进了精神病院，而萨米还在怀疑，她患上慢性精神疾病，自己是否负有责任。在《纸人》（*The Paper Men*）中，威尔弗雷德·巴克利（Wilfred Barclay）对纠缠自己的美国学者里克（Rick）的态度可谓残酷至极，虽然这种虐待事关权力，与性无关，但依然是一种虐待。

戈尔丁不喜欢同性恋，但对其中的冲动，他却描写得入木三分。《自由坠落》中压抑、偏执的瓦茨沃神父（Father Watts-Watt）、《金字塔》中醉醺醺又女子气的德·崔西先生（Mr. de Tracy）、《黑暗昭昭》（*Darkness Visible*）中臭名昭著的恋童癖佩迪格里先生（Mr. Pedigree），以及《启蒙之旅》中可怕的科利先生（Mr. Colley）——这些都是十分生动的角色，与戈尔丁笔下的异性恋角色相比，性取向更是他们人格的核心表现。但是，不论性质有何不同，不论取向有何差异，性冲动在戈尔丁的作品中，似乎都是苦乐参半的。不但如此，性似乎从未被视作一个完整的男人或女人的一部分，而是作为一种独立的存在，能控制一个人的意志，强迫他违背自己的意愿，屈从于他所无法掌控的冲动。

性欲并非唯一能让人失控的本能。戈尔丁的人性观未受弗洛伊德的影响，他不认为压抑在人性中起了多大作用。他是从意识解离甚至着魔的角度来看待人性的。在他的小说里，失去意识的桥段比比皆是，数量之多令人惊讶。《蝇王》之中有个像基督一样的人物，叫作西蒙（Simon），他就是一个癫痫患者。他不仅在初次登场的时候就昏迷不醒，在猪崽子向他布道之后也不省人事。值得一提的是，在希波克拉底（Hippocrates）发现癫痫的自然诱因前，这种病症曾被称为"圣疾"。在《黑暗昭昭》中，在一次聚会上，人们传看一幅罗夏墨迹图取乐，而苏菲（Sophy）见了却突然晕倒了。后来，她在想象中谋杀了被绑架的男孩，又惊吓得昏了过去。在这本书的前面部分，马蒂（Matty）在碰到原住民后两次晕厥。《金字塔》里的德·崔西曾因喝酒而昏迷不醒。《纸人》里那个酗酒成性、被人纠缠的作家威尔弗雷德·巴克利，在看到耶稣的形象时昏了过去，醒来发现自己躺在医院里："走投无路、寸步难行、惊慌失措、万事皆休，我张嘴尖叫，屁滚尿流，我知道那就是我的主，而我就这样倒下去了。"[10] 在《自由坠落》中，遇见精神失常的比阿特丽斯时，萨米差点儿昏了过去。《教堂尖塔》中的乔斯琳（Jocelin）不止一次不省人事，在弥留之际，还有过"灵魂出窍"的体验，而那种体验往往是濒死之人常有的。

昏迷、癫痫、醉酒并非正常意识丧失的全部诱因，疯狂也是常见的因素。《金字塔》中的庞斯小姐（Miss Bounce）以及《自由坠落》中的比阿特丽斯都发了疯。《教堂尖塔》里的乔斯琳与罗杰·梅森（Roger Mason）也在疯狂的边缘游走。在《品彻·马丁》里，疯狂是不可缺少的元素："疯狂是免不了的事，就像岩石缝中的避难所。一个人要是走投无路，再也无法保护自己，他大可以躲进疯狂中去，就像那些全副武装的龟鳖一溜烟地钻进水草，与贻贝为伍一样。"[11]

戈尔丁从不讳言自己对上帝的信仰，但他对上帝的看法却与基督徒不同。他的观点与古希腊人近似，而他也熟稔古希腊的语言与著作。古希腊人认为，激情之下理性全无，这是众神所为，非人力所能控制。情欲、蛮勇、狂喜、灵感以及预感，这些情感是难以捉摸、无法控制的。情绪不知从何而来，必须先加以审视，才能知其所以然。在《继承者》中，莉库（Liku）被那些"新来的人"抓住了，洛克"检查了头脑与身体里的沉重感，毫无疑问，这些感受正与莉库有关"。[12] 后来，当珐的踪迹与气息消失时：

> 洛克弯下腰。他双膝跪地，垂下双手，慢慢地撑住自己的身体，然后用尽全身的力气，紧紧地抱住大地。他在枯枝烂叶中扭作一团，抬起头来四下张望，眼中满是惊慌，嘴巴张得大大的。他发出长长的哭号，哀痛、刺耳……他紧紧地抓住灌木丛，任由情绪的浪潮在心中盘旋，通过他的嗓子嚎叫出来。[13]

洛克不是智人，但在戈尔丁看来，尽管智人发展出了洛克所没有的语言，但他们并不能更好地掌控自身的情绪，也无法把情绪整合为自身的一部分。

从某种程度上讲，正因为如此，与其他作家的作品相比，戈尔丁作品中的人类身份认同更加变幻无常，更容易迷失或消散。对于大多数人来讲，连续一致的身份认同感，是根植于身体的。在戈尔丁的小说中，有些段落就像卡夫卡的作品一样，描写了人与身体彻底解离的体验。在《品彻·马丁》中，溺水者"在水中的身体早已不再动弹，但他的心灵在那一片黑暗的头骨中，还在奋力划水"[14]。后来，大海把他冲到了岩石上，"他的脸颊下方还吃着一股劲儿。在那股压力之下，传来了一阵灼痛，一种局部的痛楚，就像牙痛一样纠缠不休。这番痛苦让他回过神来，身心再度融为一体。"[15] 这种与身体解离的体验，常在高烧或者其他重病的情形下出现。弗吉尼亚·伍尔夫（Virginia Woolf）在《远航》（*The Voyage Out*）中就讲述了类似的体验。戈尔丁是否曾身患重病？对于萨米的乳突骨以及乔斯琳"灵魂出窍"的描写，都表明有这个可能性。

不论真相如何，克里斯托弗·哈德利·马丁[⊖]（Christopher Hadley Martin）在只身流落大西洋中部的礁石上时，曾扪心自问：

> 要是没了镜子，我的身份认同该如何保持完整？这件事改变了我。曾经，我有 20 张自己的照片——这样或那样的照片，右下角都写上了大名，好像签章一般。即使在海军服役时，我的身份证件上也有一张那样的照片，这样我好时不时地掏出来看看我是谁。[16]

有人可能会说，马丁是个演员，与旁人不同，不大懂得一直身为同一个人是什么感觉，但不确定身份认同这个主题出现得过于频繁，以至于上述说法不太令人信服。"成为你是什么感觉？"少年萨米问女朋友比阿特丽斯，"洗澡、上厕所、穿高跟鞋碎步走过人行道是什么感觉？知晓你身体散发出这淡淡的清香，让我神魂颠倒、心动不已，又是什么感觉？"[17] 对于一个仍在进行自我发现的青少年来说，这种问题是再自然不过的了，但这种对身份认同的追寻在其他场景里也是很常见的。在《黑暗昭昭》里，马蒂不断地问自己那些可怕的问题："我活着是为了什么？我到底是什么？"在《自由坠落》中，纳粹刑讯官哈尔德博士（Dr. Halde）说道：

> 你一点儿也不健康，蒙乔伊先生。你没有任何坚定的信念，也绝不会因为任何信念而高兴或痛苦。无论是什么东西，想要敲开你的大门，控制你的心神，都不过是白费功夫。你只听命于自

⊖ 《品彻·马丁》的主人公。——译者注

己。任何好的想法，哪怕是对祖国的忠心，在你心中都没多少分量。你坐在脏兮兮的候车室里，等哪一条线路的车，等哪一班车，似乎都无所谓。在信仰的两极之间，我是指对物质的信仰，以及对造物主所创造的世界的信仰，你总是忽此忽彼，时时日日摇摆不定。[18]

如果一个小说家想写出一系列各不相同的书，那么他的信念或身份认同最好还是不要太过僵化。济慈在给伍德豪斯的信中也说过："诗人是世上最无诗意的存在了，因为他不清楚自己是谁——他总是不断地把自己塞进别人的皮囊里。"[19] 要想读懂戈尔丁的小说，其中一种方法，就是把它们看作他心中的一段充满矛盾的旅程，一趟寻找某种统合性与一致性的求索之旅：

可我是个热诚的外行人，既不理性又缺乏一致性，一直在不顾一切地寻找我想要的东西，并总是责备自己……我把所有的制度都挂在墙上，就像一排毫无用处的帽子。它们不适合我。它们都来自外界，都是恰如其分的模式，有的乏味，有的精致。但我已经活得够久了，知道要找一种模式来适应我所知的一切，可这种好事该上哪儿找去？[20]

戈尔丁找到这样的模式了吗？我们不应认为，他与自己笔下的某个人物有着相同的追求，正如我们所见，他非常讨厌那些伟大的还原论者，如达尔文、弗洛伊德——他们总是喜欢创造模式。从戈尔丁最发自肺腑的演讲《信仰与创造性》中，我们得知他信仰上帝，也相信想象力的真实与神秘。戈尔丁的想象力无比强大，即使是他最晦涩难懂的文字，也具有很强的说服力。《黑暗昭昭》里那个救了孩子马蒂的上尉曾提到过"掩盖事物运行的帷幕"[21]，而在我看来，戈尔丁相信想象力有时能穿透这层帷幕。也正是想象力，赋予了诗人与小说家坚定的信心，以及戈尔丁在其讲稿中提到的"权威与力量的声音"[22]。

用想象力来看待现实，是一种极不理性且反智的做法，因此，我们也就不难理解，为何在小说之中，总是头脑简单、心思单纯的人更容易发现事实真相。《继承者》过去是戈尔丁最偏爱的作品，现在可能依然如此。洛克与他的同类心中产生的"图景"，既是思维的先兆，也是对现实的感应，而这种感应是思维无法企及的。在《黑暗昭昭》中，尽管可怜、丑陋、被大火灼烧过的马蒂会表现出一些令人费解的仪式行为，又有精神病的幻想，但他最后却比那些循规蹈矩的角色更"清楚"自己活着的目的。戈尔丁相信，归根结底，我们这个世纪的暴力是对还原主义的反叛。在《黑暗昭昭》中，苏菲的脑海里浮现出了这条真理："愤怒才是通往无知的道路。"[23] 也许，这就是戈尔丁想要表达的主旨。

能与威廉·戈尔丁相识 20 多年，我感到非常幸运。他本人以及他的一些最好的作品，我依然捉摸不透。他是不希望改变这种现状的，我也是如此。对神秘的感应，正是 20 世纪所需要的。

注　释

未特别注明作者的条目均为威廉·戈尔丁的作品。

1. *A Moving Target* (London: Faber and Faber, 1982), p. 198.
2. Bertrand Russell, *Portraits from Memory and Other Essays* (London: Allen and Unwin, 1956), p. 82.
3. *Lord of the Flies* (London: Faber and Faber, 1954), p. 86.
4. *A Moving Target*, pp. 186–87.
5. *The Inheritors* (London: Faber and Faber, 1955), p. 175.
6. *The Standard Edition of the Complete Psychological Works of Sigmund Freud,* 24 vols., ed. and trans. James Strachey (London: Hogarth Press, 1953–64), 7:196.

7. *The Pyramid* (London: Faber and Faber, 1967), p. 79.
8. *Pincher Martin* (London: Faber and Faber, 1956), p. 149.
9. *Free Fall* (London: Faber and Faber, 1959), pp. 122–23.
10. *The Paper Men* (London: Faber and Faber, 1984), p. 123.
11. *Pincher Martin,* p. 186.
12. *The Inheritors,* p. 130.
13. Ibid., pp. 190, 191.
14. *Pincher Martin,* p. 16.
15. Ibid., p. 24.
16. Ibid., p. 132.
17. *Free Fall,* pp. 103–4.
18. Ibid., p. 144.
19. *The Letters of John Keats,* ed. M. B. Forman (Oxford: Oxford University Press, 1935), p. 228.
20. *Free Fall,* pp. 5, 6.
21. *Darkness Visible* (London: Faber and Faber, 1979), p. 16.
22. *A Moving Target,* p. 193.
23. *Darkness Visible,* p. 167.

Churchill's
Black Dog

第 9 章

荣格的人格概念

所有关于人格的概念，或多或少都是主观的。荣格对人的看法也不例外。家庭背景、时代背景、阅读与教育背景，以及身为讲德语的瑞士人，这些因素都对他的理念产生了影响。因此，应该先简单地介绍一下荣格的生平。

卡尔·古斯塔夫·荣格生于 1875 年 7 月 26 日。他的父亲是瑞士改革宗教会的牧师。1879 年，荣格跟随家人搬到了巴塞尔附近的克莱因 – 胡宁根，他大部分的童年时光都是在那里度过的。在人生的前九年里，他是家中的独子，总是沉浸在自己的想象里，大部分时间都在独自玩耍。妹妹出生后，由于她比他年幼许多，也没能缓解他的孤独。

他在当地上学，可入学之后，他比多数同学聪明许多，因而招致不少眼红与敌意。11 岁时，他转去了巴塞尔的文理中学，随后进入巴塞尔大学。荣格最初想学考古学，但巴塞尔大学没有这方面的老师，而他家境也不富裕，他依靠当地大学的奖学金才得以入学。因此，他决定攻读医学，但依然觉得自己的选择是一种无奈之举。不过，在学习进化论与比较解剖学的时候，他过去的兴趣得到了满足。荣格逐渐产生了一种想法：人的心灵有着漫长的历史，其运作规律有着悠久的源头。我认为，这种心灵观源自他对解剖学的研究。如果身体的结构在许多个世纪以来，发生了适应性的演化，那么心灵的结构也许有着相同的发展。

在医学的求学生涯即将结束的时候，荣格负债累累，心中清楚自己应该尽快找个赚钱的营生。起初他想做一名外科医生。后来，他碰巧读了一本由维也纳精神病学家克拉夫特－埃宾（Krafft-Ebing）所作的教科书，立刻就找到了自己未来的道路。1900 年 12 月，荣格成了苏黎世伯格霍兹利精神病院的一名助理，在精神分裂症研究先驱尤金·布洛伊勒（Eugen Bleuler）的指导下工作。1902 年，他发表了医学博士论文《所谓超自然现象的心理学与病理学研究》（*On the Psychology and Pathology of So-Called Occult Phenomena*）。在 1902 ～ 1903 年的那个冬天，荣格前往巴黎的萨尔佩特里尔医院进修了一个学期，跟随皮埃尔·让内（Pierre Janet）研究心理病理学。这家医院可谓大名鼎鼎，弗洛伊德也曾于 1885 ～ 1886 年在此师从沙可（Charcot）。1903 年，荣格与埃玛·劳申巴赫（Emma Rauschenbach）结婚，埃玛为他生下了一儿四女。1905 年，荣格升任伯格霍兹利医院的高级医师，并担任苏黎世大学精神病学讲师。

1907 年 3 月，荣格与弗洛伊德在维也纳相识。他于同年发表了对精神分裂症的原创研究《早发性痴呆的心理学研究》（*The Psychology of Dementia Praecox*），并将一份副本赠予了弗洛伊德。1909 年，荣格同弗洛伊德、费伦齐⊖（Ferenczi）访问美国，并获得了克拉克大学的荣誉学位。同年，他辞去了伯格霍兹利医院的工作，专注于自己逐渐发展壮大的私人诊所。

荣格与弗洛伊德在 1913 年分道扬镳。在那之后，荣格度过

⊖ 桑多尔·费伦齐（Sándor Ferenczi），匈牙利心理学家。——译者注

了一段颇为艰难的时期。他辞去了苏黎世大学的教职，在苏黎世湖畔屈斯纳赫特（Küsnacht）的家中继续写作与执业，直到1961年去世。

虽然荣格一度受弗洛伊德的影响很深，但重要的是，他在遇见弗洛伊德以前，就已经做了许多原创的工作。他对人格的许多观念都可以追溯到他成长的早期。荣格从来不是弗洛伊德的盲目信徒，二人的差别从一开始就很明显。

荣格的早期研究与相关著作中有一个主题，即精神疾病的显著特征是人格的不统一，心理健康则表现为人格统一。荣格的博士论文研究的是他15岁半的表妹，埃莱娜·普雷斯维尔克（Hélène Preiswerk）。这个表妹自称是灵媒，受许多不同人格的"控制"。荣格认为，这些人格是她各个无意识自我部分的人格化，是附属的、不完整的人格，只会暂时占据主导地位。

也许我们还记得，在19世纪和20世纪之交，精神病学家都醉心于研究所谓"多重人格"的案例，比如莫顿·普林斯（Morton Prince）的著名案例萨莉·比彻姆（Sally Beauchamp）。皮埃尔·让内对这种案例尤其感兴趣，曾谈起自己有过几个这样的病例，也对相关文献做过综述。让内认为，神经症的病因是神经系统中的某些生理缺陷，这些缺陷导致人格的多个方面难以整合，这种缺乏整合的现象又导致各个意识层面的分裂与解离。

荣格曾师从让内，并深受其影响；他也深受弗洛伊德的影响，不过他们之间的分歧越来越大。尽管荣格很重视弗洛伊德的压抑概念，但他依然认为，人格能解离为多个附属人格，这与让内的观点一致。以癔症为例，患者可能会表现得像荣格的表妹一般，好像有两个或更多的人格，且这些人格不知道彼此的存在。

因此，对这种神经症的治疗，取决于让这些分裂的自我意识到彼此的存在，从而创造一个全新的、统一的人格。

在荣格看来，精神分裂症患者的人格已经分裂为许多碎片，而不像癔症患者一样，仅仅分裂为两三个。荣格写道：

> 对健康人来说，自我是体验的主体，对精神分裂症患者来说，自我只是体验的主体之一。换句话说，在精神分裂症里，正常的主体被分裂为多个主体，也就是说，分裂为多个自主性情结（autonomous complexes）。[1]

荣格接下来的一系列研究，则基于字词联想测验。在实验中，主试读出列表里的 100 个单词，然后让被试说出听到每个单词时，脑子里出现的第一个词是什么。主试用秒表测定刺激与反应之间的时长，以此了解哪些唤起情绪的词语在无意识中影响了被试。这种词语会使被试的反应变慢。各组词语往往与一个单一的主题有关联，荣格将这种关联命名为"情结"，这一术语就是由他引入精神病学的。这些实验之所以重要，是因为它们以可测量的方式客观地呈现了无意识心理过程的动态效应。荣格举了一个他亲自施测的例子，患者是一个 35 岁的正常男子：

> 首先，"刀"这个词引起了四次不安的反应。接下来引起不安反应的先是"矛"（或"枪"），然后是"打"，然后是"尖"，之后是"瓶"。在短短的 50 个刺激词中，出现了这么多次反应，足以让我看出他的问题所在。于是我说道："原来你有过这么不愉快的经历。"他看了看我，说："我不知道你在说什么。"我说："你知道的，你曾经喝醉了酒，与人闹得不愉快，就捅了别人一刀。"他

问："你是怎么知道的？"然后他就把实情一五一十地告诉了我。他来自一个体面人家，家里都是些单纯善良的人。他在国外时，某日酒后与人争执，拿刀捅了别人，蹲了一年监狱。这件事是个大秘密，他从未对人提起，因为这是他人生中的一大污点。[2]

与那次事件有关的词语组成了一个情结，荣格将其定义为：

某种心理情境的意象（image），带有强烈的情绪。不但如此，这种心理情境还与意识的习惯性态度存在冲突。这种意象有着强大的内在一致性，其本身有完整的结构，并且具有相当高的自主性。因此，意识心理对这种意象的控制是有限的，它在意识内部就像一个自行其是的外来者。[3]

荣格将情结称作人格的碎片。情结往往会干扰人们有意识想要做的事。弗洛伊德在《日常生活心理病理学》（*The Psychopathology of Everyday Life*）一书中所描述的口误，就是由情结所造成的。荣格写道：

情结，会使不恰当的字句脱口而出，也可能让人忘记自己正要介绍的人的名字；在音乐会上，当曼妙的钢琴曲被轻声演奏的时候，你的喉咙却奇痒无比；情结还会使得迟到的人哪怕蹑手蹑脚，也会被椅子绊倒，弄出一声巨响来。[4]

荣格继续写道，情结会在梦中以人格化的形式呈现出来，也会表现为精神分裂症的"幻听"症状。精神病患者会表现出最极端的解离与分裂，但即便是普通人也会受到"情结"的困扰，从而在心理上呈现出某种程度的解离。

　　在伯格霍兹利精神病院的临床工作经历深深地影响了荣格。尽管他在 1909 年就辞去了医院的职务，并且从那时起就一直专注于治疗各种神经症患者，但他对精神分裂症的兴趣依然丝毫不减。他最后一篇有关精神分裂症的论文发表于 1957 年，离他去世仅有四年而已。观念上的分歧，导致荣格与弗洛伊德之间出现了裂痕，而他们许多的分歧都可以归结为临床经历上的差异。弗洛伊德在精神病院仅工作了三周时间，职位是代理医生。他对精神病患者的治疗经验很少。尽管他针对偏执狂法官史瑞伯（Schreber）写了一篇很长的案例研究，但研究根据的是患者自己的记叙，而不是他与患者真实接触的经历。荣格是首位采用精神分析理念来研究妄想与幻觉的精神病学家，而且对于这类在过去被视为无法解释的现象，荣格也是第一个证明其有着心理根源与意义的人。他相信，许多强迫性神经症与癔症都是潜伏性的精神分裂症，并警告说，如果得不到妥善的心理干预，它们可能会导致沉淀性的精神病发作。此外，荣格认为心理治疗在精神分裂症的治疗中能起到有限的作用，并列举了一些自己取得部分成功的案例。

　　正是与精神病患者的工作经验，促使荣格提出了"集体"无意识的假说。他发现，妄想与幻觉很少能通过患者的个人经历来解释。由于荣格在比较宗教学与神话学方面知识渊博，他在精神病的资料里发现了许多相似之处，而这些相似之处，可以说都有一个共同的来源：一种由神话催生的、为人类所共有的心理层面。荣格认为，集体无意识是由神话的主题或原始意象组成的，他将这些主题与意象命名为"原型"（archetype）。原型并非天生的观念，而是"典型的行为模式，一旦进入意识层面，就会以观念与意象的形式呈现出来，就像意识中的其他内容一样"。[5]

荣格通过一个案例说明了这个结论。患者是个 30 来岁的男人，患有偏执型精神分裂症。荣格在医院的走廊里遇上了他：

有一天，我看见他就站在那儿，眯着眼睛看着窗外的太阳，脑袋左摇右晃，样子颇为奇怪。他拉住我的胳膊，说他想给我看样东西。他让我眯着眼睛去看太阳，说这样就能看见太阳的阴茎。如果我左右晃动脑袋，太阳的阴茎也会跟着摇摆，而风就是这么刮起来的。

四年后，荣格看到一篇古希腊的文献，据说文中记载的是密特拉教的宗教仪式，其中描述了一段幻象。

"同样地，救死扶伤的风，便是从那所谓的管子里来的。因为你可以看到，在日盘下挂着一个像管子一样的东西。管子朝向西方时，就好像刮来了一阵永不停息的东风一样。如果另有西风压过东风，朝东边吹去，你同样会看见管子的幻象转向那个方向。"[6]

荣格进一步指出，某些中世纪的绘画描绘了圣灵通过一根管子从天而降，使圣母玛利亚受孕的场景。最初，圣灵就被认为是一阵猛烈的风，即生命的气息⊖（pneuma）。

弗洛伊德认为，无意识主要是因压抑而产生的，是由个体无法接纳的废物堆积而成的。荣格则认为，虽然无意识中肯定包含了一些个体所排斥的人格元素，但也包含了新的机会、未来的萌芽，以及更具适应性的发展方向。弗洛伊德认为神经症源于童年早期，源于患者固着在了童年情绪发展的某些阶段。荣格也认为

⊖ 音译为"普纽玛"，源自希腊语，原意为"气"或"风"，后引申为生命的气息、灵魂或精神。——译者注

童年的某些内容往往在神经症中体现得格外明显，但这些内容的显现却是次要的；神经症患者最主要的问题，是无法适应当下的生活。荣格写道：

从心理上讲，神经症并不完全是由婴儿早期的性情所决定的，必然还有着某些当下的原因……

神经症在何时发病，并非偶然，其中必然有着重要的规律。发病时，患者往往需要做出新的心理调整，也就是说，需要适应新的情况……

我不再从过去寻找神经症的起因，而是寻找当下的原因。我会问：有哪项必须完成的任务是患者无能为力的？[7]

因此，在荣格看来，不应该把神经症症状的形成仅仅看作疾病的开始，还应该将其看作一个人重新审视自身以及自己的价值观，以便更好适应新情况的信号。在某些人生的过渡期，如从青春期到成年期的转变时期，这种说法显得尤其正确。荣格喜欢说："感谢上帝，他患上了神经症！"其中的意思是，无论此人表现出抑郁还是别的什么症状，它们都有一种积极的功能，即迫使他去审视内心。

弗洛伊德及其追随者主要关注神经症的童年决定因素。精神分析的任务是帮助患者回顾早期的记忆。患者的年纪越大，这项任务就越是艰难。因此，在精神分析发展的早期阶段，分析师都不愿意接受中年患者。然而，荣格却成了治疗中年患者的专家。他对心理学的贡献，主要就在于成人发展领域。他对这个生命阶段的兴趣，无疑是源于他与弗洛伊德决裂后多年来所承受的心理压力。这场变故之大，使荣格一度担心自己会失去理智。1912

年，荣格出版了广为人知的《无意识心理学》(*The Psychology of the Unconscious*)的第一版。在自传中，荣格谈到，他写到这本书的结尾时，一连两个月都迟迟不能下笔，因为他知道，这本书一旦面世，就意味着他与弗洛伊德的友谊走到了尽头。他想的没错。这两位伟人分道扬镳的故事，可见于《弗洛伊德与荣格通信集》(*The Freud/Jung Letters*)。[8]

* * *

1913 年 7 月，荣格 38 岁——所谓的中年危机往往在这个时候显现。荣格是第一位关注这种现象的精神病学家，这与他的个人经历有着直接的关系。到了这个年龄，荣格已经结婚生子，事业有成，蜚声世界。在他的意识里，他曾有志与弗洛伊德一道，创立一门关于心灵的新科学。但他内心有某种东西在迫使他违背自己意识里的倾向，坚持自己的观点，纵然他知道弗洛伊德会把这种行为视作背叛。在第一次世界大战期间，荣格经历了人生中最为艰难的危机，但这段经历最终使他收获极大。他做了自我分析，记录下了自己的幻象与梦境，其中有不少令人惊讶的场景。比如他曾三次梦见："正值盛夏时节，突然一股寒流从北极袭来，把大地都冻上了。各处都是一幅冰天雪地的景象，我看见洛林白雪皑皑，运河结冰，整个地区都被废弃了，所有的绿色植物全都死于霜冻。"在后来的梦中，这幅荒芜的景象有了生机，出现了"一棵长着叶子的树，但没有结果（我猜那就是我的生命之树），在白霜之下，那满树的叶子变成了甜美的葡萄，饱含着治愈身心的汁液。"[9]

荣格写道："追寻内心意象的那些年，是我人生中最重要的岁月——在这段时期内，所有重要的事情都被明确了。"[10] 荣格对于人格发展的观点，必定是在那段时期发展起来的。经过自我分析，荣格相信，生命中最重要的事情就是弄清并展现出自己的观点。如果人在某种意义上不忠于自己，偏离了自然（或神）要他们走的道路，他就会患上神经症。内心的声音会出现在梦境、幻想，以及其他无意识的自然产物中，只要用心倾听这种声音，失落的灵魂就能找回正确的道路。当然，这是一种带有宗教意味的观点，不过这种观点并不认定神必然存在。

着手写作另一本著作 ——《心理类型》（*Psychological Types*），标志着荣格中年危机的结束。这本书让他的名字为大众所熟知。荣格提出的"外倾"与"内倾"的概念，就源于他的如下发现：对于相同的心理病理学材料，弗洛伊德与阿德勒（Adler）所做的解释大相径庭。荣格写道：

> 他们两人的理论在很大程度上都是对的，也就是说，他们对材料的解释都能自圆其说，所以，一种神经症必然拥有两个相反的方面，弗洛伊德的理论解释了其中一面，阿德勒的理论则解释了另外一面。但是，为什么每位研究者只能看见其中一面？为什么他们都自认为掌握了唯一的真理？[11]

荣格指出，阿德勒的心理学强调了主体的重要性，却忽视了客体，而弗洛伊德的心理学认为主体永远受重要客体的支配。

内外倾的概念已经为大多数人熟知，也为艾森克（Eysenck）这样的实验心理学家所采纳。荣格对于人格的二分法意义重大，能让我们回到他的时代，以普通医学生的视角来看待这个问题。自生理学家克劳德·伯纳德（Claude Bernard）之后，科学家达成了一个共识，即人体是一个能够自我调节的实体。人体的生理是一套相互制衡的系统，若有任意倾向过了度，就一定会产生另一种与之相反的倾向作为补偿。这种所谓的"内部稳定机制"建立在负反馈的基础上，也就是说，人体的某些性质，例如血糖，一旦有了波动，中央控制系统就会有所感应，并由此启动补偿性的变化，以恢复正常的平衡。

在内外倾的基础上，荣格进一步提出了所谓的"片面发展"（one-sided development）致使人格扭曲的观念：如果一个人过度外向，完全投入外部世界，他就会与心灵的内在世界失去联结；相反，过度内向的人会完全沉浸于自己心灵的产物中，以至于无法适应现实。荣格推测，心理会以与身体一样的方式自我调节。神经症症状的出现，应当被视为无意识启动补偿过程的信号。若有一个新来的患者，问荣格自己该做什么，荣格肯定会说："我不知道，我们先看看无意识有什么想说的吧。我们来审视一下你的梦境与幻想。"

荣格在论文《梦境分析的实际用途》（*The Practical Use of Dream-Analysis*）中举例说明了这个过程。一个地位显赫的男人来找荣格，他的主诉是焦虑、缺乏安全感，还有头晕，有时会引起恶心呕吐、昏昏沉沉、呼吸急促。荣格指出，这些症状与高山病类似。患者出身微末，最终身居高位。他讲的第一个梦是："我回到了我出生的那个小村庄。几个当年同我一起上学的农家孩子聚在路边。路过他们的时候，我假装不认识他们。然后他们其中一人指着我说道：'他很少回村子来。'"患者讲的第二个梦，是他急急忙忙地准备出门远行，却错过了火车；后来他得知，火车司机开得太快，导致后面的车厢脱轨了。[12]

荣格认为，这些梦说明患者此时的职业生涯已经到了顶峰，离自己贫寒的出身已经很远了，他应该安于现状，应该放弃追求更多成就的想法了。这个解读却没能令患者信服，治疗也没能继续下去。没过多久，患者真的"脱了轨"，遇上了灾祸。

这些梦境简单地说明了荣格所说的补偿与自我调节概念。如果那个患者有足够的智慧与洞察力，正视无意识发出的信号，也许就能避免后来的遭遇了。

梦境分析成了荣格及其学生最重要的治疗技术之一。对梦境的解析，是荣格与弗洛伊德的一大分歧。读者也许还记得，弗洛伊德几乎将所有的梦境都当作经过伪装的愿望满足，在他看来，梦境代表了一种间接的表达，即做梦者被压抑的、婴儿期的欲求，如果与其自我不符，或得不到自我的接纳，便会在梦中表现出来。荣格则认为这种对梦境的理解太过狭隘。梦境可能是以难以理解的象征语言表达出来的，但不见得所有的梦都在隐藏不被接纳的欲望。荣格写道：

关于无意识的本质，最基本的错误可能就在于，人们常常认为无意识的内容只有一种含义，并且被打上了正面或负面的标签，不可改变。依我的浅见，这种看法太过天真了。如同身体一样，心灵是一个自我调节的系统，能保持自身的平衡。其中任何一种过程过了度，补偿的现象就必定会立即出现，若是没有补偿，就既不会有正常的新陈代谢，也不会有正常的心灵。从这个意义上来说，补偿理论堪称心理行为的基本定律。某一方面的贫乏会导致另一方面的过度。同样，意识与无意识之间也是相互补偿的。这是梦境解读中最可靠的法则之一。当我们着手解析梦境时，问这个问题总是有帮助的：这个梦能补偿意识里的哪种态度？ [13]

荣格的人格理念，最初在很大程度上来自他治疗精神病和神经症患者的经历。但是，随着他的名声越来越响，许多没有明显神经症症状的人也来向他问诊。这些人过得既不如意，也不快乐，因为他们失去了生活的意义与目的。他们中的许多人都事业有成、非常聪明、社会适应能力良好，而且也许正经历着荣格经历过的中年危机。

最让荣格感兴趣的正是这一人群，他们出类拔萃，天性促使他们抛弃世俗的成功，去寻找自己的道路。荣格曾说过，从研究者而非治疗师的角度来看，他更关注患者的质量，而不是数量："自然是崇尚贵族的，一个有价值的人胜过十个没价值的人。"[14]由于荣格把这些人看作文明的传承者，因此帮助他们实现个人目标就成了一项非常重要的任务。

在荣格眼中，人格是一项成就，而非遗传的资料。他将其称为"个人生命内在特质的终极实现"。[15]其本质是一种成年人的理想，这正是我曾说荣格的主要贡献在于成人发展领域的原因："只有成年人，而不是小孩，才能获得圆满人生的硕果——人格，并且一生都朝着这个方向努力。人格的形成，意味着一个人发展到了最理想的境界。"[16]

这种最理想的发展境界，是一种叫作"完整"或"整合"的目标。达到这种境界时，心灵的不同要素，无论是意识的还是无意识的，都紧密地结合在了一起。可以说，这种状态与精神分裂症分崩离析的状态是截然相反的。对这个目标的追寻，既是永无止境的，也无法一劳永逸。接近这个目标的人，都会拥有荣格所说的"免于情绪纠缠的态度与波澜不惊的心境，即一种超然物外的意识"。[17]

寻求整合，在本质上是一场有着宗教意味的追寻，只不过与任何公认的教条无关。之所以说它具有宗教意味，是因为这场追寻涉及个体内在的改变，从一切以自我与意志为重，转变为承认有某种整合性的因素在指引着他，且这种因素并不在他的掌控范围之内。荣格曾这样描述那些经历了"漫长而徒劳的挣扎"后终于找到内心平静的人：

总结他人自述的经历，你便能归纳其中的规律：他们回归自我、接纳自我、与自我和解，进而与逆境和挫折和解。这就像那句老话说的：他与上帝握手言和，他放下了自己的意志，顺从于上帝的意志。[18]

这种态度的转变与新的人格统一，会以象征的形式表现出来。荣格曾阐述过这些象征，例如环形代表"完整"，就好比藏传佛教里一种辅助冥想的法器，即所谓的"曼陀罗"。

如果我们能认识到，无意识与意识一样，都是决定性因素，如果我们在生活中不仅能考虑意识的要求，还能尽可能地考虑无意的要求，那么整个人格的重心就会转移到适当的位置上。重心不会再放在自我上了，因为自我只是意识的中心；相反，人格的重心会处在意识与无意识之间那个假设的点上。这个新的中心也许可以叫作"自性"（self）。[19]

自性，以曼陀罗为象征，是统一与统合的原型。荣格相信，这种原型会在各种形式的一神教中表现出来。因此，自性便是内在的神明；而个体对自我实现与统一的寻求，就成了荣格所说的"上帝追寻其目标"的手段。[20]

在本章开篇的荣格生平介绍中，我提到他是一名瑞士改革宗教会牧师的儿子。他的两个叔叔也是牧师，母亲的家族中则至少有六名教士。然而，荣格在很小的时候，就对成长环境中的传统信仰产生了极大的怀疑。他逐渐把宗教看作一种个人事务，与公认的教条没什么关系。他曾试图同父亲探讨自己的一些疑虑，但父亲却不愿与他讨论。荣格发现自己并不认同自小耳濡目染的信仰，与此同时却依然相信，如果一个人不承认自己需依靠某些高于自我的力量，他就会既不幸福，也不健康。

荣格曾在信中对弗洛伊德谈及是否要加入新成立的国际伦理与文化协会的问题：

这个协会真能弄出个救世主来吗？它又会弄出什么新的神话来让我们奉为圭臬？只有智者才能从纯粹的理性推定中得出伦理道德，我们芸芸众生则需要神话中永恒真理的指引。从这一点上，你可以看出，我对这个问题并非漠不关心。性解放的伦理问题确实很严重，需要所有有德之士劳心费力。至于业已存在两千年之久的基督教，则另需一种同等分量的事物取而代之。[21]

也许有人会说，荣格后期的所有作品代表了他在试图为童年失去的信仰寻找替代品。有人甚至可能会说，荣格只不过是用分析梦境与幻想代替了祈祷而已。荣格要求他的患者把梦境与幻想画下来。不但如此，他还鼓励患者每天拨出一些时间来幻想——在荣格的治疗技术中，这种方法被称为"主动想象"。这种心理状态与某种形式的冥想类似，在这种冥想中，评判被搁置，意识则被保留下来。在主动想象时，患者须留意脑中出现的幻想。这样一来，他就能重拾被隐藏起来的自我部分，并将自己的心灵之旅描绘出来。这个过程与神秘主义者口中的"回忆、静默与沉思"有着惊人的相似之处。

一些最有创意的发现正是来自这种幻想状态。不少艺术家与科学家都声称自己的灵感直接来源于梦境。譬如 R. L. 史蒂文森就曾说过,《化身博士》的情节是他在梦中想到的。但是,大多数新理念或问题的解决之道,都是在介于清醒与睡梦之间的心理状态中浮现的;这种状态与荣格所说的"主动想象"一致或类同。荣格本人就曾说过,他的目标在于唤起一种心理状态,使个体借由创造性的想象来探索自己的本性,而不是停留在一种固着的贫乏状态里。

此外,荣格尤其强调,他的患者不应该认为自己的幻想与艺术有任何关系,不过确实有一些幻想的画作值得展出。在我的论文《自性化与创造性过程》[22]（*Individuation and the Creative Process*）中,我讨论过他持有这种态度的某些原因。

显然,荣格担心的是自然的、自发的幻想与艺术幻想之间的区别,他认为前者是直接由无意识产生的,后者则有着主观刻意的目的。然而,这种分别也不是绝对的。尽管艺术家会有意识地修饰和塑造自己的幻想,科学家也会设法证明自己的假设,但艺术家与科学家都将自己的许多灵感与发现归功于意识以外的来源。荣格的患者,即使没有艺术天分,也会常常接触艺术的原材料,也就是最终能用于创作小说或绘画的材料。

荣格所说的自性化,与科学家与艺术家所说的创造过程有许多共同之处。我们已经谈过,荣格鼓励患者培养的心理状态,与那种常常激发灵感的心理状态是相同的。自性化是一项终身的任务,永远不会有完成的一天,就像一个人满怀希望地朝着一个永远无法达到的目的地前行一样。荣格写道："在分析中得到的新态度，迟早会在某方面显得有所不足，而这是一个必要的过程，因为生命奔流不息，不断地要求我们适应新的情况。适应绝不是一劳永逸的。"[23]

创造的过程，无论是科学的还是艺术的，也都是一趟没有终点的旅途。科学家和艺术家都不会长久地满足于已有的发现或成就。前路永无止境，总有新的问题需要解决。

荣格所说的整合，就是将对立的事物统一起来，找到外倾与内倾、意识与无意识的新平衡。库斯勒在他的《创造的活动》(*The Act of Creation*)一书中谈到，"异类联想"(bisociation)是最基本的创造性感知，指的是将原本被认为互相矛盾的情境或理念联系起来；换句话说，就是在对立的事物之间建立新的联结。[24]在科学上，新的假设通常会融合并超越原本与之不相容的假设。在艺术上，对立物之间的平衡与对比往往是美学模式的基本成分。

荣格对个体心理内部不断变化的动力十分关注，这是一件很有意思的事，部分原因在于，他所关注的问题已经过时了。在过去的30年里⊖，我们目睹了精神分析中"客体关系"学派的兴起，其代表人物有梅兰妮·克莱因、罗纳德·费尔贝恩(Ronald Fairbairn)、唐纳德·温尼科特(Donald Winnicott)，后来他们的观点又得到了约翰·鲍尔比的支持。无论精神分析阵营中出现哪些分歧，有一种观点却是人人都赞同的：要想理解人类的成长与发展，就必须先研究他们的人际关系。从婴儿最早与母亲的关系开始，研究者便认定人的幸福与满足取决于人际关系，而神经症

⊖ 即20世纪50~80年代。——译者注

的治疗，在很大程度上就是要帮助患者理解和改善他们与治疗师的关系，从而改善他们的人际关系。

谈到这个话题时，荣格却说，真正重要的是患者与无意识的关系，以及自性化过程所带来的个体心理内部的动态变化。荣格很清楚人际关系的重要性，但他强调的重点却与同时代的精神分析师不同。也许，当前将人际关系拔高至人类存在的观点，似乎有些过了头。也许，我们可以将荣格的观点作为起点，修正这种过度重视客体关系的倾向。

荣格后期的著作主要探讨的是自性化的过程，以及自性化过程所表现出来的象征。常常让人感到不解的是，荣格对炼金术也很感兴趣。这是因为，他发现炼金术士对他们"工作"的描述，与他的患者身上呈现的状况颇有相似之处。荣格认为，炼金术士寻找"点金石"的方法，与其说是一种化学实验，不如说是一趟心灵的旅程。具体而言，炼金术士所关心的，是对立物的转化与结合，而化学上的相互作用，则是心灵过程的象征。因为炼金术在科学上毫无可取之处，它不过是一场宏大的投射测验，就像一张罗夏墨迹图，观察者所见的任何事物，其实都源自他本人的心灵。

荣格对传统基督教的排斥，似乎在一定程度上源于他很讨厌"邦葛罗斯"⊖（Pangloss）式的东西。在他看来，正统的基督徒似乎不愿意接受现实中邪恶的一面。因此，他在少年时读到叔本华的著作时，应该会颇感宽慰：

⊖ 伏尔泰（Voltaire）小说《老实人》（*Candide ou L'Optimisme*）中的角色，对一切持有盲目乐观的态度。——译者注

终于有个哲学家敢正视这个宇宙的本质了，并非一切都是最好的。他既不鼓吹造物主是全知全能的，也不宣扬宇宙的和谐，而是对人类历史的可悲与自然的残酷背后的基本缺陷直言不讳：创造世界的意志是盲目的。[25]

终其一生，荣格都很关注邪恶这一问题。他始终认为现实中的善恶是并存的，并且为此与维克多·怀特神父（Father Victor White）进行了一番有意思的交流。维克多·怀特是多明我修会的牧师，也是牛津大学黑衣修士院的信理神学教授。怀特神父曾与荣格交往甚密，但在邪恶问题上的分歧让他们渐生嫌隙，最终分道扬镳。维克多·怀特始终坚持天主教"善之缺乏"（privatio boni）的理论——邪恶是由善良的缺失所致，其本身并不存在。荣格则坚决反对这种观点。在他看来，善恶都是真实存在的，是对立的两极。

荣格的许多思想，似乎都直接来自叔本华。叔本华认为，个人是潜在意志的体现，而这种意志不受时空的限制。荣格持有相似的观点，他在自传的开篇写道："我的生活就是无意识自我实现的故事。"[26]

荣格的"自性化"这个词，也来自叔本华。叔本华认为，个性（individuality）的概念，也就是"个体化原理"（principium individuationis），就基于人类在时间与空间范畴内的局限；这种局限迫使我们关注个人的目标，看不见意志原有的统一性——我们每个人都只是这种意志的体现。

荣格也相信，在空间与时间之外存在着一个领域，而个体是在离开那个领域之后才开始分化的。他借用诺斯替教派的术语，将这个超越意识的精神领域称作"普累若麻"（Pleroma）。在普累若麻中，所有的一切都是一体的，不存在对立之分，如善与恶、光与暗、时间与空间、力与物质，等等。

叔本华的哲学主张通过否认与禁欲将人从个性的束缚中解放出来，荣格的哲学则主张肯定与实现人的个性。

荣格认为所有的存在都有着潜在的统一性，所以，他相信身体与精神、空间与时间，都是人为赋予现实的分类，并不能准确地反映现实。物理学家沃尔夫冈·泡利（Wolfgang Pauli）也接受过荣格的精神分析。通过与他的合作，荣格逐渐认为，物理学家对物质的探索，与心理学家对心灵的研究，可能是考察同一种潜在现实的不同方式。从不同的参考框架来看，心灵与身体也许只是同一实体的不同侧面。

荣格声称，人们有"足够的理由"相信，"心灵根植于某些在本质上不属于心灵的事物"。[27] 泡利则推测，"存在一种宇宙的秩序，既不受我们选择的影响，也不同于这个世界上的任何现象"。[28] 荣格写道："微观物理学与深度心理学的背景，既不是完全物理的，也不是完全心灵的，而是第三种东西，是某种中性的事物，我们至多只能在暗示中把握它，因为它的本质是先验的。"[29]

无论我们如何看待荣格后期的艰深探索，他的原创性、他的创造力、他对人格发展领域的贡献，以及他在分析心理治疗的技术与实践上所做的创新，都是毋庸置疑的。

注 释

未特别注明作者的条目均为荣格的作品。

1. "Mental Disease and the Psyche," in *Collected Works,* 20 vols., trans. R. F. C. Hull (London: Routledge and Kegan Paul, 1953–79), vol. 3, para. 498 (cited hereafter as *CW,* by volume and paragraph number).

2. "The Tavistock Lectures" (Lecture 2), *CW* 18:105.

3. "A Review of the Complex Theory," *CW* 8:201.

4. Ibid., para. 202.

5. "On the Nature of the Psyche," *CW* 8:435.

6. "The Structure of the Psyche," *CW* 8:317–18.

7. "Psychoanalysis and Neurosis," *CW* 4:317–18, 570.

8. William McGuire, ed., *The Freud/Jung Letters,* trans. Ralph Manheim and R. F. C. Hull (London: Hogarth Press/Routledge and Kegan Paul, 1974).

9. *Memories, Dreams, Reflections* (London: Routledge and Kegan Paul, 1963), p. 170.

10. Ibid., p. 191.

11. "The Psychology of the Unconscious," *CW* 7:57.

12. "The Practical Use of Dream-Analysis," *CW* 16:297–300.

13. Ibid., para. 330.

14. "The Relations Between the Ego and the Unconscious," *CW* 7:236.

15. "The Development of Personality," *CW* 17:289.

16. Ibid.

17. "Commentary on 'The Secret of the Golden Flower,'" *CW* 13:68.

18. "Psychology and Religion," *CW* 11:138.

19. "Commentary on 'The Secret of the Golden Flower,'" *CW* 13:67.

20. "The Undiscovered Self," *CW* 10:588.

21. McGuire, *Freud/Jung Letters,* Letter 178J, p. 294.

22. Anthony Storr, "Individuation and the Creative Process," *Journal of Analytical Psychology* 28 (1983):329–43.

23. "The Transcendent Function," *CW* 8:143.

24. Arthur Koestler, *The Act of Creation* (London: Hutchinson, 1964).

25. *Memories, Dreams, Reflections,* p. 76.

26. Ibid., p. 17.

27. "On the Nature of the Psyche," *CW* 8:437.

28. Wolfgang Pauli, "The Influence of Archetypal Ideas on the Scientific Theories of Kepler," in *The Interpretation of Nature and the Psyche,* C. G. Jung and Wolfgang Pauli (London: Routledge and Kegan Paul, 1955), p. 152.

29. "Mysterium Coniunctionis," *CW* 14:768.

Churchill's
Black Dog

第
10
章

为何精神分析不是科学

尽管弗洛伊德希望精神分析是（或者能够成为）一门科学，但本章的写作目的是说明这种希望注定要以失望告终。

精神分析的某些假设，的确能用科学的方法予以研究，也就是说，它们可以像其他领域里的科学假设一样，用客观的方法来评估、验证或推翻，但这毕竟是少数。这是因为精神分析里的多数假设，都建立在精神分析治疗的观察之上，而精神分析治疗不能算作科学的程序。在精神分析治疗的过程中，观察者的主观经验与偏见会不可避免地影响观察的结果，不论如何努力保持客观，他都不可能做到如同观察化学或物理实验一般。

当然，若是把人当作只对刺激做出反应的客体，用这种观念来研究人类，倒也是可行的。这便是实验心理学的目标。但这样一来，无论是精神分析，还是任何其他类型的心理治疗，都是做不下去的，其中的原因，我将在下文说明。

弗洛伊德一心想做科学家，不愿承认自己在职业生涯的早期就已经抛弃这个身份了。在我看来，这种态度造成了糟糕的影响。如果不曾有人声称精神分析是科学，关于它的地位也就不会有那么多的争论了。在过去的30年里，约翰·鲍尔比也许是最有影响力的精神分析师了，他曾说过，他认为弗洛伊德的态度使精神分析的发展滞后了 50 年之久。尽管如此，鲍尔比对弗洛伊德的天才与原创性依然推崇备至。理解这种矛盾性，就需要了解弗洛伊德思想发展的一些方面。

弗洛伊德不仅是一名医生，他还在厄恩斯特·布吕克[⊖]（Ernst Brücke）的实验室里接受过培训。据布吕克的同事埃米尔·杜波依斯－雷蒙德（Emil du Bois-Reymond）所说，布吕克"曾庄严宣誓要证明这项真理：在有机体内部，除了生化的作用以外，不存在其他任何驱力"。[1]事实证明，在化学与物理这些精确的科学中，这种顽固且毫不妥协的决定论观点是正确的，但在当时，它大大偏离了布吕克及其同时代的科学家在求学时被教授的活力论生物学。一连 15 年，弗洛伊德都埋首于科学研究，他起初研究了鱼的神经系统，然后研究了人类的中枢神经系统。即便是在他开始提出精神分析理念的时候，他仍对自己过去研究神经解剖学的岁月怀有遗憾。晚至 1891 年，他出版了一部有关失语症的专著，并且在 1897 年出版了一部有关童年大脑性瘫痪的著作。由于布吕克的两名助理相对年轻一些，弗洛伊德在实验室的晋升机会很小。因此，布吕克建议弗洛伊德开业行医。弗洛伊德与玛莎·伯奈斯（Martha Bernays）的恋情也促使他做出了自行执业的决定，因为他不多赚些钱，就没法跟她结婚。尽管有些不情愿，但弗洛伊德于 1881 年取得了医学学位，然后进入布吕克的生理学研究所担任助教。

接受了那么多"硬"科学的训练，弗洛伊德对神经症症状的研究方法自然而然地脱胎于他接受的医学与科学训练。也就是说，在他看来，神经症的症状与器质性病变的躯体症状是同等性

⊖ 与下文的埃米尔·杜波依斯－雷蒙德同为德国生理学家。——译者注

质的现象，并且起初治疗神经症时，他采用的是当时的治疗身体疾病的疗法：水疗法、电疗法与按摩。但是在 1885 年夏天，弗洛伊德申请并获得了留学奖学金，在 1885~1886 年的冬天得以前往巴黎，师从著名的神经科学家沙可。

在这之前，沙可已经花了几年的时间研究催眠术，试图找到器质性瘫痪与癔症性瘫痪之间的差异。沙可让弗洛伊德看到，虽然观念是看不见、摸不着的，却能引起神经症。癔症性瘫痪并不是由生理上的原因产生的，而是由患者对他身体的错误观念所致。患者的瘫痪，并不是由于外周神经系统中的某处产生了病灶；一条腿的瘫痪，是与患者对自己的腿部起于何处、止于何处的观念相对应的。不但如此，沙可还展示了如何用催眠的手段来人为地引发癔症性瘫痪。

如果观念能造成癔症症状，那么观念可能同样有治愈的效果。催眠术的确能强行植入健康的观念，而且弗洛伊德发现，催眠术的确能缓解一些癔症症状。因此，他开始将催眠术作为治疗神经症性障碍的主要方法，直到 1896 年为止。

渐渐地，催眠术发展出了两个层面。第一个层面，就是将健康的观念植入患者的头脑；这些健康的观念，就是一些积极的暗示，用于对抗那些导致症状的消极观念。第二个层面更为重要，是由弗洛伊德的朋友兼同事，约瑟夫·布洛伊尔（Josef Breuer）发展起来的。在治疗著名的案例安娜·O（Anna O），也就是贝尔塔·帕彭海姆（Bertha Pappenheim）的时候，布洛伊尔通过催眠发现，如果能说服患者回忆每种癔症症状最初出现时的场景，症状就会消失。布洛伊尔将此治疗方法称作"宣泄"（catharsis）。因此，催眠的用途变成了帮助患者回忆被遗忘的病源。这样一来，催眠术就不再用于正面、直接地治疗神经症症状，而是成了一种调查手段。

这种方法虽然劳心费力，但在本质上却很简单，弗洛伊德与布洛伊尔希望所有的神经症症状都能用这样的方法来治疗。在合作的第一篇论文《癔症研究》（*Studies on Hysteria*）中，他们写道：

起初，我们的发现让我们感到十分惊讶，一旦我们成功地让患者想起引发癔症的事件，唤起伴随那次事件的情感，并且让患者尽可能用最详细的语言，把事情讲述出来，把当时的情感表达出来，所有的癔症症状就会立即、彻底地消失。[2]

后来，同样的技术被用于强迫症状的治疗。在另一篇论文里，我们读到了一个女孩的案例：

由于对小便失禁的强迫性恐惧，她几乎完全不与人来往。如果不上几次厕所，她就无法走出家门或接待访客。康复原理：这是由诱惑或不信任导致的强迫观念。她并不是不信任自己的膀胱，而是不相信自己能抵制性冲动。这种强迫观念的起源很明显地说明了这个问题。她曾在剧院里见到一个吸引她的男子，产生了情欲，并且感到想要小便（就像女性的尿失禁问题）。她不得不离开剧院，并且从那时起，她就时常害怕再次产生同样的感觉，但性欲却被尿意所代替了。后来她痊愈了。[3]

从这段记录中我们可以看出，神经症症状源于不愉快的记忆，或者不被接受与承认的情绪，在这一点上，它们不同于躯体疾病，却能以同样的方式来看待。肺炎球菌是引发肺炎的病菌，只要使用恰当的药物就能将其消灭；同样，神经症是由被压抑的情绪或创伤引起的，能够通过回忆与发泄来治疗。

此外，尽管催眠术这项技术依然只是用来帮助患者找回受压抑的记忆与不愉快的情绪的，但我们还是可以把它传授给学生，就像教授阑尾切除术一样。这样一来，心理治疗师就能担任传统的医疗从业者角色：熟练且专业、和蔼又权威，靠超人一等的学识造福患者；他仁慈又善解人意，但其本质上却是疏远的。

只要这种对神经症的看法没变，治疗师就会继续将患者当作孤立个体，不考虑患者当下所处的环境与人际关系。因为，若是神经症的成因在于过去，那么治疗师只需帮助患者回忆过去的事情。由于试图把患者置于孤立、人造的环境中来加以理解，远离真实的生活，并且把那些真正了解患者的亲朋好友排除在外，为此，精神分析师常常饱受诟病。不过，如果神经症真是由过去受压抑的情绪，特别是童年早期的情绪引起的，那么将当前的人际关系置于一边，创造一个有助于回忆过去的情境，也是不无道理的。如果患者的疾患是由发炎的阑尾引起的，那么外科医生的职责就是找到并切除阑尾。至于家属说患者对病痛有何反应，则是无关紧要的。

关于那个对尿失禁有强迫性恐惧的女孩，并未留下详细的病历。对于这样的案例，如今的精神科医生仍然有许多需要解答的问题。但是，正如弗洛伊德所说，我们知道她已经痊愈了；这个结果对她来说已经足够了，似乎我们也就不必深究了。在当时，弗洛伊德对待患者的态度，与今天的行为治疗师颇为相似。虽然行为治疗师认为神经症的症状是习得的、适应不良的习惯，而不是由受压抑的情绪所引起的，但他们对患者的态度，却无异于医生对待躯体疾病患者，而这正是弗洛伊德开始治疗患者时的态度。无论患者有何症状，医生的目标都是了解背后的病因，并采用恰当的治疗方法消除这些症状。这是完全正确的做法。医生没必要了解患者的为人，更不用检视自身的人格与动机。在医生看来，最理想的做法就是使用其他医生都能学会并运用的方法，来找到治疗疾病的办法；医生的人格则与这些方法无关。同样，据说艾森克就曾说过，行为治疗师应该像牙医一样：体贴、善良，这是毫无疑问的，但他们在本质上是熟练的技术人员，他们所用的治疗方法是任何聪明人都能学会的，也能用寻常的科学方法加以评估。

对于躯体疾病，以及某些界定明确的神经症性障碍，这种客观、科学的做法是完全合理的。如果我因哮喘而去看医生，我肯定希望医生是呼吸道疾病的专家，能为我开出必需的药方。如果他恰好还很了解人际关系，并且能理解我这个人，那就算是锦上添花，我虽心怀感激，但这依然是次要的好处，而不是主要的目标。

在治疗具体的恐惧症方面，尤其是那些源自明确创伤事件的恐惧症，行为治疗师取得了极大的成功，我绝不会质疑他们的成就。我对他们的观点确实颇为认同。如果所有神经症都能用客观、科学、人人都能学会的方法来治疗，那必定是项了不起的成就。这肯定也是弗洛伊德早年间的希望，而且他一生都没有完全放弃这个想法。但是，主观因素会阻碍这种理想的实现，甚至在20世纪之前，这种现象就已见端倪。在治疗了18名患者之后，弗洛伊德在其1896年发表的论文《癔症的病因》（*The Aetiology of Hysteria*）中写道："无论是哪些案例、哪些症状，只要我们加以审视，最终都必然都会回到性经历的问题上。所以，我们似乎首次揭露了癔症症状病因学上的前提条件。"[4]

弗洛伊德进一步指出，尽管在有些案例中，癔症症状似乎是由微不足道的事情引发的，但精神分析揭示，"在每个癔症案例的背后，至少都有一次不成熟的性经历，这些经历发生在童年早期，即便时隔数十年，也能在精神分析的过程中重现"。[5]

罗杰·布朗（Roger Brown）指出，这是弗洛伊德最后一次试图用数据来说明病因，即便在这一次，也是连对照组都没有。布朗认为，弗洛伊德的态度之所以发生转变，有两个原因。其一，他逐渐意识到，有些患者讲述的过去只是幻想，不是事实。其二，弗洛伊德开始了自我分析。弗洛伊德知道，在他本人——这第19名患者身上，俄狄浦斯情结在童年期显得极为重要；但患者也知道，自己不曾真正经受到性的引诱。因此，弗洛伊德的关注点从所谓的创伤事件（他把性诱惑当作最严重的创伤），转移到了审视患者内心的幻想世界上。或许，精神分析原本可被视为揭示神经症成因的科学探索，至此则变为了对患者想象世界的探索，再也不能算是科学了。[6]

弗洛伊德曾立志将精神分析发展为一门真正的心灵科学，但他的理想注定会失败，其中的原因还不止于他如上所述的转变。弗洛伊德最初关于不成熟性唤起的假设，是建立在离奇的"转换性癔症"案例基础上的，而这种案例在今天几乎已经见不到了。其中的原因我们不得而知，但有种解释不无道理：今天的女性，即使再不自由，也比弗洛伊德生活的年代更为自主和自由。在19世纪，头脑聪明的女性若不结婚，或者婚姻不幸福，那在生活中就近乎全无指望。在社交与性方面，她们不得不忍受诸多的不如意，要么因为未婚而受人轻视，要么陷入困境，永无出头之日。这些女性会用戏剧性的方式来表达自己的不满，并出现一些病症，如此一来，即使她们得不到自己想要的东西，至少也能获得一些关注。

安娜·O以及同时代的女性所呈现出来的癔症症状，在很多情况下就像躯体疾病的症状一样，医生能找出某种明确的缘由并进行消除。但多数神经症症状并非如此。如果患者头疼，我们可以认为其症状是由外因引起的。少数神经症症状也是如此，某些具体的恐惧症就是最好的例子。但是，大多数神经症症状与患者的整体人格有着更为密切的联系，如果不考虑其整体人格，就无法理解其患病的原因。

以广场恐惧症的常见症状为例，在有些案例里，广场恐惧症可能是由可怕的经历，也就是所谓的创伤事件引起的。比如说，在街上遭遇过性侵的女孩，可能在一段时间内都不愿意再独自出门了。但是在大多数情况下，广场恐惧症的原因，是鲍尔比所说的"依恋行为"出现了问题。也就是说，通过深入探索患者早年的情绪发展，我们能发现，患者童年时的依恋对象是不稳定或缺位的，这样一来，儿童不但没能增长自信，还会把世界看作可怕的、难测的地方，如果没人给予支持，独自外出就很危险。

再看看复发性抑郁症的例子。易患抑郁症的人在面对逆境时，总是觉得既无助又绝望。要想理解患者在面对失望、丧失或挑战时，为何总是会产生严重的抑郁，就必须考察其成长环境的情绪氛围。虽然医药治疗的方法能缓解抑郁的发作，但若不考虑整体人格，医生就无法理解患者陷入重性抑郁的倾向；患者也不可能学会如何更好地应对这种倾向，因为抗抑郁药与电休克治疗已经直接处理了他的症状。

随着时间的推移，寻求精神分析的患者的症状变得比广场恐惧症或复发性抑郁症更加难以捉摸。时至今日，许多寻求心理治疗的患者，并非患有某种明确的神经症，而是由于泛化的不快乐、工作的压力或是人际关系中的困境。他们带到治疗中的问题，正是托马斯·萨斯（Thomas Szasz）所说的"生活问题"[7]，因此，分析师需要做的是去了解患者，而不是治疗特定的症状。精神分析自 19 世纪 90 年代诞生以来，离医学模式越来越远了。

精神分析之所以更关注人的整体，而不是关注神经症症状，其中还有另一个重要的原因，那就是弗洛伊德所用的治疗方法发生了变化。我在前文提到过，弗洛伊德在 1896 年以前，一直在用催眠术。其实，我更想这样写：他在 1896 年终于放弃了催眠术。从 1892 年起，他就在逐渐调整自己的方法。我认为，用自由联想代替催眠，是弗洛伊德最重要的治疗创新。自由联想的运用，使得心理治疗师的角色，与传统的医生角色比起来，变得更为被动、不那么权威了，也让患者变得主动起来。从原则上讲，催眠术这种治疗技术依赖于医生的权威与患者的服从。被催眠的患者恢复健康，是因为催眠师说他能康复；他回想起一段遥远的记忆是因为催眠师要求他这样做。自由联想使患者保留了自主性，他与治疗师的关系变得更加独立，不再像个顺从的孩子。患者不再向治疗师寻求直接的建议或具体的指导，而是学着将精神分析用于更好地理解自我，从而开始学习如何解决自己的问题。

患者自主性的增强，是自由联想带来的最重要的结果，但并不是唯一的结果。如果我们鼓励一个人说出脑海中出现的任何想法而不加以掩饰，那么他不仅会谈论自己的症状，还会谈论自己的希望与恐惧、愿望与失望、成功与失败，以及他心里想的任何事、任何使他成为一个独特的人的事。从这个角度来看，我们又一次看见，精神分析治疗的重点从直接处理神经症的症状，转移到了关注整个人上面。

弗洛伊德对移情的发现，进一步促进了这种转变。在治疗工作中，弗洛伊德发现，患者在情感上将他视作一个非常重要的人。他本人并不喜欢这种情况，但后来不得不承认，这是精神分析治疗中的一个关键部分。起初，弗洛伊德认为移情只是一种对分析师的情欲上的依恋，确实有这种可能。尽管听起来有些糟糕，但正如弗洛伊德所想，这种移情是克服患者阻抗的有效方法。后来，弗洛伊德把移情看作一种人为引发的神经症，能使患者重现自己对待父母的所有态度。通过做出解释，弗洛伊德会努力将这种重现的态度转变成对过去的回忆，让患者确信他们的情绪问题是属于过去的，从而减少患者在当下的情绪。弗洛伊德写道：

> 也就是说，患者会对医生产生一种爱的情感（常常还掺杂着敌意），这种情感却不是建立在他们真实关系基础上的。从这种情感所表现出的种种细节来看，其来源能追溯到患者往日一厢情愿的幻想，而这种幻想已经不为意识所觉察了。[8]

换言之，弗洛伊德在竭力忽视患者在现实中对他产生真情实意的可能性。

事实上，无论患者对治疗师的看法在多大程度上受到过往经历的扭曲，他把分析师放在特殊的位置上，都是一件再自然不过的事情。许多接受分析的患者从未感受过分析师给予他们的长期关心。除了精神分析之外，他们在生活中再也找不到任何别的场合，让人花上这么多个小时用心倾听自己了。1910 年 6 月，弗洛伊德在给普菲斯特[⊖]的信中写道："至于移情，那完全是一种诅咒。"[9] 我们不难理解弗洛伊德为何有此感受。他的患者并没有仅仅把他当作一个训练有素的专家，能凭借自己高超的技能，揭示神经症的来源，消除神经症的症状；他们更是把他当作救世主、完美的爱人，或者父亲般的人物。患者想要的不是他的科学知识，而是他的爱。

不论弗洛伊德对移情做出了多少理性的解读，他对移情现象的发现，都再一次将精神分析的关注点从神经症症状本身转移到了人际关系的方向上。不但如此，精神分析师很快就发现，自己不能，也无法成为那种疏远的、不受患者影响的观察者。在早期的精神分析师中，荣格是第一个坚称分析师自己必须接受分析的人。在理想的情况下，分析师应该克服自身的情绪障碍与偏见，才能更好地治疗患者。不过，荣格坚持认为，分析师必须保持开放的态度，愿意改变自我。他们必须允许自己受到患者的影响，这样才能帮助患者。他们还必须通过内省的方法，时时审视自己的情绪反应，因为对于患者所说的话，分析师自身的主观反应是理解患者的重要工具。

这与科学家的心理定式有着天壤之别。在做科学实验时，科学家要费尽千辛万苦，才能控制自己的情绪，以免对观察的客观性产生任何影响。也许，某个特定的实验会唤起他深深的希望或担忧；也许，溶液是呈现红色还是蓝色，就足以影响诺贝尔奖花落谁家。但科学家决不能容许他的希望或担忧影响他观察实验结果时的超然，也不能允许他对自己的认知影响他对化学反应的理解。

⊖ 奥斯卡·普菲斯特（Oskar Pfister），瑞士新教牧师、业余精神分析师。——译者注

在做精神分析时，分析师必须对患者保持一定程度的客观。但如果他想理解患者，就必须同时考虑自己的感受，以及他对患者感受的反应。如果分析师对待患者，就如同科学家对待化学溶液一般，那他就切断了与患者相互理解时的信息来源。

因此，诸多文献都阐述过，精神分析越来越不局限于直接处理神经症的症状，而是更加关注理解患者与人际关系。神经症症状成了精神分析的切入点，一旦分析开始，往往就被搁置一旁了。不久之前，我与伦敦塔维斯托克诊所（Tavistock Clinic）的一名资深员工有过一番交流，他们的诊所里全是精神分析师。他告诉我，他们在考虑聘请一名行为治疗师。在这样一个弗洛伊德大本营里，竟然要引进一个格格不入的异类。起初我感到十分惊讶，但很快就想明白了。"你们需要行为治疗师来消除症状，"我说，"好让你们着手处理真正重要的事情——分析。"

如果你想理解他人，就必须努力理解他们的人际关系。因为我们所了解的人，是由他们与他人的比较与互动所定义的。约翰·麦克默里[⊖]（John Macmurray）说过："人是由彼此之间的关系组成的。'我'只是'你与我'这个复合体中的一部分。"[10]

在精神分析的领域内，如今为人所知的"客体关系"学派见证了一项转变，即不再将患者看作闭合的系统，用压抑与本能固着来解释他们遇到的困难，而是将他们看作早期人际关系出了问题的人。约翰·鲍尔比的研究标志着这种重心的转变达到了顶峰，他的三卷长篇巨著《依恋与丧失》成书于1980年。[11]鲍尔比的神经症概念完全建立在与他人重要关系出现的问题上，而不再强调本能固着。

⊖ 英国哲学家。——译者注

治疗症状与治疗人，是两种不同的实践思路。对待神经症症状，我们完全可以保持客观科学的态度，但在理解人的时候，我们做不到这样。由于弗洛伊德认定精神分析是科学，自己是科学家，以至于治病与治人的差异含混不清，造成了不必要的误解。艾森克说精神分析是不科学的，他说得完全正确，但如果不是弗洛伊德及其追随者声称精神分析是科学，艾森克也不会就此发难。他们之所以试图确立精神分析的科学地位，其中的一部分原因在于弗洛伊德原本的教育背景，还有一部分原因是人们高估了精确科学的意义——时至今日，我们才终于开始修正这项错误。人类其他的事业，如历史与文学，虽然与科学截然不同，但同等重要。我们很难想象艾森克会指责诗歌不够科学，因为没有人会认为诗歌应该与科学有什么瓜葛。

为什么用客观、科学的方法来看待人类是不够的？行为主义者根本不认同这个观点，其中最著名的就是 B. F. 斯金纳（B. F. Skinner）。早期的行为主义者试图用纯粹决定论的客观视角来看待人类，不考虑任何源于内省的东西，只考察外显的行为。这种研究人类的方法认为，行为完全是由外部因素所决定的，人类就好像台球一样，既没有意志，也没有意图。这正是斯金纳对人类的看法。他眼中的乌托邦，则是一个严加控制的环境，创造适当的"强化条件"（contingencies of reinforcement），就能自动产生符合社会标准的行为，增进大众的幸福。斯金纳写道：

> 自主的人——内在的人……哪怕歌颂自由与尊严的文学都为之摇旗呐喊，这样的概念都将被废止……科学的行为分析剥夺了人类的自主性，将他曾声称拥有的控制权交予环境……我们需要更多的控制，而不是更少……当前的问题在于如何设计一个世

界，这个世界不为现在的人所喜爱，但生活在其中的人会安居乐业……要是没有科学，我们就一无所有。[12]

事实真是如此吗？我希望不是。有的人，也许是斯金纳，需要决定人们想要什么样的世界，需要设计强化的条件来塑造整个世界。我见过斯金纳，也读过他自传的第一卷。尽管他为人随和，但我不想生活在由他设计的世界里。这是因为，行为主义者用严格的决定论来看待人类；关于我们的本质，他们所告诉我们的那一套实在是太无趣了。

正如前文所述，对于神经症症状，我们能或多或少地以决定论的态度视之，但哲学家们已经发现，在处理日常的人际关系问题时，这种态度则是难以为继的。例如，P. F. 斯特劳森（P. F. Strawson）指出，对于患者的部分行为，如若一时难以理解，或者患者无法自控，精神分析师或许可以暂时采取一定程度的客观、淡然的态度。可是，一旦理解了那些行为，理解了它们与患者的其他行为之间的关系，分析师就不该再持有这种态度了。斯特劳森举了一个精神分析师的例子，而这正是弗洛伊德当初想成为的那种分析师。斯特劳森写道：

他的客观态度，他对道德评判的搁置，都大大受到了这一事实的影响：精神分析的目的正在于让这种搁置变得毫无必要，或者至少变得没那么必要。在这里，我们可能会自然而然地谈到恢复主体自由的话题。但在这里，自由的恢复就意味着使主体的行为在意识的层面上变得可以理解，而不是只能从无意识的角度去理解。这就是精神分析的目标，若是能达成这个目标，对一般道德态度的搁置或一定程度的搁置，都会变得没有必要了。[13]

换言之，一旦精神分析师找到症状的起源，将症状的意义以及与之相联的情感带入意识，他就必须在治疗中将患者视为拥有意志与意图的人、拥有选择能力的人，而不能将其看作一个身不由己的人，好像他的行为要么由无意识的因素决定，要么由外在因素（即斯金纳所说的"强化条件"）所左右。

在一本精神分析论文集的序言中，查尔斯·里克罗夫特谈到了他的思想转变历程。他曾将精神分析看作一种因果论，但后来将其看作一种语义学理论。也就是说，他认为精神分析的主要任务不再是找出症状的原因，而是弄清患者表达的意思并理解其人格。如果患者的症状完全是由无意识的愿望或被压抑的创伤事件引起的，那么让患者意识到这些决定因素应该会消除这些症状（有时的确如此），就像弗洛伊德报告的早期案例一样。但是，里克罗夫特指出：

首先，症状不完全是个人的问题，它们有着社会性的联系与功能，一个人的改变，可能依赖于其他人的改变。其次，除了患有明确的精神性神经症的情况，分析时需要考虑患者的整体人格，包括他意识中的价值观。再次，对于神经症的持续，意识与无意识的动机都起到了作用。[14]

因此，现代精神分析师不仅要关注如何让无意识的内容进入意识，还要理解人。如果我们要理解人，就必须接纳斯金纳及其追随者试图消灭的东西——只有通过内省才能显现的内在生命，同意识中的意图、意志、动机、信念与价值都息息相关的生命。

与理解疾病、动物、树木，甚至神经症症状比起来，理解人是完全不同的事情。以赛亚·伯林⊖（Isaiah Berlin）说得非常清楚：

> 他人的动机或行为，无论其中有多少不足之处，要试图理解其中的意义，都需要一种完全不同于学习或了解外在世界的心态或活动……
>
> 我们可以肯定地说，我们自己不仅是存在于空间内的躯壳，受到重要的自然力量影响，我们还会思考、选择、遵守规则、做出决定，换句话说，我们拥有内在的生命。对于这种内在生命，我们能够觉察，也能加以描述，所以我们认为他人理应有相似的内在生命（就算有人质疑，我们依然坚信不疑），如果没有的话，那么除开一堆人类的躯壳以外，所谓的沟通、语言、人类社会的概念都会变得难以理解了。[15]

正如以赛亚·伯林所说，这种认识比我们在日常社会生活中的认识要更完善、更深入。若是只用客观、科学的态度看待人类，就只能观察到他们的行为。这种态度没有把人看作拥有内在生命的个体，更具体地说，没有把人看作拥有意志与意图的个体。D. C. 丹尼特（D. C. Dennett）在一篇论文中提出了"意向性解释"（intentional explanation）的概念，也就是"用思想、欲望、信念、意图，而非化学反应、爆炸式增长、电脉冲来解释人类行为的出现"。[16]

那种客观的态度，被丹尼特称为"机械论"，只能用来说明他人的行为。虽然这种态度能帮我们分辨某种行为的原因，但我们无法说明他人的意图，也不能弄清这种行为对此人来说有何意义。

⊖ 英国哲学家、观念史学家。——译者注

我们日常与人交往的时候，必然会采用意向性的态度。我肯定认为自己拥有情绪、思维、欲望、信念与意图；一般而言，我也必定认为他人有这些东西。机械论的态度只可作为个例，意向性的态度则必须作为常态。阿纳托尔·拉波波特[⊖]（Anatol Rapoport）指出，在博弈中，我们必然会对对手做出"相似性假设"：在博弈的时候，我们会假设对手也想赢，并且为了获胜，我们会做出同样的考虑，会运用相同的策略，否则就不存在所谓的博弈了。[17]

用客观的、机械论的态度看待人类，实际上还会让观察者失去一种重要的信息来源。在与人交流时，要想弄清他人的想法与感受，我们就必须依赖自身的主观体验。我们会观察行为，观察他人向我们传递的信号。但在解读那些信号时，我们至少要在一定程度上参考自己当下或过去的感受。这就是为什么我们难以理解来自不同文化背景的人。我们容易误解接收到的信号。

相反，关系亲密的人，如夫妻，往往会对彼此的感受非常敏感，这不仅是因为双方会把快乐、悲伤、疲惫或激情表现出来，还因为一方的情绪状态会对另一方产生直接的影响。对于亲近的人，我们关心他们的情绪，其中部分原因在于我们或多或少有些利他的精神，更重要的则是对方快乐与否对我们有着直接的影响。若要理解患者，精神分析师就需要受到患者的影响；精神分析是一项需要动用情绪的专业，这便是其中的原因之一。

精神分析的关注点，若不限于孤立的神经症症状，它就不能，也永远不会像其他的"硬"科学一样成为一门科学。可即便如此，我们也不能将其贬低为一无是处的主观看法。精神分析是一门专业

⊖ 美国数学心理学家。——译者注

的学科：只有训练有素的人才能从事这份工作。要做精神分析师，就必须利用自己的情绪反应来理解患者，但也必须控制这些情绪反应，以免影响患者的表达。精神分析与日常的社交互动大不相同。尽管精神分析师所用的技巧比我们理解他人的一般方式要多一些讲究，但他还必须学会收敛自己，不要过于张扬。分析师决不能用一般的社交方式来回应自己的患者，而且必须抑制那些不能帮助患者了解自我的回应。精神分析注定是一条单行道，其目的是使患者受益，而分析师不应得到除了酬劳、锻炼技能以外的任何其他收益。精神分析的工作需要分析师竭尽他全部的直觉与共情能力去理解患者。这种理解必须来自分析师自己的主观体验与人生经历，他决不能用实验科学家所必需的疏离、冷静、客观的态度来对待患者，而精神分析也绝不可能成为一门精确的科学。

注 释

1. Quoted in Frank J. Sulloway, *Freud, Biologist of the Mind: Beyond the Psychoanalytic Legend* (New York: Basic Books, 1979), p. 14.
2. *The Standard Edition of the Complete Psychological Works of Sigmund Freud,* 24 vols., ed. and trans. James Strachey (London: Hogarth Press, 1953–64), 2:6.
3. Freud, *Standard Edition,* 3:77.
4. Ibid., 3:199.
5. Ibid., 3:203.
6. Roger Brown and Richard J. Herrnstein, *Psychology* (Boston: Little, Brown, 1975), p. 583.
7. Thomas S. Szasz, *The Ethics of Psychoanalysis* (New York: Basic Books, 1965), p. 71.
8. Freud, *Standard Edition,* 11:51.
9. Quoted in Ernest Jones, *The Years of Maturity, 1901–19,* vol. 2 of *Life and Work of Sigmund Freud* (London: Hogarth Press, 1955), p. 497.
10. John Macmurray, *Persons in Relation,* vol. 2 of *The Form of the Personal* (London: Faber and Faber, 1961), p. 24.
11. John Bowlby, *Attachment and Loss,* 3 vols. (London: Hogarth Press/Institute of Psycho-Analysis, 1969, 1973, 1980).
12. B. F. Skinner, *Beyond Freedom and Dignity* (New York: Knopf, 1971), pp. 200, 205, 177, 164, 160.
13. P. F. Strawson, *Freedom and Resentment and Other Essays* (London: Methuen, 1974), pp. 19–20.
14. Charles Rycroft, ed., *Psychoanalysis Observed* (New York: Coward-McCann, 1967), p. 11.
15. Isaiah Berlin, *Vico and Herder: Two Studies in the History of Ideas* (London: Hogarth Press, 1976), pp. 28, 23.
16. D. C. Dennett, "Mechanism and Responsibility," in *Essays on Freedom of Action,* ed. Ted Honderich (London: Routledge and Kegan Paul, 1973), p. 161.
17. Anatol Rapoport, *Fights, Games and Debates* (Ann Arbor: University of Michigan Press, 1960), pp. 306ff.

Churchill's
Black Dog

第
11
章

象征心理学

统一与整合的象征

象征心理学是一个涵盖内容很广的主题。因此，我给本章添了一个副标题，来说明我主要涉及的话题。

我们可以为象征下这样的定义："能代表某些事物或具有代表功能的任何事物。"国旗便是一个例子。人们要是把国旗插在一片土地上，就意味或象征着这片土地归国旗代表的国家所有。十字架是基督教的核心象征。见了十字架，人人都知道它代表或象征着基督教。希特勒亲自挑选的扭曲十字，或称卍字符，则成了纳粹德国的象征。

我们为什么会使用象征？象征在人类心理中占有什么地位？象征有什么作用？很明显，象征属于较高级的人类心理活动；与理解概念、抽象思考（而不是反射性的反应或者情绪的爆发）的能力息息相关。我们知道高等动物会做梦，也许它们也能理解并创造象征；但对于那些在进化上低等得多的动物，我们则很难相信它们有这种能力。使用象征的能力，可能与智力和思考的能力息息相关，也与心灵的"内在世界"这个不一定与外部现实紧密相连的世界息息相关。

假设存在一种动物，它们对环境的适应几乎堪称完美；它们生存所需的食物既丰富又容易获得；在它们的生存环境中，有足够的潜在配偶，能够保证种群的繁衍，也无须提防掠食者的袭击。这种动物要生存下来、发展壮大，只需要环境保持不变即可。只要一切都维持在这个状态，这种动物的行为就只会由先天的本能反应所主宰。它们不需要思考或规划，更不必使用象征。通过观察昆虫，我们发现诸如捕猎、挖洞这样的一系列复杂行为，都深深地镌刻在了它们的神经系统里。其中有些行为模式非常复杂，以至于乍看起来，很难让人相信不是有意思考的产物。但如果用实验来干扰这些行为序列，行为模式的僵化就会显露无遗。这些动物不得不"从头开始"，因为它们无法改变行为模式。

更重要的是，如果环境发生了改变，昆虫便不能适应。大部分动物只能任由环境的摆布。树袋熊对生活环境非常挑剔，只以桉树的叶子为食。它们身体的构造完美地适应了大量摄食桉树叶的生活。但如果森林起火，或者桉树大量枯死，树袋熊就会陷入灭绝的险境。

这种现象也会发生在人类身上。在19世纪40年代，爱尔兰的马铃薯遭受疫病，收成尽失，尽管爱尔兰四面环海，渔产丰富，但依然有成千上万的农民饿死。如果农民受过足够的教育，知道如何发挥他们的潜能，而不是安于无知、忍受剥削，大饥荒就不会发生了。事实上，许多人都从爱尔兰逃了出来，移居美国。时至今日，英国政府在应对饥荒方面依然很无能。爱尔兰人一直怀恨在心，而那些移民美国、远在大西洋彼岸的爱尔兰后裔，一直在资助爱尔兰共和军的恐怖主义活动。爱尔兰农民的例子说明，除非环境永远保持不变，否则行为模式的僵化就是生存的大敌。也许神话里的至福之岛的确能永无变故，但我们的世界显然不是这样的。

人类之所以能发展壮大，在一定程度上得归功于我们行为的灵活性。康拉德·洛仑茨[⊖]（Konrad Lorenz）称人类是"没有专长的专家"。我们没有僵化的天性，不会只能适应某一种环境，或者只能依赖某一种食物。正因为如此，无论是在赤道还是在北极，人类都能生存；无论是在死海的洼地还是安第斯山脉的顶峰，都有人类生活的踪迹。人类的饮食既能以蛋白质为主，也能以蔬菜为主。尽管有些需要必须得到满足，如氧气、水源，以及抵御严寒与酷热，但大自然为我们设下的限制还是颇为宽松的。

可能有人会说，拥有了灵活性，就必然付出一定的代价——我们无法完美地适应外部世界，无法从环境中获得全然的满足。请想想前文提到的动物，它们几乎完美地适应了身处的环境；只要环境保持不变，就能满足它们的所有需求。它们心满意足、无忧无虑、与世无争，就像生活在天堂里一样。但是对于人类来说，这样的平静祥和只存在于幻想，不存在于现实。

梭伦[⊜]（Solon）曾说："在一个人去世之前，不应说他幸福，顶多能说他幸运。"¹尽管我们可能有过心满意足的时刻，但这种时刻总是稍纵即逝的。人类的丰功伟业总是由永无止境的渴望所推动，这种渴望催促着人类追逐乌托邦式的幻想，去征服新的高峰，去寻求新的生活方式，甚至离开地球，到浩瀚的宇宙中去探索。

人与环境之间并无完美的适应，这正是决定人类想象力发展的一个因素。

⊖ 奥地利动物学家。——译者注
⊜ 古希腊政治家。——译者注

啊，人力所及若无极限，

又何必有天堂呢？[2]

想象的内在世界与象征，这两者的发展是分不开的。由于想象的内在世界与外部世界是分离的领域，人们若想将这两个世界联系起来，就需要一些桥梁。象征的功能之一，就是搭建这样的桥梁。

独树一帜的英国精神分析师唐纳德·温尼科特曾研究过他所说的"过渡客体"（transitional object）。[3]许多幼儿都会对某些没有生命的客体产生依恋之情，不愿与之分离。这些客体可能是泰迪熊或洋娃娃，也可能是毛毯甚至尿布。因为这些客体能为孩子提供舒适与安全感，所以孩子对其倾注了许多情感；要是没有它们，孩子可能就会睡不着觉。很明显，这样的客体就成了一种象征。它们代表了母亲所提供的东西，因此在一定程度上成了母亲的替代品。我们不能把这种客体贬低为单纯的想象，因为它的确真实存在于外部世界，只不过为它赋予了意义的是孩子的想象力。这样一来，象征性的客体充当了孩子的想象世界与外部世界之间的桥梁。它不完全属于这两个世界，却同时参与其中。

象征的桥梁连接了主客观的鸿沟，因此也为外部世界赋予了意义。象征与象征性活动促使心理能量从一种形式转变为另一种形式。荣格举了澳大利亚土著瓦桑迪人（Wachandi）丰产仪式的例子。每当春天来临时，瓦桑迪人都会在地上挖一个圆形的坑，用灌木环绕，使其形似女性的生殖器。然后他们围绕在坑边彻夜跳舞，将长矛插进坑中，喊道："不是坑，不是坑，而是阴道。"这种象征性的活动将原始的性驱力导向农业，为这种原本寒耕热耘的劳作赋予了情绪上的意义。荣格也注意到了在农田里布置

"婚床"，以期土地获得丰收的古老习俗。他说："正如我让女人多生子嗣，我也将使土地丰收。这种象征将力比多导向了耕耘土地，使大地肥沃。"[4]

如果象征的功能失效，或者说，如果内外部世界的鸿沟太宽，难以联结，外部世界就会失去所有的意义。精神分裂症患者身上就会出现这样的现象。在这种精神疾病的某些类型里，患者在外界得不到满足，便远离外部现实，转向内心的幻想世界。由于他的内心世界不再通过寻常的符号与现实联系在一起，他就变得越来越难以为他人所理解。我们管这种患者叫"疯子"。我们还不了解引起精神分裂症的全部因素，但就这种病症而言，值得注意的是，许多案例都表明，患者使用隐喻或象征的语言能力受损了。因此，如果我们问精神分裂症患者一句谚语的意思，例如"滚石不生苔藓"，他可能就会答道："如果石头滚下山坡，就没时间让苔藓长出来。"

如果只能理解字面意思，一个人就无法运用象征。在一些精神分裂的案例中，患者会报告说自己梦见了没有颜色也没有什么特点的景象，例如一片冰封的大地。这恰恰反映了他无法将内在与外在连接起来，无法把自己的情感投入世界。精神分裂症的另一个特点，就是人格内聚力的丧失。在慢性精神分裂的案例中，患者人格的内聚力严重受损，以至于患者似乎已不再是一个统整的实体，而在观者看来更像是一系列分裂的自我，且各个自我之间互不相关，完全由当下的情绪所控制。

每个人都或多或少的是"分裂的自我"。我们都是矛盾的动物，受制于愿望与冲动，而这些愿望与冲动往往又互不相容。这与大自然赋予我们的灵活性有关。那种假想的、完美适应环境的动物，既能平和自处，也与外界相安无事。个体也许有时会面临短暂的冲突，例如繁殖的冲动与觅食的需要之间的冲突，但我们很难想象，冲突会在这种生物身上存在太久。一种需要得到满足后，它们便会去设法满足另一种需求。

人，至少是西方人，很少能得到全然的满足，并且常常对人生常态感到不满，也许这正是促使人类做出发明创造、进一步掌控环境的动力。即便是性也只能带来短暂的满足。弗洛伊德曾写道："尽管听起来很怪，但我相信，我们需要考虑这样一种可能性，也就是在性本能的本质中，存在着一些不利于实现全然满足的东西。"[5]

如果事实的确如此，就难怪人类似乎总在寻找那种难以实现的融合与统一。在《会饮篇》（*Symposium*）中，柏拉图借阿里斯托芬（Aristophanes）之口，称男人与女人原本应是一个整体的两半。这种整体具有三种性别：男性、女性、雌雄同体。由于他们傲慢自大，宙斯便将他们切成了两半。因此，每一半都被迫去寻找自己失去的另一半，才能寻回原有的完整。因此，爱就是"寻求完整的愿望"。阿里斯托芬说："人类通往幸福之路，就在于完成爱的任务，找到与自己匹配的伴侣，恢复原本的状态。"[6]

这则神话用象征的语言，简练地表达了一项有关人类本性的真相，并且指出了象征的另一个功能。由于象征的意义并不精确，而是发散的，所以象征表达的符号之精简，传达的意义之丰富，都是平淡的言语所无法比拟的。

对于完整性的渴望与追寻，除了与所爱之人的结合以外，还有其他的实现方式。最为关注内在统一的心理学家就是荣格，第9章已经探讨了他的人格概念。荣格将个体心灵内部对于整合的追寻称为"自性化的过程"。荣格发现，如果他能让被试探索自己本性的不同方面，留意自己的梦境与幻想，就能启动一种心理发展的过程，而这种效果是传统而简化的心理治疗方法所不能达到的。

正如第9章所述，新的统一性标志着患者的治疗有了进展，而这种统一性是用象征性的环形表达出来的，荣格将这种环形比作藏传佛教中辅助冥想的曼陀罗。谈及曼陀罗时，荣格曾写道："在某种冲突的心态下，以及在精神分裂症的案例中，它们会作为心理现象，自动地出现在梦中。它们常常四个一组，或者呈现出四的倍数，组成十字架、星形、方形或八边形等。"[7] 在荣格看来，四个一组的图形，与环形一样，都是完整或统一的象征。

曼陀罗的形状既会在患者走向新的统一时出现，也会出现在精神分裂症的破碎状态中，这看起来有些矛盾。事实上，这种现象说明了象征的另一种重要的特性。象征既能表达心理状态，也能诱发心理状态。走向整合的患者，心中会产生这样的象征，说明他们形成了新的心态。精神分裂症患者产生这种象征，则说明他们迫切地想要寻回已经失去的整合心态。

我们所说的"艺术品"也是一种象征性的表达，我们在其中也能看到上述的双重功能。一件艺术品即使只是为了专门取悦赞助人，也必然会表达出艺术家的内心世界与心理状态中的某些东西。但是，我们欣赏艺术家的作品时，也会被他加之于艺术品中的某种秩序或和谐性所影响。哈里森·高夫（Harrison Gough）简单明了地阐述了这种效应："举例来说，艺术品重塑了形体与空间中的张力，使之达到平衡，与此同时，也调节了观者内心的张力，让他产生一种会心与满足之感。"[8]

曼陀罗存在于许多文化中，至少可以追溯到旧石器时代，还会出现在儿童的随手涂鸦中。罗达·凯洛格（Rhoda Kellogg）发现，儿童在两三岁时会把图形重叠起来画，形成她所说的"结合体"。最常见的一种结合体就是一个圆形将其他形状（如方形和三角形）圈在里面。[9]哈佛大学的心理学家霍华德·加德纳（Howard Gardner）在论述他儿童绘画的书籍中写道：

> 曼陀罗是结合体中最好的例子。曼陀罗不仅常见于许多结合体中，而且更重要的一点是，它似乎代表了一种"结合行为"的重要倾向：将最简单、最协调的图形合并在一起，就会形成曼陀罗一样的形状。[10]

霍华德·加德纳所说的"结合行为"，是人类的典型特点。不论是在主观上还是客观上，这种行为都在不断地出现。荣格曾讲过，个体人格内部总是在不断地将对立的事物结合在一起，这既是个人发展的过程，也是创造性过程的典型特征——无论是艺术还是科学，都是如此。我之前曾讲过，象征的一个功能便是连接想象的内在世界与客观的外在世界。根特大学的化学教授弗里德里希·奥古斯特·凯库勒·冯·斯特拉多尼茨（Friedrich August Kekulé von Stradonitz）提供了一个著名的例子，并被论述创造性过程的文献广泛引用：在1865年的一个下午，他在炉火前睡着了。他在睡梦中看到原子按照许多不同的结构组合在一起。

> 这些幻觉反复浮现，致使我的心灵之眼变得越来越敏锐，终于得以分辨出较大的结构。其中有些长条，有时会贴合得更为紧密，并且扭曲缠绕，就像蛇在爬行一样。看哪！那是什么？有一条蛇咬住了自己的尾巴，在我面前旋转起来，像是在嘲笑我一

般。就像被闪电击中一般，我突然惊醒过来……让我们都学会做梦吧，先生们。[11]

凯库勒的梦境使他得以发现苯环的结构，进而为现代有机化学奠定了基础。蛇咬住自己的尾巴，恰好也是一种古老的象征，即衔尾蛇，而荣格就常常发现这种图案出现在他的患者所画的曼陀罗中。这是一个让人震撼的例子，说明象征同时参与了这两个世界：心灵的世界与外部现实的世界。

艺术与科学领域的创造往往都有一个显著的特征，也就是使先前看似截然不同、相去甚远的理念合而为一。无论是艺术问题还是科学问题，解决之道往往在于如何使明显不同的主题或事物联系在一起，以形成更大的整体。科学发现与艺术创作之间的差异，我已经在第 7 章"精神分析与创造性"中探究过了。尽管差异的确存在，但科学与艺术有着相同的目标，即在纷乱中寻找秩序，在差异中寻找统一。科学家在做出发现时产生的强烈快乐，也叫作"尤里卡"体验，同画家与音乐家解决美学问题时所产生的愉悦感是相似的。这两类问题的答案，都有着外部与内部的有效性。大自然为我们的心理过程增添了一种本能：每当我们将先前看似不一致或相去甚远的东西结合在一起时，我们都会感到无比的喜悦。对完整的渴望与追求不仅局限于爱情。

第 3 章中牛顿提出万有引力定律的故事，就是一个典型的例子：新兴科学假设结合并超越原先互不相关的科学发现。开普勒提出了行星运动的定律，伽利略发现了地球上事物运行的定律。牛顿的万有引力假设说明，天上的物体与地面上的物体遵循着同样的法则。

绘画常常关注如何在对立的形体与色彩之间取得平衡，从而创造一种新的、令人满意的统一。音乐也是如此。我在第 7 章中提到的贝多芬的《大赋格曲》，便是将听来天差地别的主题结合起来并予以超越的作品。这是个极端的例子。即便是最简单的乐曲也是由对比的元素组成的。一段简单的旋律会离开主音、继续发展，然后回到原点；曲调的格式将方向相反的音调结合起来。

在我看来，音乐是象征性活动的最好的例子。音乐往往被视为最抽象的艺术形式。也许正是因为如此，沃尔特·佩特[一]（Walter Pater）才会写下这句名言："所有的艺术形式都力求与音乐看齐。"[12]

音乐没有明显的生物学用途。有人说绘画能磨炼人类感知外界的能力，可能最初是具有适应性意义的活动，而不纯粹是为了审美。对于音乐就没有这样的说法。我们也许可以推测，文学最初源于讲故事的艺术。讲故事的人把祖先的传统讲给听者，可以说是强化了他们自己的身份认同；此外，他还提供了行为的传统规范，可以说是在帮助听者适应这个世界。我们无法在音乐上找到这方面的意义。

尽管有些音乐模仿了自然界的声音，如布谷鸟的叫声和海浪的声音，但音乐在自然中是很少见的，而大多数音乐也不是为了代表自然的声音。甚至连音乐的起源都众说纷纭。赫伯特·斯宾塞[二]（Herbert Spencer）认为音乐源于语言，达尔文则认为语言源于音乐。音乐只有两项实用功能。其中之一是促进与增强身体运动的节律。音乐能缓解行走等重复性身体运动带来的疲劳。音乐

[一] 英国文艺评论家。——译者注
[二] 英国哲学家、社会学家。——译者注

还能让人群同时体验到相似的情绪，从而加强团结；尽管这项功能已滥用于煽风点火、蛊惑人心，但在仪式或者其他场合中，它还是有发挥作用的地方。

我们为何能从音乐中获得莫大的乐趣，以及我们为什么觉得伟大的音乐如此重要，生物学与语言学的理论都没能给出答案。有些音乐家坚称，音乐除了其自身以外，没有任何其他的意义。例如，斯特拉文斯基[⊖]（Stravinsky）曾说："音乐表达自己。"他称音乐是"超个人、超现实的，超越了语言能表达的意义，也无法用语言来描述"。尽管斯特拉文斯基认同乐曲在一定程度上源于作曲家的情绪，可被视为那些情绪的象征，但他补充道："更重要的是，乐曲完全超越了作曲家的情绪……一首新的音乐就是一种新的现实。"[13]

斯特拉文斯基这样的形式主义者常常将音乐与数学作比。他们认为，音乐的意义往往存在于对某首乐曲内部乐音关系的感知，而这种理解主要是一种智力活动，而不是情绪活动。任何懂得音乐或数学的人，都不会否认其中的模式与结构之美。但是，正如 G. H. 哈代在他的经典之作中记叙数学家的生活时所说："音乐能鼓动大众的情绪，但数学不行。"[14]很明显，音乐的魅力与效用不全能用智力来解释。

尽管一些学者断言音乐与其他事物无关，其意义仅存在于音乐作品本身，但他们也承认某些乐音的关系与结构的确能唤起情绪，而不仅仅是唤起智力上的反应。然而，一些音乐界的权威人士怀疑这样的情绪是否是真实的。例如，欣德米特[⊜]（Hindemith）

　⊖　俄国音乐家。——译者注
　⊜　德国作曲家。——译者注

曾说："音乐引起的反应并非情绪，只不过是情绪的意象与记忆。"[15] 欣德米特不认为音乐表达了作曲家的感受，作曲家只不过是擅长操纵他人的情绪而已。

他的所作所为不过是：他凭经验熟知，某些音调的组合与听者的特定情绪反应有着对应的关系。他常常用这些乐音模式来作曲，并观察听者的反应。由于对听者产生了预期，所以他认为自己产生了相同的心境。[16]

欣德米特继续说道：

因此，作曲家用复杂的素材创作时，永远不能完全确定乐曲会对听者的情绪产生什么影响，但凭借丰富的经验，巧妙地编排这些素材，并且频频参照那些能够唤起悲喜这些简单情绪意象的音乐行进方式，他对所有听者的反应便能把握得八九不离十。[17]

身为一个普通的听众，要质疑一位杰出作曲家的言论，这似乎显得有些傲慢，但我必须承认，我认为欣德米特的理论难以令人信服。尽管欣德米特承认"音乐既能触动我们心理的智性，也能触动我们的感性"，[18] 但他低估了这两个不同部分的象征结合在一起时，为我们带来的极度满足。人类最伟大的智性成就，取决于将理性与情绪分离的能力。也许，能够将这两者结合在一起，也能给人带来最大的满足。伟大的作曲家可能并不像欣德米特所说的那样善于玩弄他人的情绪，而是特别擅长在自己的心灵内部创造新的结合。我们对这些天才钦佩有加，是因为他们凭借自己的能力，做到了我们所有人都想做的事：将我们人格中迥然不同的部分整合成了协调一致的整体。

杰罗尔德·诺思罗普·摩尔（Jerrold Northrop Moore）在埃尔加[⊖]的传记中就表达了我所说的意思。他在传记的序言中批判了传统上对于"生活"与"作品"的区分。他说道：

要是没有作品，创造性的生活就失去了一般性的意义；而离开了作者的生活，作品也没有意义。我想做的，不过是将这两者结合起来，这样一来，我们就可以将对主题与形式的探寻，看作作者整个人的心灵传记中的一章。这本传记的目的，既不在于探讨乐理，也不在于描绘一个有血有肉的人，而在于探讨两者对于彼此的影响。

因此，我试图理解的是，什么是透过创造性的眼睛看世界，什么是通过创造性的耳朵听世界。艺术家就像我们芸芸众生一样，也有着相互矛盾的欲念，也因此左右为难。但与我们不同的是，他将这些欲求化作了艺术中的元素，并力图将这些元素结合在一起，形成一种独特的风格。倘若人人都能看出这种统一而独特的风格，便可称他结合的努力是成功的。因此，成功的艺术风格能让受众充满难以名状的熟悉感——与此同时，被笼罩在一种庄重的"理解"力量里，这种感觉绝非寻常体验可比。取得这样的统一，是最意义深刻也最激动人心的经历。¹⁹

因此，对于那些极富创意的人来说，艺术风格联结了其人格中各不相同的部分，向他人展现出了艺术家所达成的统一。有趣的是，我们今天竟会如此重视这种自性化的表现。无论是在美学价值还是市场价值上，"呈现他人风格"的作品都远不能与独树一帜的艺术品相比。这就是现代艺术的发展趋势。在文艺复兴以

⊖ 爱德华·埃尔加（Edward Elgar），英国作曲家。——译者注

前，艺术家或多或少地被看作默默无闻的手艺人，唯赞助人马首是瞻；要不然就是为公众服务，缺乏个性上的考量。直到 13 世纪中叶以后，画家的姓名才见于史册；至于艺术品能促进个体心理发展与自我实现的理念，则是在 17 世纪以后才出现的。

对于作家、作曲家或画家来说，即便没有丝毫迹象表明他们业已达成统一的终极目标，他们也能轻而易举地表现出某种艺术风格。虽然个人风格的形成是"成功结合的标志"，但在艺术家的一生中，风格会不断地发展演进，就如他们的作品一样。同荣格一样，关注成年期心理发展的心理学家都一致认为，自性化，或者自我实现，都不是一劳永逸的成就，也无法完满达成。生活始终要求我们适应新的情况。对于那些富有创意的人来说，人格的发展会体现在他们的作品里。亚伦·科普兰⊖（Aaron Copland）在哈佛大学的查尔斯·埃利奥特·诺顿讲座中谈到过他对创造性过程与人格发展之间关系的理解。

正经的作曲家在思考自己的作品时，迟早都会问自己这个问题：对于我自己的心灵来说，创作为何如此重要？创作为何如此不可或缺，以至于与之相比，其他日常的活动都显得没那么重要了？为何创作的冲动永远无法得到满足，为何艺术家始终必须从头做起？对于第一个问题，关于创作的需要，答案始终是相同的——自我表达，表现自己对于生活的最深刻的感受，这是一种基本的需求。可是为何这项工作永无止境？为什么我们必须从头做起？在我看来，必须在创作上另起炉灶，是因为每件作品都能带来自我发现的要素。必须经由创作，我才能了解自己；由于自我认知是永无止境的，所以每件新作品都只在一定程度上

⊖　美国作曲家。——译者注

回答了"我是谁"这个问题，随之而来的，便是寻求其他不同答案的需要。[20]

也许现在我能解释得通，为何我在前文中说音乐是象征性活动的最好例子。首先，音乐是时间的艺术。音乐的模式存在于时间之中，需要时间才能发展、完结。苏珊·朗格[⊖]（Susanne Langer）说音乐是"一种彻底的符号，一种主观时间的意象"。[21] 虽然绘画、建筑与雕塑也会用象征来表达事物之间的关系，但这些关系是静止的。音乐就像生命一样，始终处在运动之中。

其次，音乐象征了人的情感生活的典型模式。伦纳德·迈耶认为："音乐能激活各种倾向，也能抑制这些倾向，并给出有意义的、重要的解决之道。"[22]

熟知西方自然音阶传统的人都能看出，最终回到主音的过程就是在类比"回家"，历经辗转才最终"河入大海"，或者从更世俗的意义上讲，就像身体需求与欲望得到满足、紧张得到舒缓的熟悉模式。正如迈耶所说，作曲家唤起我们的情绪、激起我们的兴趣的方式之一，就是延迟旋律的完结与回归。他举了贝多芬《第 131 号升 C 小调四重奏》（C-sharp minor quartet, opus 131）的例子。贝多芬使用行进的节奏与旋律模式的片段，迟迟不满足听者的期待：

> 但是，正当节奏、和声、质感，甚至模式化的旋律听上去分崩离析的时候，几个音符就让音乐又动了起来，第一个乐句就燃起了我们的希望，让我们重拾了对于完结与回归的期待。接下来的一切，就全在我们的意料之中了。[23]

⊖ 美国哲学家。——译者注

迈耶的描写与汉斯·凯勒[⊖]（Hans Keller）提出的音乐理论有着异曲同工之妙。汉斯认为音乐中存在着"背景"与"前景"，并将两者进行对比：

作品的背景，既是作曲家在乐曲的行进中所提出的期望，也是悬而未决的满足。简而言之，前景是作曲家实实在在表现出来的东西——乐谱上的音符……

音乐的含义……就其纯粹的存在而言，全在于一种明显的冲突——你所听到的东西之中存在着矛盾。作曲家对音乐的处理，与他让你产生的对于他如何处理的期待之间，会形成一种张力，这种张力构成了音乐的逻辑，根据乐曲在结构上的衔接不同，这种张力的强弱也不同。这种张力越明显，音乐就越合乎逻辑——将对立元素的最大矛盾与最大统一结合起来，便形成了最为明显的张力。[24]

在不同的领域里，我们再次看到了这一相同的理念：将互不相关、天差地别的元素结合起来是一种深刻而令人满足的体验。

这并非将音乐称为一种"结合行为"的唯一原因。音乐能将许多不同的元素整合为一个整体。耶胡迪·梅纽因[⊖]（Yehudi Menuhin）曾写道："音乐能在混沌中创造秩序，因为节奏使分歧变得一致，旋律使分裂变得连续，和声使不和谐变得相容。"[25]

因此，音乐象征了人类试图发现现实中的秩序，或者为现实施加秩序从而理解现实所做的努力。由于音乐在很大程度上并没有体现真实存在的声音，所以它是"纯粹"的象征，在这一点上，

　⊖　英国音乐评论家。——译者注
　⊖　美国犹太裔小提琴家。——译者注

具象艺术无法与之相比。正因如此，叔本华才将音乐看作意志的直接体现。"作曲家揭示了世界最内在的本质，并且用理智所无法理解的语言表达了最为深刻的智慧。"叔本华详细论述了人类情绪与不同音乐的各种类同之处，并继续说道：

> 但是，在谈到上述这些类同之时，我们千万不能忘记，音乐与那些情绪没有直接的联系，只有间接的联系。因为音乐表达的不是现象本身，而是现象内在的本质，即意志本身。[26]

在这里，叔本华谈到了苏珊·朗格所探讨的音乐的另一特性。要表达情绪的本质，而非直接表达情绪本身，就必然涉及抽象。亚伦·科普兰在讨论创作的需要时，曾谈到"自我表达"。但是，正如苏珊·朗格所见，"纯粹的自我表达并不需要艺术的形式"。[27]

我们可以通过号哭来发泄哀伤之情。要像普赛尔在狄朵的哀歌⊖中所表现的那样，传达出哀伤的本质，不仅需要作曲家技艺娴熟，将情绪化为音乐，还需要他从情绪中抽身出来，为之赋予形式，并使所有人都能把握其中的要旨。爱德华·布洛（Edward Bullough）所说的"心理距离"（psychical distance）[28] 也很重要，苏珊·朗格也使用过这个概念。作曲家要是被某种强烈的情绪支配，就无法用音乐来象征这种情绪。保持心理距离——从当下的体验中抽身出来的能力，是人类特有的能力。如果人类没有这种能力，就不会有科学发现与数学，也不会有艺术作品——尽管这一点并非总能得到重视。华兹华斯说过，诗歌"源自宁静中回想起来的情绪"。只有保持心理距离，才能产生象征。我们深深钦佩那些伟大的作曲家和其他艺术家，不仅因为他们的作品表现了

⊖　出自歌剧《狄朵与埃涅阿斯》（*Dido and Aeneas*）。——译者注

艺术家发掘深刻感受的能力，也因为那是艺术家掌控并整合那些感受的明证。

对整合与统一的追求，似乎是人生境况中不可避免的一部分。也许正是因为能够从相互对立的部分中创造出新的整体，音乐才最适合象征这种追求的艺术形式。那么多学者都得出了一致的结论，真是颇为有趣。譬如，苏珊·朗格曾引述过汉斯·默斯曼（Hans Mersmann）的一句话："音乐能同时表现相互对立的事物，因此，它所呈现的内容既细腻又复杂；在表现力这方面，其他艺术都难以望其项背。"[29]埃德蒙·格尼（Edmund Gurney）写道：

音乐仿佛将强烈的情绪转化成了一种全新的体验，因此，如果我们试图找出其中的头绪，则必然徒劳无功。因为征服与柔弱、欲望与满足、让步与坚持，可能会同时出现，却不会造成丝毫疑虑或困惑；要想用朦胧的语言去描摹其中的元素，又是困难重重。因此，当我们试图去分析音乐时，音乐的体验才会变得难以捉摸，但实际上，在清晰而明确的形式里，音乐之美有着统一性与个性。[30]

论及音乐与语言在功能上的差异时，维克多·祖卡坎德尔[⊖]（Victor Zuckerkandl）写道："语言主分，音乐主合。语言总是打破存在的统一性，将此物与彼物、主体与客体区分开来，而这种分裂往往在音乐中得到统一。"[31]在后面的一段话中，他写道：

乐感并非独特的天赋，而是人类的基本属性；人类喜爱音乐乃是天性使然。在音乐中，人并没有表达某些事物（如他的感

⊖ 奥地利音乐理论家。——译者注

受），也没有创造自发性的正式结构：他创造了自我。在音乐中，他感受到自己赖以生存的法则以最纯粹的形式显现出来了。[32]

如果有人怀疑象征在人生中的重要性，就让他细细品味这段话吧。

注 释

1. Herodotus, *Histories,* i.32.
2. Robert Browning, *Andrea del Sarto,* lines 97–98.
3. D. W. Winnicott, "Transitional Objects and Transitional Phenomena" (1951), in *Through Paediatrics to Psycho-Analysis* (London: Hogarth Press, 1975), pp. 229–42.
4. C. G. Jung, "Symbols of Transformation," in *Collected Works,* 20 vols., trans. R. F. C. Hull (London: Routledge and Kegan Paul, 1953–79), vol. 5, para. 214, n. 22.
5. *The Standard Edition of the Complete Psychological Works of Sigmund Freud,* 24 vols., ed. and trans. James Strachey (London: Hogarth Press, 1953–64), 11:188–89.
6. Plato, *Symposium,* trans. William Hamilton (Harmondsworth: Penguin, 1951), p. 65.
7. Jung, "Mandalas," in *Collected Works,* vol. 9, part 1, para. 713.
8. Harrison Gough, "Identifying the Creative Man," *Journal of Value Engineering* 2, no. 4 (August 1964):5–12.
9. Rhoda Kellogg, *Analyzing Children's Art* (Palo Alto, Calif.: National Press Books, 1969).
10. Howard Gardner, *Artful Scribbles* (New York: Basic Books, 1980), pp. 41–43.
11. Quoted in Alexander Findlay, *A Hundred Years of Chemistry,* 2d ed. (London: Duckworth, 1948), pp. 36–38.
12. Walter Pater, "The School of Giorgione," in *The Renaissance* (Oxford: Oxford University Press, 1986), p. 86.
13. Igor Stravinsky and Robert Craft, *Expositions and Developments* (London: Faber and Faber, 1962), pp. 101–2.
14. G. H. Hardy, *A Mathematician's Apology* (Cambridge: Cambridge University Press, 1940), p. 26.
15. Paul Hindemith, *A Composer's World* (Garden City, N.Y.: Doubleday, 1961), p. 45.
16. Ibid., p. 42.
17. Ibid., p. 51.
18. Ibid., p. 48.
19. Jerrold Northrop Moore, *Edward Elgar* (Oxford: Oxford University Press, 1984), p. vii.
20. Aaron Copland, *Music and Imagination,* Charles Eliot Norton Lectures, 1951–52 (Cambridge: Harvard University Press, 1952), pp. 40–41.
21. Susanne K. Langer, *Feeling and Form* (London: Routledge and Kegan Paul, 1953), p. 118.
22. Leonard B. Meyer, *Emotion and Meaning in Music* (Chicago: University of Chicago Press, 1956), p. 23.
23. Ibid., p. 155.
24. Hans Keller, "Towards a Theory of Music," *The Listener,* June 11, 1970, p. 796.
25. Yehudi Menuhin, *Theme and Variations* (New York: Stein and Day, 1972), p. 9.
26. Arthur Schopenhauer, *The World as Will and Representation,* vol. 1, trans. E. F. J. Payne (New York: Dover, 1969), pp. 260–61.
27. Susanne K. Langer, *Philosophy in a New Key* (Cambridge: Harvard University Press, 1960), p. 216.
28. Edward Bullough, "'Psychical Distance' as a Factor in Art and as an Aesthetic Principle," *British Journal of Psychology* 5, part 2 (1912):87–118.
29. Quoted in Langer, *Philosophy in a New Key,* p. 243.
30. Quoted in Terence McLaughlin, *Music and Communication* (London: Faber and Faber, 1970), pp. 101–2.
31. Victor Zuckerkandl, *Man the Musician,* vol. 2 of *Sound and Symbol,* trans. Norbert Guterman, Bollingen Series 44 (Princeton: Princeton University Press, 1973), p. 75.
32. Ibid., p. 350.

Churchill's Black Dog

第
12
章

天
才
的
理
智

这一章的标题来自兰姆⊖的《伊利亚随笔集》(*Essays of Elia*)。他在开篇处写道:

有一种大错特错的观点,即伟大的智慧(或者当今所称的天才)必然伴随着疯狂。相反,伟大的智慧只见于那些心智最健全的作家。我们无法想象一个疯狂的莎士比亚。智慧之伟大,即理解诗性的智慧,只有在各种心智功能取得极好的平衡之时才能显现。疯狂则是心智功能的失衡或过度。

"智者至强,"在谈到一个诗人朋友时,考利(Cowley)如是说,

"自然赋予其身形,

明辨万事万物;

其决断之英明,

有如皓月当空,

泽被下界之沧海。"

人之所以会犯这种错误,是因为他们在诗兴大发之时,心中的欣快之感是寻常体验所无法比拟的,这感觉与梦境和痴狂倒有些虚妄的相似之处,于是人们便错将诗人看作痴梦的狂人。但真正的诗人即便是做梦,却也是清醒的。他并未受制于其心性,而是其心性的主宰。[1]

⊖ 查尔斯·兰姆(Charles Lamb),英国散文家。——译者注

论及天才，历史上有两派截然不同的看法。其中一派将天才看作心性极为平衡的人，另一派则认为天才与疯狂紧密相连，或者至少是精神不稳定的人。如此天差地别的分歧是怎样形成的呢？这两者之间是否有融合的可能？

关于第一个思想流派，我们可以看看乔纳森·理查德森（Jonathan Richardson）在1715年写作的《论绘画理论》（*An Essay on the Theory of Painting*）中的一段话：

> 要成为一个优秀的作家，须先做一个优秀的人……画家的心灵应当兼具优雅与伟岸、美丽与高尚……画家也应心存甜蜜与快乐，这样才能产生伟大而美好的理念 。[2]

瓦萨里⊖写到拉斐尔时说：

> 他天性谦逊善良，有如此秉性的人，与他人比起来，不但仁慈、高贵，还拥有最为可贵的亲和力。因此无论在什么情况下，他都是人见人爱。[3]

大艺术家彼得·保罗·鲁本斯（Peter Paul Rubens）兢兢业业、一丝不苟、家财万贯，有着超人的判断力，无论是曼图亚公爵（Duke of Mantua）还是伊莎贝拉公主（Infanta Isabella）都对他以外交重任相托。即便是面对丧妻之痛、仕途挫折，他也能泰然处之。艺术家注定备受煎熬，这话在他身上可是大错特错。

看见这样的人物，我们便不难理解，在某些历史时期，人们确实相信一个人越是才华出众，其品格就越高贵，性情也越平

⊖　乔尔乔·瓦萨里（Giorgio Vasari），意大利画家。——译者注

和；无论是在生活还是创作上，他都情感细腻而有节制。由此看来，最伟大的艺术作品只能出自品行最为高贵的艺术家之手。最高贵的作品反映的是艺术家高尚的灵魂。

19世纪中叶，也许是在塞缪尔·斯迈尔斯（Samuel Smiles）的《自助力》（*Self-Help*）一书于1859年出版以后，对天才的另一种不那么推崇的看法便出现了。卡莱尔⊖评论道："所谓'天才'，最大的本事就是惹是生非。"[4]

高尔顿⊜在《遗传的天才》（*Hereditary Genius*）第二版的序言中写道："在本书成书的时候（1869），人们认为人类心灵的运行不受自然法则的约束，只要意志坚定、决心行动起来，就可以克服万难、无所不能。"[5]高尔顿认为伟大的成就取决于三种天赋，并相信这三种天赋全都是遗传而来的。他将这三者叫作"能力""热情"与"勤奋"。对于创造性的成就必然伴随着精神不稳定的说法，他则是嗤之以鼻。

如果说天才等同于灵感、如有神助的创意，或者对达成某种目的的无尽渴望，那就近乎狂人的幻听、错乱的癖好与偏执了，这可以说是相当危险。这种天才既不是健康的能力，也不应遗传于后世。[6]

1904年，哈夫洛克·埃利斯⊜（Havelock Ellis）出版了一本名为《英国天才研究》（*A Study of British Genius*）的著作。埃利斯从《国家人物传记大辞典》（*The Dictionary of National Biography*）中挑选了1030位杰出人士，其中男性975人，女性

⊖ 托马斯·卡莱尔（Thomas Carlyle），英国历史学家、散文家。——译者注
⊜ 弗朗西斯·高尔顿（Francis Galton），英国探险家、人类学家。——译者注
⊜ 英国性心理学家。——译者注

55人。他发现明确患有精神病的人仅占4.2%。针对这一发现，他写道：

> 也许这个比例算高了。我不知道在受过教育又活到高龄的人中，一生中算是发过一次疯病的人数到底有多少。也许要少些，但恐怕也不足以少到让我们妄下定论，认为天才与疯狂之间有什么特殊的联系。我相信，天才与疯狂之间也许确有些许联系，但鉴于这样的案例数目只有不足5%，我们只得对任何声称天才乃是一种疯狂的论调置之不理。[7]

富有创意的人一旦精神失常，其作品的数量与质量就往往会大打折扣，这一事实进一步证明了疯狂与创造性之间是不相容的。以患有精神分裂症的画家为例，他们的画作往往会呈现出一种转变，其主题通常反映了他们个人的困扰，与正常人的感知则没有丝毫相通之处。他们的状况往往会恶化到不断重复僵化模式的地步。荷兰精神病学家J. H. 普洛克（J. H. Plokker）在《精神疾病的艺术化自我表达》（*Artistic Self-Expression in Mental Disease*）一书中承认，在精神分裂症发作之时，艺术家可能会不由自主地记录下他感知世界的新方式，但这种创作的冲动往往很快就会消失：

> 对艺术稍有了解的人，只要看看患者的作品，就都能看出正常与病态之间的差异；一旦最初的惊异褪去，观者便会对精神病式的创作感到乏味。画作的内容，尤其是形态中枯燥、刻板而僵化的元素很快就会呈现出停滞的心理状态。[8]

精神分裂症并非唯一干扰艺术创作的精神疾病。尽管复发性抑郁症的存在往往与创作潜能有关，但重性抑郁一旦迁延日久，通常就会阻碍创作。罗伯特·舒曼就患有躁郁症。埃利奥特·斯莱特（Eliot Slater）与艾尔弗雷德·迈耶（Alfred Meyer）将舒曼在躁狂期与抑郁期的作品进行了比较。他们发现，躁狂期的情绪高涨促进了创作，抑郁则抑制了创作。[9]

1829 年，罗西尼在年仅 37 岁时就放弃创作歌剧，其中或许有很多原因。但是，从 1839 年起，罗西尼就患上了严重的抑郁症，体弱多病可能是其中的部分原因；病情严重之时，他甚至想过自杀。1832 年，在完成《圣母悼歌》（Stabat Mater）之后，他一连多年都未曾创作过任何长篇的作品。但是在 65 岁的时候，他却迎来了艺术生涯的新生，再度开始创作。他不但创作了许多短篇的作品，还创作了一部大型的宗教歌剧《小庄严弥撒》（Petite Messe Solennelle）。[10]

综合上述以及许多其他相似的记录，似乎这个道理是不言而喻的：精神疾病与创造能力是互不相容的。然而，自希腊古典时代起，就时时有人提起天才与疯狂之间的联系。塞涅卡⊖（Seneca）在对话录《内心的平静》（De tranquillitate animi）中写道："Nullum magnum ingenium sine mixture dementiae fuit."。也就是说："凡是天才都必然有些疯狂。"[11] 德莱顿⊖也认同这种说法：

> 大才必与疯狂相伴，
> 两者仅有一线之隔。[12]

在 19 世纪，天才与疯狂紧密相连的看法似乎变得越来越普

⊖ 古罗马哲学家、政治家、剧作家。——译者注
⊖ 约翰·德莱顿（John Dryden），英国诗人、剧作家、文学评论家。——译者注

遍了。师从埃斯基罗尔[⊖]的法国精神病学家莫罗·德·图尔斯（Moreau de Tours）将天才与疯狂进行了比较，并且认为这两种状态都源自过度活跃的心灵。[13] 德国莱比锡大学的精神病学家 P. J. 默比乌斯（P. J. Moebius，1853—1907）提出了"优越退化"[14]（superior degenerate）这一概念，这一标签用我们当今的话来说，就是"有创造性的精神病患者"，常被用来形容像 T. E. 劳伦斯[⊜]这样的人。威廉·朗格－艾希鲍姆（Wilhelm Lange-Eichbaum）所著的《天才、疯狂与名望》（*Genius, Insanity and Fame*）在 1956 年仍有再版，他在该书中说，多数天才都精神异常。[15] 即使"所有的天才都精神异常或都患有精神病"这种说法实在难以验证，但这种说法依然流行开来，即便是普鲁斯特这样的人也说过："所有伟大之物都源于神经症患者。他们建立了宗教，创造人类的杰作。"[16]

在诗人里，罹患复发性抑郁症，并且严重到足以算作精神疾病的人多得惊人。威廉·柯林斯（William Collins）、约翰·邓恩（John Donne）、威廉·柯珀（William Cowper）、托马斯·查特顿（Thomas Chatterton）、约翰·克莱尔（John Clare）、克里斯托弗·斯马特（Christopher Smart）、埃德加·爱伦·坡（Edgar Allan Poe）、杰拉尔德·曼利·霍普金斯（Gerard Manley Hopkins）、西尔维娅·普拉斯（Sylvia Plath）、约翰·贝里曼（John Berryman）、安妮·塞克斯顿（Anne Sexton）、哈特·克莱恩（Hart Crane）、西奥多·罗特克（Theodore Roethke）、戴

⊖ 让·艾蒂安·埃斯基罗尔（Jean Etienne Esquirol），法国精神病学家。——译者注

⊜ 托马斯·爱德华·劳伦斯（Thomas Edward Lawrence），也称阿拉伯的劳伦斯，英国考古学家、军事战略家、作家，以参与阿拉伯大起义而闻名。——译者注

尔莫·施瓦茨（Delmore Schwartz）、兰德尔·贾雷尔（Randall Jarrell）以及罗伯特·洛威尔（Robert Lowell）等人都明确患有重性抑郁症。克莱尔、柯林斯与斯马特都曾进过"疯人院"。洛威尔因躁狂症、抑郁症多次出入医院。在上述诗人中，有五位自杀身亡。

在散文家中，查尔斯·兰姆（在 1795 ～ 1796 年进过精神病院）、塞缪尔·约翰逊、歌德、巴尔扎克、托尔斯泰、康拉德、拉斯金（Ruskin）、杰克·伦敦（Jack London）、欧内斯特·海明威（Ernest Hemingway）与弗吉尼亚·伍尔夫也都有相似的疾患。海明威、杰克·伦敦与弗吉尼亚·伍尔夫都因自杀身亡。

近年来，贾米森（Jamison）做了一项研究，调查了 47 位获得过重大奖项的杰出英国作家与艺术家，结果发现，因情感疾病而接受过治疗的人占比 38%。诗人的情绪特别容易大起大落。[17]

一项以美国艾奥瓦大学作家工作坊的作家为对象的调查发现，其中有 67% 的作家患有情感疾病，而在控制组中，这一比例仅为 13%。不但如此，在那些作家的亲属中，明确患有精神障碍的人占 21%，而控制组亲属的患病比例仅为 4%。[18]

鲍斯韦尔⊖对约翰逊博士的描写可谓传神至极，他笔下的约翰逊博士就是一个终生饱受复发性抑郁症折磨的作家：

他觉得自己被可怕的疑病症、无休止的恼火、焦躁、不耐烦、沮丧、忧郁、绝望压得不堪重负、痛不欲生。自从身患恶疾之后，他就再也没有完全恢复如常，所有的劳作与喜乐都成了病痛折磨中的小小插曲。[19]

⊖　詹姆斯·鲍斯维尔（James Boswell），英国传记作家。——译者注

约翰逊用了各种强迫性的仪式行为来试图抵抗抑郁。他既怕死亡，也怕发疯；而且，就像许多其他的抑郁症患者一样，他也害怕上床睡觉，因为一旦躺下，他的脑海中就会出现各种可怕的想法，挥之不去。

复发性抑郁症并非唯一影响创造性工作者的精神障碍。牛顿在中年时期患上精神疾病时，他不但抑郁，还陷入了偏执。他曾指责朋友诽谤他，并密谋陷害他。许多有创造性的人，即使没有患上明显的精神疾病，也会有人格异常。例如，卡夫卡肯定患有精神分裂症；而许多伟大的哲学家似乎都无法或不愿建立亲密的人际关系并组建家庭。我有意没将陀思妥耶夫斯基、莫泊桑（de Maupassant）和尼采等人算在其中，大家都知道他们或是患有癫痫，或是患有脑性梅毒，又或是罹患其他器质性的大脑疾病。

很可能有人会说，由于我们对于这些传奇人物知之甚多，所以才产生了错误的印象。如果天赋平平的寻常人物也有传记作家大书特书，他们是否也会表现出这么多心理病理现象？这种可能性是存在的，不容忽略。我们越是了解一个人，越能看出他有无神经症特质、情绪障碍，以及其他人格方面的问题，而这些问题一旦过了头，我们就会称之为神经症或精神病。那些功成名就之人很难隐藏自己变化无常的性格，因为传记作家和攻读博士学位的学生们很难让他们有片刻的清静。又如弗洛伊德和 T. S. 艾略特[⊖]，在有生之年里，他们的著述都有人百般维护，不容任何人冒犯，但在他们死后，许多恶意的推测都会归结到他们的头上。我们应当牢记，精神病学家，尤其是精神分析师，根本拿不准普

⊖ 托马斯·斯特尔那斯·艾略特（Thomas Stearns Eliot），英国诗人、剧作家、文学评论家。——译者注

通的、"正常的"人是什么样子，因此会称许多在正常范围内的人为"神经症患者"。正如我的一位精神分析老师曾说的那样："正常人是最大的黑马。"

至于天才为何总与疯狂联系在一起，还有一个更难以辩驳的理由。"天才"（genius）这个词，似乎最初来自古罗马文字，相当于希腊文中的"灵魂"（psyche）。根据 R. B. 奥奈恩斯（R. B. Onians）的考据，这个词的原意是"从胸腔正中间的意识自我中分离出来的、繁育后代时活动的生命精魄"。天才就像灵魂一样，都被视作在人死后依然能留存下来的东西，两者都存在于头部。奥奈恩斯继续写道：

> "天才"这个概念的作用，似乎与"无意识心理"这个20世纪的概念非常相似，都影响了一个人的生活与行动，而这种影响不受意识心理的制约，甚至与之背道而驰。至于俗语所说的一个人"有"或"没有"天才，现在我们得以究其本源——这句话的意思就是指，一个人的内在具有某种超出寻常智慧的灵感源泉。[20]

所以，即便是在古典时代，人们也认为创造性过程涉及心灵的两个层面，其中一个层面可能归于主体的意识控制，大概相当于弗洛伊德理论中的"自我"；另一层面则需要探寻或呼唤才能看到，就像欧文·格伦道尔⊖（Owen Glendower）曾夸口称他能从无底的深渊召唤出会听从他命令的灵魂。

人们为什么认为有创造性的人精神不稳定，肯定与灵感这个概念大有关系。在过去，发了疯的人一度被认为是受了魔鬼或其他灵魂的附身。同样，人们也认为产生灵感是进入了一种"神性

⊖　威尔士民族运动领袖，曾领导过反对英格兰国王亨利四世的起义。——译者注

疯狂"（divine madness）的状态。尽管柏拉图澄清了疯狂与灵感的区别，但艾丽丝·默多克[⊖]（Iris Murdoch）在1976年的罗马尼斯讲座"火与日"（The Fire and the Sun）中告诉我们，柏拉图"曾不止一次声称艺术家的灵感是某种神性或神圣的疯狂，我们能从中获得莫大的祝福；要是没了它，就没有好的诗歌"。²¹

后来，普通疯狂与神性疯狂之间的差异日渐模糊。我之前曾引述过塞涅卡的名言，说天才都必然有些疯狂。"痴呆"（dementia）这个词可以翻译作"疯狂"（madness）；据某些学者所说，塞涅卡用过这个词来表示神性的灵感，而不是疯狂。塞涅卡的创作年代是公元1世纪（他在公元65年被迫自杀）。从那时起，灵感与混乱就已经被混为一谈了。时至今日，这种混淆依然存在，只不过被颠倒过来了。人们不再认为艺术家是疯子，反而认为疯子有灵感。R. D. 莱因及其追随者把精神分裂症捧上了神坛，以至于某些没患上这种精神疾病的人有时会认为（当然，我认为是错的）他们错失了某种洞悉世事本质的惊人才能，这种才能只有疯子才有，而常人没有。

只要看看有创造力的人如何描述灵感的来临，就不难理解灵感与疯狂之间的混淆了。灵感出现的时候，往往伴有自我被某种外部事物附体或驱使的感觉。J. W. 克罗斯[⊖]（J. W. Cross）记载过乔治·艾略特对他说过的写作经历："在创作那些她自认最出色的作品时，有一种'不是她自己'的东西附在了她的身上，她觉得自己的人格变成了一个工具，这个附在她身上的灵魂则占据了主导。"²²萨克雷也曾写道："我笔下的一些人物，有时会说出一些让我惊讶的话来。似乎有一股神秘的力量在推动着我的笔。有时那些人物做了或说了某事之后，我就会情不自禁地问自己，他怎么会有那种想法？" [23]

有时，但不是每一次，灵感来临的状态会伴随着极端高涨的情绪。有人曾看到斯温伯恩[⊖]在房间里来回踱步，口中低吟诗歌，情绪极为激动，明显对周围的一切都毫无觉察，甚至没注意到当时正电闪雷鸣、风雨大作。[24] 柴可夫斯基写道：

> 那种感觉很难用语言形容，就好像一种无尽的喜悦之情油然而生，有一种新的想法仿佛在我心中苏醒过来，开始有了清晰的轮廓。我把一切都忘在了脑后，就像个疯子一样。我体内的一切仿佛都开始颤抖不已。我还没下笔，文思就如涌泉一般，一股接着一股。[25]

似乎人人都明白，灵感不能凭意志强求，但可以设法寻求。灵感来临之时，往往伴随着喜悦、解脱或满足之情，但体验到这些感受的人，不一定会把它们表现出来。柴可夫斯基与斯温伯恩都是性情中人。不但如此，在他们生活的年代，浪漫情怀对于艺术家来说是重中之重，情感强烈、袒露真情对他们来说更是理所当然。相反，在 1883 年，安东尼·特罗洛普生前所著的自传问世，反而损害了他的名声，这是因为他在书中将小说家比作工匠、鞋匠，而不是艺术家。毫无疑问，这是一种防御的做法。特罗洛普是一个敏感的人，很容易受到抑郁的侵袭，总是故意摆出一副不苟言笑的样子，戴上一副虚张声势的人格面具。但他选择呈现的自我形象，与时代精神如此格格不入，以至于去世 40 年

⊖ 阿尔加侬·查尔斯·斯温伯恩（Algernon Charles Swinburne），英国诗人、剧作家、文学评论家。——译者注

之后，他写小说的想象天才才再次获得评论家的认可。

虽然科学家可能会像阿基米德一样，在灵机一动、问题迎刃而解时高呼"尤里卡"，但与音乐家和诗人不同，他们在描述自己的体验时，通常更侧重于平淡的事实。当有人问牛顿，他是如何做出科学发现的时候，他答道："我总在不断地思索这些问题，直到破晓时分的一缕微光逐渐发散成天光大亮为止。"[26] 高斯（Gauss）在谈到他解决了一个困扰自己多年的问题时写道：

> 我在两天之前终于成功了，不是因为我付出了艰苦的努力，而是因为上帝的垂青。就像一道闪电突然划破夜空，谜题就解开了。我先前所知的东西与最终的成功之间，究竟是因何而联结起来，我却不得而知。[27]

所以，虽然灵感降临的确是激动人心、令人满足的体验，但它是否会伴随着强烈的激情和兴奋的行为，则取决于当事者的秉性、他所处的环境，以及他认为自己该如何行事的准则。将灵感与不稳定的性情或精神疾病联系在一起，未免太过武断。其实，我认为所谓的"灵感"，不过是我们每个人心中都有的心理运作过程的极端表现。

很明显，与规划行程或选择不同的行为方式的理性思维比起来，灵感是一种不同的现象。在第7章，我批评过弗洛伊德的看法，他认为存在两种完全对立的心理功能，其中之一是直接指向外部现实的理性思维，另一个就是与现实世界完全脱节、只追求愿望满足的幻想。虽然将理性的、受控制的思维与白日梦对立起来，弗洛伊德无疑是对的，但他不承认无意识过程与幻想可能在创造性思维中也起到了重要的作用——这种创造性思维事关现实，而与愿望的满足无关。弗洛伊德眼中的理性与非理性的区别太过分明。他把玩耍、幻想、做梦都看作不现实的、幼稚的心理活动，其本质上是逃避现实，受无意识掌控，却认为思维是一种理性的活动，主要受自我的控制。对于这两种心理功能的本质，他分别称之为"原发过程"与"次级过程"。弗洛伊德认为原发过程由快乐原则主导，次级过程则受现实原则的控制。

这种观点有两方面的不足。其一，弗洛伊德没考虑到，即便是科学思维里也包含玩耍的元素，即爱因斯坦所说的"与概念自由玩耍"。[28] 其二，对于为何有些问题的答案会在没有刻意思考的情况下突然显现，弗洛伊德没能加以解释。上述高斯的引言就是其中的一个例子。由于弗洛伊德把无意识看作一口混乱的坩埚，其间翻滚沸腾着原始的欲望与冲动，所以他不认为在无意识之中会有任何有序的运作过程。但是，从高斯的描述以及其他许多相似的报告来看，我们知道必然存在某种问题解决、模式建构的自动化心理过程，这一过程肯定不受意识的控制。

格雷厄姆·沃拉斯（Graham Wallas）提出了创造性过程的不同阶段，他分别称之为准备（preparation）、酝酿（incubation）、顿悟（illumination）与验证（verification）。[29]

准备阶段，就是从各个角度来研究问题，研究得越彻底越好。这个研究过程是由意识控制的，以主体的意志为主导。

酝酿阶段，就是将问题置于一旁，而且常常需要放上相当长的一段时间。这个阶段确切发生了什么，我们还不太清楚，但可能是进行某种扫描、分类的过程，与现代理论对于梦境的假设颇为相似。有待解决的无论是美学问题还是科学问题，酝酿阶段似乎都是创造性过程中不可或缺的部分。例如，勃拉姆斯称音乐灵感的萌芽就像是一份"礼物"，刚开始时最好放在一边：

那个时候，我必须尽可能地对这份"礼物"置之不理，直到我付出了不懈的努力，最终把它变成了我不可分割的一部分。这个过程可不是一蹴而就的。创意就像一颗种子，在不经意间悄悄地成长。每当我创作出或发现了一首曲子的开头……我就会合上曲谱出去走走，或是干点儿别的，不再想那首曲子，有时一搁就是半年。不过，我不会因此有所缺失。当我再回来创作时，这首曲子已经在无意识中有了新的形貌，正等着我开始工作。[30]

在某些时刻，创意工作者必须停止意识上的努力，采取被动的姿态，允许那些神秘的过程自然出现。要想做到这一点，就必须拥有自信以及一定程度的信念，相信即便无所事事，新生事物也终会显现。

"灵感"一词，既可以用于形容勃拉姆斯所说的"礼物"的突然出现，也可以用于描述经过一段时间的酝酿，"新的形貌"最终显现。但为了清晰起见，我们用"灵感"描述前一种现象，而用格雷厄姆·沃拉斯的"顿悟"来形容后者。这两种现象，数学家庞加莱（Poincaré）都谈到过：

15天以来，我一直在努力证明我所说的富克斯函数是独一无二的，再也找不出来相似的函数了。那时我一筹莫展，每天在书桌前坐一两个小时，尝试多种组合，却一无所获。一天晚上，我一反常态，喝了一杯黑咖啡，怎么也睡不着觉。我脑子里塞满了各种念头，相互碰撞，直到最后，这些念头就像成对地连接起来似的，形成了一种稳定的组合。第二天早上，我已经确定了一组富克斯函数的存在，这组函数来自超几何级数。我提笔就能写出结果，只花了几个小时就大功告成了。

后来，庞加莱谈到他有一次出门旅行，完全忘记了自己的数学工作：

到达库唐斯以后，我们上了一辆公共汽车，准备前往某处。我刚刚踏上台阶，就突然萌生了一个想法。奇怪的是，我之前脑中并没有任何与之相关的想法，我之前用于定义富克斯函数的变换，与非欧几何里的一致。我没有验证这个想法，我没有时间。上车坐下之后，我就继续和人聊起了刚才的话题，但我却感到胸有成竹。回到卡昂之后，为了安心，我抽空验证了这个想法的结果。[31]

灵感、酝酿与顿悟全都依赖于不受意志掌控的心理过程，这些心理过程与弗洛伊德所说的、受现实原则控制的"次级过程"思维截然不同，但这并不能说明这种过程是在逃避现实，是幼稚或不现实的，更不能说明它与精神的不稳定有何关联。"正常人"也许不能像勃拉姆斯和庞加莱一样取得这样高的创造性成就，但人们其实非常熟悉水平较低的酝酿与顿悟过程。多数人都知道，面临困难或选择却一时找不到明确的答案时，他们会有怎样的焦虑。往往在一夜安眠之后，答案会自然显现。显然，"带着问题睡觉"能给我们一些时间，让无意识的分类过程自行运作，这便可以算作短暂的酝酿。

我们之前谈过，灵感与顿悟之所以与疯狂联系起来，是因为疯狂与"神性疯狂"之间的混淆。除此之外，还可能是因为这些现象依赖于我们尚未完全弄清的无意识过程，因此显得有些不可思议，就像妄想与幻觉一样莫名其妙。将疯狂与灵感有关的想法放下之后，我们再来看看原本的问题：天才与精神疾病之间还有没有其他的联系。

我们已经讲过，有创造性的人患有精神疾病时，他们通常会停止创作，或者至少在创作的质量上会大打折扣。然而，我们也发现，在那些才华横溢的作家中，似乎很大一部分患有躁郁症，或者虽然没有躁狂或轻度躁狂的症状，却饱受复发性抑郁之苦。为了理解这种矛盾的现象，我们不妨再回顾一下本章开篇讲述的两种对于天才的不同看法。

创造性极强的人具有一个特点，那就是对于所爱事物的热情。创造力并不仅是超人的天赋。聪明绝顶却毫无创意的人并不罕见。他们似乎缺乏驱动力，缺乏发现的冲动，这种动力与冲动才是天才真正的过人之处。有些天才很快就能获得认可，然而开创者往往会受到辱骂。许多有创造性的人，多年来含辛茹苦、默默无闻，甚至在死后才获得认可。尽管出人头地、飞黄腾达肯定是多数创意工作者的动力，但不是唯一的动力，我相信也不是最重要的动力。无论是在艺术上还是科学上，创作活动本身就能给人带来莫大的满足，与它带来的任何世俗的成功无关。

本章讨论的主题，是关于天才本质的两种对立观点。要调和这两种矛盾的观点，只需把具有创造性天赋的男男女女看作比常人更易患上精神疾病的人，但要明白这并非意味着他们必然会真的发病，因为创造力在一定程度上能保护他们免受精神疾病的侵袭。实验心理学在一定程度上支持了这种假设。研究表明，有创造性的人会比常人多出一些神经质特征，但他们也比多数人更善于应对神经症的问题。还有一些研究发现，一些遗传性的心理特征会形成发散的、牵强联想的思维风格，这种特点属于精神分裂症的易感因素；在正常情况下，这种特点可以算作"有创造性"，可一旦失控，便会转化成精神分裂症中典型的"思维障碍"。

如果创造性工作真能抵御精神疾病，我们就能理解为何有些天赋异禀的人会倾尽才智、献身创作，其他人却做不到。那些对精神疾病先天易感的人，内心会受到不平衡的力量驱使。看看那些患有严重抑郁症的作家，就不难理解创作如何让他们避免陷入抑郁的深渊了。容易受到抑郁困扰的人有一个主要特征：他们的自尊非常脆弱。遭遇丧失、失败或丧亲之痛时，我们都会陷入暂时的低落。但我们多数人是幸运的，有着健康的基因或幸福的童年，拥有自尊的内在之源，足以支持我们去面对寻常的生活危机。时运不济的时候，我们会受挫，但终会恢复如常。我们知道无论遇到什么困难，我们都会活下来继续奋斗。但是，那些容易患上抑郁的人却缺乏这样的信念。他们似乎没有内在的自尊之源。每当面临小小的挫折、夫妻争吵、退稿通知或作品遭到了恶评，他们就会深陷忧郁的状态，无法自拔。对于这样的人来说，避免陷入这种境地就成了他们一生的当务之急。有些人，如巴尔扎克，就靠着发狂一般地工作来遏制抑郁的病魔。成功与公众的认可能时常为他们提供外源性的自尊，在一定程度上补偿内在的空虚。抑郁的人依赖对肯定与成功的经常性"认可"，就像瘾君子依赖毒品一样。如此一来，便不难理解为何抑郁倾向是一种极强的创作动力了，对于那些天赋异禀、足以从事创造性工作的人来说，他们凭借这种方式来应对自己性情上的弱点。

抑郁倾向并非唯一的精神隐患。还有一些人，精神病学家管他们叫"精神分裂样"的人，这些人一旦患上精神疾病，就会出现某些精神分裂症式的疾病。第 2 章讲到的卡夫卡就具有这样的人格，而他正是一个才华横溢的作家，他的天赋无疑保护了他的精神不至于病得过于严重。精神分裂样的人很难建立亲密的人际关系。他们既渴望亲密，又害怕亲密。他们靠冷漠的外表来保护脆弱的自我，以免被亲密关系伤害或吞没。第3章所讨论的牛顿就是一个极端的例子。有些哲学家对于自主有着特别强烈的需求。说起来有些奇怪又有趣，从古希腊时起，世上多数最伟大的哲学家，不是没有结婚，就是难以建立亲密的人际关系。一个人的思维抽象程度越高，就越需要长时间的独处与专注，无法适应婚姻生活。不过，醉心于这种智性追求的人，往往对亲密关系敬而远之，将其视为威胁，而不是生活的滋养。思想的独立与情感的独立是密不可分的。

作为一个思想家，莱布尼茨将自己的独立性归功于自学，这样头脑就不会被权威的学说所拖累。斯宾诺莎认为，要创造一门综合性的哲学，他所需要的唯一工具，就是他逻辑推理的能力。康德说，意志的自主是一切道德准则的唯一原则。维特根斯坦说，他很高兴自己没有受别人的影响。尼采则坚守他所谓的灵魂独立。这些哲学家都没结婚，一生中的多数时间都是独居。

一个人若是彻底孤身一人，就难以保持自己的理智。那些性情孤僻、难以建立亲密关系，却又有才华的人，可以把写作作为一种间接的沟通方式。但是，对于那些害怕发疯，或是害怕被亲密关系淹没或毁灭的人来说，创造性活动还有另一种更为重要的功能。创造性活动在本质上具有整合的作用。在创造的过程中，对立得到统一，分歧得到调和。至少，有些人之所以要竭力创造独立的世界观，是因为他们需要阻止自我的解体。

兰姆认定天才不是疯子，"他并未受制于自己的心性，而是自己的心性的主宰"，在这一点上，他是对的；但是，他称"智慧之伟大，即理解诗性的智慧，只有在各种心智功能取得极好的平衡之时才能显现"，在这一点上，他却错了。

在天才的问题上，失衡也有一席之地。促使一个人历尽艰辛、劳心劳力，在外部世界或内在自我中寻求一致性，哪怕常常得不到报偿，也要不懈努力的动力，往往就来源于疏离与绝望。正如欧文·埃伦普赖斯[⊖]（Irvin Ehrenpreis）所说："人类的心灵能把苦痛挣扎写成优美迷人的音乐、故事或诗歌。这些资源让我们在面临永无休止的痛苦时，不至于吓得呆若木鸡——哪怕最平静祥和的人生，也免不了这样的磨难。"[32]

注　释

1. Charles Lamb, *Essays of Elia and Last Essays of Elia* (London: Everyman's Library, 1977), p. 219.
2. Jonathan Richardson, *An Essay on the Theory of Painting* (London: W. Bowyer for J. Churchill, 1715), pp. 34, 199, 201.
3. Giorgio Vasari, *Le vite de' piu eccelenti pittori scultori ed architetti,* 9 vols., ed. Gaetano Milanesi (Florence: G. C. Sansoni, 1878–85), 4:315–16.
4. Thomas Carlyle, *Frederick the Great,* bk. 4, ch. 3.
5. Francis Galton, *Hereditary Genius,* 2d ed. (London: Macmillan, 1892), p. ix.
6. Ibid.
7. Havelock Ellis, *A Study of British Genius* (London: Hurst and Blackett, 1904), p. 191.
8. J. H. Plokker, *Artistic Self-Expression in Mental Disease,* trans. Ian Finlay (London and The Hague: Mouton, 1964), p. 70.
9. Eliot Slater and Alfred Meyer, "Contributions to a Pathography of the Musicians: Robert Schumann," *Confinia Psychiatrica* 2 (1959):65–94.
10. Richard Osborne, *Rossini* (London: Dent, 1986).
11. Seneca, "De tranquillitate animi," in *Moral Essays,* ed. and trans. John W. Basore (London: Heinemann, 1932), 17.10–12.
12. John Dryden, *Absalom and Achitophel,* part 1, line 150.
13. Franz G. Alexander and Sheldon T. Selesnick, *The History of Psychiatry* (London: Allen and Unwin, 1967), p. 140.
14. Ibid., p. 174.
15. Wilhelm Lange-Eichbaum, *Genie, Irrsinn und Ruhm* (Munich and Basel, 1956).
16. *The Maxims of Marcel Proust,* ed. Justin O'Brien (New York: Columbia University Press, 1948).
17. Kay R. Jamison, "Mood Disorders and Seasonal Patterns in Top British Writers and Artists," unpublished data.
18. N.J. C. Andreasen and A. Canter, "The Creative Writer," *Comprehensive Psychiatry* 15 (1974): 123–31.
19. James Boswell, *The Life of Samuel Johnson, LL.D.,* 3d ed., vol. 1, ed. G. Birkbeck Hill (Oxford: Oxford University Press, 1887), pp. 63–64.

⊖　美国文学学者。——译者注

20. R. B. Onians, *The Origins of European Thought* (Cambridge: Cambridge University Press, 1954), pp. 161–62.

21. Iris Murdoch, *The Fire and the Sun: Why Plato Banished the Artists* (Oxford: Oxford University Press, 1977), p. 2.

22. J. W. Cross, ed., *George Eliot's Life as Related in Her Letters and Journals,* vol. 3 (Edinburgh and London: W. Blackwood and Sons, 1885), pp. 421–25.

23. W. Jerrold, ed., *Roundabout Papers: The Works of William Makepeace Thackeray with Biographical Introductions by His Daughter, Anne Ritchie,* vol. 12 (London: Smith, Elder, 1903), pp. 374–75.

24. H. Treffry Dunn, *Recollections of Dante Gabriel Rossetti and His Circle* (London: E. Mathews, 1904), p. 64.

25. Quoted in Modeste Tchaikovsky, *The Life and Letters of Peter Ilich Tchaikovsky,* trans. Rosa Newmarch (London: J. Lane, 1906), pp. 274–75.

26. Quoted in Frank Manuel, *A Portrait of Isaac Newton* (Cambridge: Harvard University Press, 1968), p. 86.

27. Quoted in Jacques Hadamard, *The Psychology of Invention in the Mathematical Field* (Princeton: Princeton University Press, 1945), p. 15.

28. Jeremy Bernstein, *Einstein* (New York: Viking, 1973), p. 172.

29. Graham Wallas, *The Art of Thought* (London: Cape, 1926).

30. Quoted in J. A. Fuller-Maitland, *Brahms* (London: Methuen, 1911), pp. 69–70.

31. Henri Poincaré, "Mathematical Creation," in *The Foundations of Science,* trans. G. Bruce Halsted (New York: Science Press, 1913), pp. 383–94.

32. Irvin Ehrenpreis, *New York Review of Books,* 1984.

Churchill's
Black Dog

第
13
章

人类为何诉诸暴力

那些暴力犯罪的人，法官常常将其痛斥为野兽。这对野兽来说还真是不太公平。在食物链中，爪牙沾满鲜血本就是自然之理，然而同类之间的极端暴力相对少见，通常只见于种群数量过多或食物短缺的特殊情况。人类的暴力与残忍是独树一帜的。当犯下谋杀或其他暴力的罪行时，人只不过是表现出了自己的天性而已，一点儿都不像其他的动物。刻意的残忍似乎是人类独有的天性。有人可能会说，猫玩弄老鼠也是在享受权力感，但猫不太可能有能力设想老鼠的恐惧与无助感。与之相反，人类似乎很喜欢用暴力与残忍迫使同类屈服，即便是受害者已任他宰割，他依然乐在其中。

我想着重强调侵犯性与极端暴力之间的区别。在许多动物中，同类之间表现出一定程度的侵犯性是常见的现象。这种侵犯性有其生物学功效。动物必须与同类竞争，才能获得食物资源。许多动物也会争夺和保卫领地，从而让种群分散开来，保证大家各取所需。群居动物也会借助侵犯性来区分三六九等。如果要维持群体中的和平，动物就需要有等级制度；像狒狒这样的迁徙性动物，就需要头领来维护秩序、发号施令，才能保护族群免遭掠食者的侵害。雄性间的侵犯性往往见于繁殖季节，是性选择的一部分，有时会导致个体重伤或死亡。但是，大多数这样的竞争都是高度仪式化的行为，败下阵来的动物通常可以逃走，不致死于重伤。

对于人类而言，侵犯性也有一些积极的功用。我们需要利用侵犯性来维护自己、与他人竞争、自立并与他人区分开来，并且在某些情况下发号施令、要求服从。要做到这些，人就需要一定的侵犯性。我们所说的语言就反映了这些侵犯性的积极面。例如，我们会说"向问题发起进攻""钻研问题""打败困难"。有一种观点认为，侵犯性与性一样，是一种内在的驱力，会不断产生压力，需要释放，这种说法站不住脚。但是，人类具有相当强的侵犯行为本能，在外界的刺激下就会爆发，甚至有人会说，我们人类天生具有侵犯性的潜能，而这种潜能已经不适合现代社会了。例如，沃什博恩⊖写道：

纵观人类的演化历程，人类曾适应了与今天完全不同的生活方式。人类侵犯性的生物学机制要从适应过去变为适应现在，既没有足够时间也没有育种的控制。在人类历史的大多数时间里，社会依赖于年轻男性去打猎、战斗，并使用暴力来维持社会秩序。[1]

由此可见，侵犯是我们与其他动物共有的潜在反应，具有生物学上的适应性，即便今非昔比，但在洪荒之初确是如此。但是，极端的暴力与残忍却并非如此，这种行径是对人性的玷污，也没有明显的生物学目的。我们大可以说，暴力与残忍其实是适应不良的行为。爱德华·O. 威尔逊（Edward O. Wilson）提出，人类社会中互惠的利他主义，包括动物社会中具备的一定程度的

⊖ 舍伍德·拉尼德·沃什博恩（Sherwood Larned Washburn），美国人类学家。——译者注

利他，都是一种适应性的机制，能增进每个社会成员的幸福。[2] 善待他人可能是为了繁殖与生存；或者，如我的一个朋友所说："文明虽然廉价，但回报丰厚无比！"因此，尽管暴力与残忍是一种令人厌恶的现象，但很有必要将其解释清楚。

遗憾的是，人类的暴力行为实在是太过常见，以至于不能用精神异常来解释。我们每个人都具有潜在的暴力倾向。但在西方社会，的确有一些人对当下的冲动缺乏正常的控制力。这些就是所谓的暴力心理病态者，他们能做出各种暴力侵犯行为，毫不在意受害者的感受。在犯有危险驾驶罪、性犯罪或暴力犯罪的人群中，常常有人兼有其他两种问题。

在这些异常者中，有些人有遗传缺陷，还有些人的中枢神经系统发育有迟滞的现象，即呈现出童年期常见的脑电波模式。许多心理病态者的社会化失败了，也就是说，他们从未与他人形成相互尊重的关系，因而活在一个他们觉得充满敌意或冷漠无情的世界里。那些觉得没人关心自己的人，也不会关心任何人。意识的发展，也就是行为内部调控机制的发展，更多地取决于一个人对于保有他人的爱与尊重的愿望，而不在于对惩罚的恐惧。许多心理病态者都来自缺乏爱的家庭，饱受体罚之苦，也难怪他们没有发展出正常的意识。孩子对于自己从没有过的东西，是不会有什么反应的。我们不难理解那些从未感到过爱与认可的人，即使你不给他们爱或认可，他们也不会受到丝毫影响。每当我们在报纸上读到孩子遭受虐待，或是老妇人遭受毒打或性侵犯，我们自然希望严惩罪犯，还以颜色。但从刑罚的历史来看，严刑峻法不但没有威慑的作用，还可能会让那些受刑的人更加心怀憎恨。我们最想惩罚的人，偏偏是对惩罚最无动于衷的人。

　　许多心理病态者既缺乏对敌意的控制，也倾向于残酷地对待同胞，但是他们的残忍往往是随性而为，并非故意为之。因此，他们在抢劫或者性侵时伤害他人，是因为他们无法与受害者感同身受，或者不关心对方的感受，而这与存心施暴、以此为乐截然不同。在荷兰等地，犯罪学家曾在实验中让暴力罪犯与受害者面对面相处，在一些案例中，罪犯第一次意识到受害者与自己一样，是一个有血有肉的人，因此希望做出补偿。

　　也许，通过生理学的视角，我们能在一定程度上理解心理病态者为何难以控制当下的冲动。即使并非孤身一人，心理病态者在情感上也是孑然一身的；对其他动物来说，孤立可能会导致对危险刺激反应过度，这种反应可以通过激素分泌的反应来衡量。童年早期未能融入群体的人往往会表现出不恰当的侵犯性反应：有时他们的侵犯性过少，不能在合适的时候维护自己；有时他们会表现出过度的暴力，因为他们感受到了并不存在的威胁。

　　但是，那些人格极度异常，以至于被贴上"心理病态"标签的人，在人群中只占极少的比例。人类暴力与残忍的倾向不能全部归罪于他们，不过研究这样的人有助于我们理解正常人的类似行为。

　　化学物质也能损伤人脑的正常功能，使人暂时变得像心理病态者一样无法控制自己。酒精不仅是危险驾驶的主要原因，还常常与暴力犯罪脱不了干系。足球之所以吸引青春期的男孩，是因为它提供了展示所谓男子汉气概的机会，但如果人喝了酒，足球就很容易变成更加危险的活动。在现代社会，年轻的成年男子表达侵犯性情绪的机会太少了，这也是我引述沃什博恩的话中之意。如果我是内政大臣，我就会把酒价提高两倍。我敢肯定，这样一来暴力犯罪一定会减少。

酒精并非唯一一种能将正常的侵犯性变为危险暴力的化学物质。其他药物或毒品，如冰毒、巴比妥类药物与海洛因也会产生相似的作用。其中的部分原因在于这些药物对大脑有直接的影响，另一部分原因在于，对这些药物上瘾的人会忍不住去抢钱来购买药品。

导致暴力与残忍的第二个因素，就是童年期的虐待。纵观人类的历史，儿童可谓是饱受虐待。在十位美国历史学家合著的《童年的历史》（*The History of Childhood*）中，劳埃德·德莫斯（Lloyd DeMause）写道："童年的历史是一场噩梦，而我们最近刚刚开始苏醒过来。时代越是久远，人们对儿童的照料就越是糟糕，儿童也越有可能遭到杀害、抛弃、毒打、恐吓以及性侵。"[3]

我们知道，打孩子的父母多半也曾是情感匮乏的孩子，也曾感到自卑与无能。这样的父母面对不肯立即服从或者哭闹不停的孩子，会感到自尊受到威胁，进而用暴力加以报复。在这种父母中，有些人会要求孩子给予他们从小没能得到的爱，如果孩子没能满足他们的需要，他们就会怨恨孩子。保护幼儿原本是基本的生物行为模式，而殴打婴儿这一适应不良的行为，便是破坏这种本能模式的例子。无论是人类还是其他动物，在面对毫无抵抗能力的个体时，往往会抑制自己的暴力行为。在前文提到的仪式性求偶竞争中，落败的动物往往会把脆弱的身体部位暴露给赢家，表示认输，获胜的动物见状就不会继续攻击了。人类暴力中最为可耻的特点就在于，即使受害者毫无还手之力，攻击者仍然予以穷追猛打。

童年遭受忽视或虐待的人更有可能对他人暴力相加，这一事实有力地说明了人类的残忍是出于报复。我同许多心理学家一样，很不喜欢所谓的"水压模型"（hydraulic model），但临床工作的经验又让我难以找出什么别的模型，不把怨恨看作某种积攒在长时记忆中的东西。如果我们认为一天工作积攒下来的焦躁可以用踢狗一脚来发泄——这种事情并不罕见，那么我实在是找不出理由反对"怨恨会积攒更久，甚至积郁一生"的说法。有些人做出的暴力行为非常极端，与他人的挑衅比起来显得格外野蛮，在这种案例中，原因往往在于当事者过去所受羞辱和虐待的记忆挥之不去。暴力行为是对一系列排斥、羞辱等待遇的报复，而分开来看，这些待遇本身并不应招致极端的报复。可以说，很多人类的暴力行为都是因为被逼太甚，恶向胆边生；多年来任人摆布的人，可能会突然掉转矛头，变本加厉地报复他人。

缪丽尔·加德纳（Muriel Gardiner）所著的《致命的无辜》（*The Deadly Innocents*）中有一个例子，很好地诠释了我前面的话。[4]汤姆是个受尽排斥的孩子，他母亲不许他与家里其他人接触。他被迫住在园子尽头的一座棚屋里，如果他试图与其他十个兄弟姐妹有任何接触，就免不了挨上一顿鞭子。他逐渐沦为不良少年。当少年法庭得知他的处境时，他已经被赶出了家门，由叔叔婶婶监护。不幸的是，叔叔是个嗜酒如命、暴虐成性的人，对汤姆也看不顺眼，对他的残酷程度不亚于他母亲。后来汤姆发现一只断了腿的小流浪猫，对之悉心照顾、宠爱有加。小猫成了他第一个钟爱的生灵。一天下午，叔叔提早下班回家，竟一怒之下，当着汤姆的面把小猫掐死了。汤姆要埋葬小猫，叔叔却一脚踩碎了小小的十字架，把坟给捣毁了。汤姆当即拿起叔叔的枪

（因为这件事发生在美国），打死了叔叔、婶婶，以及另一个住在家里的女人。

在汤姆这个案例里，孤立使他没有机会学习如何处理自己的侵犯性，或者如何从手足关系或与其他同伴的关系中获得自尊。反复的虐待与羞辱会导致长期的怨恨。他所受的挑衅是极端的，但要理解他为何连杀三人，就必须考虑他的整个成长经历。他被迫成了母亲的替罪羊，而替罪羊，无论是一个人还是一整类人，如黑人或所谓的贱民，或者其他遭受排斥的群体，都会由于自身的境遇而愤愤不平，自然而然地产生怨恨之情。

自尊受损与暴力之间的关系可以在一定程度上解释，为何在英国绝大多数的谋杀都是家庭犯罪。正是身边那些最亲近的人，对我们的了解才足够深，得以戳中我们的软肋，也最有能力羞辱并激怒我们。要让自卑的人感到更加自卑，批评或侮辱他们的性吸引力或在性生活上的表现，就是其中的一种方式。男人在这方面尤其敏感，考虑到这一点，就不难理解为何妻子与情妇常常是谋杀的受害者。正如犯罪学家诺弗尔·莫里斯所说："大街上比家里安全，陌生人比亲戚朋友安全。"[5]

也许我应该在此指出对于"虐待狂"（sadism）这个词的广泛误用。这种误用使得人们认为，许多人类的暴力与残忍行径在一定程度上都源于性。我曾在别处谈到过，多数施虐受虐狂（sadomasochism）并不像看上去那样，用克莱尔·拉塞尔（Claire Russell）、W. M. S. 拉塞尔（W. M. S. Russell）[6]以及亚伯拉罕·马斯洛（Abraham Maslow）[7]的话来说，施虐与受虐是一种"虚假的性"，而不是性本身，是在用某些性行为模式来建立一种支配的关系，这种现象也存在于其他灵长类动物间。在西方文化中，对施虐受虐的文学与影视感兴趣的人太多了，要说这种兴趣不正常，是不太合适的。许多人对自己缺乏信心，在性关系中表现不佳，这样的人可能就需要施虐受虐的幻想或仪式才能唤起性欲。他们之所以幻想施虐与受虐，是因为他们需要支配他人（或受他人支配），才能发生性关系。

在一些谋杀案中，杀人的行为会伴随着性兴奋，所谓的"杜塞尔多夫吸血鬼"彼得·库尔登（Peter Kürten）便是其中一例。约翰·克里斯蒂（John Christie）是个恋尸癖，会在行凶后奸尸，但这些案例是少之又少。我不相信多数施暴者在虐待受害者时会产生性欲，我也不相信防暴警察在挥舞警鞭和警棍时会勃起。这并不是在否认可耻的犯罪行径会助长弱者的支配意识，进而增强他在随后的性情境中的性能力，但这也不是在说，残暴行为本身就能激起性欲。

促使正常人做出暴力与残忍行径的第三个因素，就是人类的服从倾向。美国心理学家斯坦利·米尔格拉姆（Stanley Milgram）的实验可谓大名鼎鼎，我在此只需简述一二。该实验在他的著作《对权威的服从》（*Obedience to Authority*）中已经有了详细的总结。[8] 让米尔格拉姆备感惊讶的是，在被告知参加了一项考察惩罚对于学习效果影响的实验时，约有 2/3 的正常人愿意对被试施加据称十分痛苦，甚至可能几近致命的电击，而这仅仅是因为主管实验的科学家要求他们这样做。在人类社会，服从权威显然是一种适应性的行为，正如我之前所谈到的，在群居动物之中也是如此。稳定的统治等级制度有利于群体内部的和平与秩序，让处于权威地位的个体能够立即做出决定，使群体在遭遇危险时，能组织起有效的抵抗或有序的撤离。如果我们天生没有服从经理、主管和警察的倾向，人类社会就不能正常运作。但这种倾向也有黑暗的一面。自艾希曼⊖以来，因刑讯逼供、滥杀囚犯而被审判的人，无不以服从权威为最常用的借口。

电影《邻家之子》（*Your Neighbour's Son*）准确地刻画了希腊军事政府执政期间用于培训刑讯官的做法。那些受训的男孩大多来自农村地区，在受训组织内，他们要遭受可怕的惩罚与羞辱。当局告诉他们，他们都是精挑细选的精英，无论要求有多不合理，他们都要绝对效忠当局，完全服从命令。他们会被迫吃草或者点燃的香烟，跪着爬到食堂；挨打更是家常便饭，并且常常要背着全套装备操练，直到筋疲力尽为止。一个刑讯官说道："我们被逼着爱上了痛苦。"

这些男孩逐渐参与刑讯，起初只是观看，之后也开始动手殴打囚犯。稍有抗拒就会被斥为"娘们"，试图帮助囚犯就会遭受严厉的惩罚。与此同时，他们获得了特殊的制服和许多特权。他们逐渐把自己当作有权有势的宪兵，公众对他们则是又敬又怕。这样的训练让他们把刑讯看作应尽的职责，并深深以此为傲。但是，并没有证据表明这些人能从刑讯中获得任何特殊的乐趣，也就是说，不能把他们当作施虐狂。军政府倒台之后，25 个受访的希腊刑讯官都过着完全正常的生活。经过 6 ~ 10 年不等的观察，只有一人表现出了内疚与抑郁。

让暴力成为可能的第四个因素，就是施暴者与受害者之间的距离。这里说的距离，既可以指空间上的距离，也可以指心理上的距离，或两者的结合。如果人类之间的打斗仅限于拳头，不但

⊖ 阿道夫·艾希曼（Adolf Eichmann），纳粹德国高官，犹太人大屠杀的主要策划者。——译者注

会少死些人，残忍的程度也会下降。飞行员可能会毫不犹豫地朝看不见的人群空投凝固汽油弹，但如果要他往孩子身上泼上汽油再亲手点燃，他很可能会因惊恐而退缩——两种情况所造成的伤害却是非常相近的。康拉德·洛仑茨提出，人类原本具有不去伤害同类的抑制机制，但由于人类天生没有爪牙这类危险的攻击器官，所以这种机制不够发达，很容易打破。[9]拥有尖牙利爪的野兽往往会把争斗变成仪式化的行为，这样重伤与死亡的情况就相对较少。自然选择中并没有出现在远距离之外杀死对方的武器。核武器能带给大量人群毁灭与死亡，其威力之大，实在令人难以置信。尽管有了广岛和长崎的例子，但我们依然难以想象核爆炸的可怕影响。然而依然有人公开声明，如果认为情况需要，他们就会毫不犹豫地按下发射核武器的按钮。

我所说的心理距离，是指人类把其他人不当人看的能力。埃里克·埃里克森提出了一个不太优美但颇为有用的术语——"伪分化"（pseudospeciation），即通过认定其他人群是低劣的，来维护自身优越性的心理倾向。[10]要让普通人将信仰不同、肤色不同或是社会阶层不同的人看作异类，实在是轻而易举。许多社会对于异类的人依然保持着轻蔑甚至残酷的态度。例如在日本，所谓的贱民，即"部落民"（Burakumin）的后裔，依然遭受着社会层面与经济层面的歧视。他们过去曾被称作肮脏的、四条腿的禽兽，往往被视为令人厌恶、污染环境的人。即便是正统社会阶层中地位最低的人，在他们面前依然优越感十足。这些所谓的贱民，是社会内部矛盾的替罪羊，就像人有时候会成为家庭矛盾的替罪羊一样。严苛、专制而缺乏安全感的社会尤其需要这样的替罪羊，专制而缺乏安全感的人也是如此。政治领导人很快就发现，只要将社会的问题怪罪到异类的头上，就能为其他社会成员提供一个共同的敌人，使他们团结一致。

人们越是容易把某个人群贬低为劣等人，或者把他们视为异类，就越容易对他们暴力相加。在纳粹德国，党卫军故意羞辱集中营的囚犯，强迫他们生活在污秽的环境里，甚至到处都是他们自己的粪便。当特雷布林卡灭绝营的指挥官弗朗茨·斯坦格尔（Franz Stangl）被问到，既然最后要处死这些囚犯，又何必如此残酷地羞辱他们，他答道："为了锻炼那些执行命令的人，好让他们下手更果断些。"[11]

尽管"贱民"地位低下、毫无权力，却依然被视为邪恶的祸根，会危害这个排斥他们的社会。正如我之前所说，这些饱受侮辱和伤害的人，有足够的理由怀恨在心，意欲报复，但要说所谓的"贱民"总会做些伤天害理的事情，这只能是偏执的幻想。矛盾的是，那些为社会所排斥的人，往往被认为拥有魔法力量，会将其用来作恶。因此，社会对这些人是既恨又怕。

这就引出了我认为催生暴力与残忍的第五个因素，那就是恐惧。恐惧与伪分化紧密相连，伪分化则与虚构的念头有关——那些异类之所以受人歧视，只不过是因为人们认为他们有些莫须有的特质。如果某些独裁的政权用严酷的刑罚来推行恐怖政策，而你又不幸身处其统治之下，那就非常不幸了，因为你对恶意迫害的恐惧是非常真实的。然而，我们的社会中却有不少人在宣扬自己的恐惧，他们就像小孩子一样，把某些成年人看作威胁，觉得自己只能任其摆布，无能为力。我们只需要看看神话与童话，就能发现许多暴力的威胁都来自巨龙、巨人以及其他比人类强大得多的怪物，这些怪物可能反映了婴儿对于世界的某些感受。要让人相信某一群人心怀恶意、本性邪恶、意欲图谋不轨，实在是太容易了。

我相信，多数人类身上有一种偏执的潜质，只要施加压力，这种潜质就会触发。这种现象可能发生在一个人身上，也可能成为一种社会现象。以个人为例，我在此引述一个中年男子的案例，这位先生因多种恐惧焦虑症而接受治疗。他产生病症的表面原因，是一次看牙医的糟糕经历。当时，他躺在牙医的诊疗椅上，却在治疗中途感到有些难以呼吸。因此他想坐起来，但牙医却按住他说："你可别起来！"他之前就觉得这个牙医有些"轻浮"，不太专业，但此时牙医像换了一个人似的，好像变成了一个凶神恶煞的刑讯官。他当场昏了过去。这位患者平常是个勇敢的人，第二次世界大战期间，他曾在三次坠机中幸存，却从未出现过焦虑的症状。

社会在转型时期也常常会产生一些偏执的理念。黑死病肆虐之后的欧洲大解体，以及德国在两次世界大战期间的恶性通货膨胀，都催生了一些病态的领导人，他们不仅自身有些毛病，还鼓动了全社会潜在的偏执情绪。历史学家诺曼·科恩（Norman Cohn）就专门研究了这种现象，其研究结论可见于这三本书：《千禧的追寻》（*The Pursuit of the Millennium*）、《种族灭绝的理由》（*Warrant for Genocide*）以及《欧洲的心魔》（*Europe's Inner Demons*）。[12] 科恩提出，一旦正常的生活模式被打破，追求千禧⊖的运动就会发展壮大。领导这些运动的先知们，不仅承诺要让一个新的耶路撒冷降临世间，还会指定一个反基督的敌人或其他邪魔外道，声称只有消灭这些邪恶，千禧才会来临。

⊖　千禧（millennium）即《圣经》中所称的基督再临的日子。——译者注

反犹太主义的发展史就是一个偏执的例子。一直以来，对于各国的犹太人密谋推翻欧洲现有秩序并意图统治世界的传闻，不少人向来深信不疑，在两次世界大战期间更是如此。这种阴谋论甚至也成了通俗小说的主题，例如约翰·巴肯（John Buchan）与萨珀（Sapper）的惊悚小说，便是最具代表性的例子。在第一次世界大战前的德国，所谓的雅利安神秘论者（Ariosophist）推崇神秘主义传统，致力于建立一个泛日耳曼帝国，由未受异族通婚污染的雅利安人精英来统治。尼古拉斯·古德里克－克拉克（Nicholas Goodrick-Clarke）在其著作《纳粹主义的神秘学根源》[13]（*The Occult Roots of Nazism*）中谈到，1848 年出生的吉多（Guido）以及 1874 年出生的兰茨·冯·利本弗尔斯（Lanz von Liebenfels）等人著书断言，曾经存在一种纯粹的雅利安－日耳曼文化，但其后来因为与劣等民族通婚而变质了。利斯特（List）则描绘了这样一幅千禧愿景：将劣等民族统统消灭干净，建立一个德意志人民的大一统国家，且人民无意识中有着神圣力量的指引。他甚至指出了这神圣力量降临世间的年份：1932 年，即希特勒上台前的一年。

在《种族灭绝的理由》中，诺曼·科恩讨论了《锡安长老会纪要》（*Protocols of the Elders of Zion*）的影响。这是一个由俄国作者在法国伪造的文献，成书于 1894 ~ 1899 年。这本伪造的文献宣称揭露了一个犹太人征服世界的国际阴谋。这本文献逐渐在全世界流传开来。1920 年 5 月 8 日，《泰晤士报》（*Times*）的一篇专题文章写道："难道我们历经苦难才将日耳曼人统治世界的秘密组织连根拔起，却发现其背后还有着另一个更具威胁、更为秘密的组织？难道我们全国上下殚精竭虑才逃过'德意志治下的和平'，又落入了'犹太式和平'的圈套？"[14]德国人可不是唯一一个担忧"犹太威胁"的民族！

在中世纪，犹太人曾被视为撒旦的使徒，他们"崇拜魔鬼，参与恶魔的仪式"——那仪式不仅包括放荡纵欲，尤其是要献祭基督教的儿童，并饮血吃肉。晚至1913年，基辅有一个名叫门德尔·贝里斯（Mendel Beiliss）的犹太教教士，还被控用基督教男孩献祭。据说，犹太人还会在井里下毒。人们曾经对女巫也有非常类似的观念。据说女巫会飞，这样她们就能参加图谋不轨的"夜半集会"（sabbats，这本来就是个犹太教术语），崇拜恶魔，举行变态的性仪式，烹煮并吃掉小孩。也有人宣称目睹过她们毒杀牲畜，毁坏庄稼。后来，希特勒把这番谬论变着花样大肆宣传，声称与犹太人交媾会使血液中毒。甚至连群体疫苗接种计划，都被人怀疑是犹太人给全体国民注射梅毒的阴谋。

关于社会制造异类来充当替罪羊，让人们对外来者又怕又恨，我已经说得够多了。恐惧是挑起暴力与残忍的强有力的因素，这能在一定程度上解释为何这些异类落在迫害者的手上时，哪怕毫无抵抗能力，也会遭受百般折磨，甚至被赶尽杀绝。

面临某些逆境时，大多数人都会产生偏执的情绪。在我看来，人类之所以有这种偏执的潜质，是因为在降生到这个世界的时候，每个人都处于一种十分无助的状态；与其他物种相比，人类在一生中有相当长的一段时间，只能任由那些更年长、更高大、更强壮的人摆布。精神分析师托马斯·萨斯在他发人深省的著作《第二罪》（*The Second Sin*）的开篇处就写道："童年就是一场长达21年的有期徒刑。"[15]尽管我们希望大多数孩子不会用如此消极的眼光去看待他们的早年岁月，但我们都有过任由他人抱来抱去，或者独自一人哭泣却无人安慰的经历，而我们所受的待遇如何，全取决于他人的心情。对于再次陷入这种需求、意愿全无人理会的无助境地，我们始终心怀恐惧，这种心情很容易被再度唤起。

由此便引出了我认为的第六个，也是最后一个导致暴力的因素。有些人虽然不属于某些异类群体，却觉得自己被社会遗弃了。与那些自认备受尊敬的人相比，这些人自然更容易心怀怨恨、诉诸暴力。贫困、失业、没有一技之长的人并不会甘于忍受自己的处境。底层的生活并不好受，他们难免怀有向那些导致社会不公的上等人报复的心思。这些人所生活的社群越大，他们越会感到不受重视、不被接纳。

日常可见的暴力在很大程度上是城市里的问题，对此我一点都不感到意外。身处于大都市里，个人很容易觉得自己只是一个小小的齿轮，是一台大机器中随时可以被抛弃的零件，有没有自己，都是无关紧要的。但在乡村里，邻里矛盾可能就是最严重的事情了。小社群里的流言蜚语、背后中伤、怨恨嫌隙就算不比大城市多，也绝不会少。但是在小社群里，人人都相互认识。每个人至少都能感觉到自己的存在，即使自己仅仅是村里的小丑，也比一无是处的感觉好得多。

尽管在过去的50年里，英国城市里的暴力事件无疑是越来越多了，但这并不是什么新鲜事。伦敦的街头依然比20世纪初的时候要安全许多；在18世纪，诸如莫霍克帮（Mohawks）等流氓恶棍横行街市，伦敦居民对他们无不惧怕。那时，连议会议员单独回家都不安全，"谁要回家"这句议会里的俗话就是从那时流传下来的。时至今日，城市更大了，人口增长了，而过去社会所拥有的那种由神钦定的秩序感也消失了。

在专制社会，人人都"知道自己的位置"，在威胁、道德劝说以及神明意志的约束下，人人安分守己，不会像我们的社会一样有那么多底层人民的问题。我认识一个厨师，她认为希特勒之所以崛起，全是因为他无视社会规则。她强调，如果希特勒安分守己，老老实实地做他的油漆工，就不会给我们带来那么多麻烦了。

我们发现，社会底层人民的生活最为凄惨、看不到丝毫希望的时候，往往不会爆发革命。相反，只有当人们萌生了希望，却又遭遇失望的时候，才更有可能制造暴力冲突。18 世纪的法国，人民的生活其实有所改善，但这种改善的势头在 1787 年戛然而止。那年适逢财政危机引发增税，再加上农作物歉收，许多人面临饥饿的威胁。这种引发暴力的情况，似乎都与所谓"合理的期待因不合理的手段而破灭"有关。[16] 今天，我们当中那些相对成功的人往往会感到内疚，对自身所拥有的权益也不再视为理所当然，而那些不太成功的人则感到上位者亏待了他们。如何让那些天赋不足、能力不够的人觉得自己有用、有价值，是一个我们尚未着手解决的问题。在城市化的工业社会，有太多的人觉得自己屈辱、无能、一事无成、毫无价值。多数犯下暴力罪行的人，都来自这个阶层，我们应该努力给予他们更多的价值感与意义感。

注 释

1. S. L. Washburn, "Conflict in Primate Society," in *Conflict in Society*, ed. Anthony de Reuck (London: Churchill, 1966), p. 11.
2. Edward O. Wilson, *Sociobiology* (Cambridge: Harvard University Press, 1975), p. 120.
3. Lloyd DeMause, ed., *The History of Childhood: Evolution of Parent-Child Relationships as a Factor in History* (London: Souvenir, 1976), p. 1.
4. Muriel Gardiner, *The Deadly Innocents: Portraits of Children Who Kill* (London: Hogarth Press, 1977), pp. 95–128.
5. Norval Morris and Gordon Hawkins, *The Honest Politician's Guide to Crime Control* (Chicago: University of Chicago Press, 1970), p. 57.
6. Claire Russell and W. M. S. Russell, *Violence, Monkeys and Man* (London: Macmillan, 1968).
7. A. H. Maslow, H. Rand, and S. Newman, "Some Parallels Between Sexual and Dominance Behaviour of Infra-human Primates and the Fantasies of Patients in Psychotherapy," *Journal of Nervous and Mental Disease* 131 (1960):202–12.
8. Stanley Milgram, *Obedience to Authority: An Experimental View* (New York: Harper and Row, 1974).
9. Konrad Lorenz, *On Aggression* (London: Methuen, 1966), p. 207.
10. Erik H. Erikson, *Identity* (London: Faber and Faber, 1968), p. 41.
11. Quoted in Gitta Sereny, *Into That Darkness: From Mercy Killing to Mass Murder* (New York: McGraw-Hill, 1974), p. 101.
12. Norman Cohn, *The Pursuit of the Millennium* (London: Secker and Warburg, 1957); *Warrant for Genocide: The Myth of the Jewish World-Conspiracy and the Protocols of the Elders of Zion* (London: Eyre and Spottiswoode, 1967); and *Europe's Inner Demons: An Enquiry Inspired by the Great Witch-Hunt* (New York: Basic Books, 1975).
13. N. Goodrick-Clarke, *The Occult Roots of Nazism* (Wellingborough: Aquarian Press, 1985).
14. Quoted in Cohn, *Warrant for Genocide*, p. 153.
15. Thomas Szasz, *The Second Sin* (London: Routledge and Kegan Paul, 1974), p. 1.
16. Roger Brown and Richard J. Herrnstein, *Psychology* (London: Methuen, 1975), p. 274.

Churchill's
Black Dog

第
14
章

精神科医生在开
放社会里的责任

就本章的目的而言，我们不必过于严格地界定何谓"开放社会"（open society）。根据卡尔·波普尔的描述，开放社会是一个应当追求的理想，而不是一种真实存在的状态。[1]但是，无论理想与现实之间有何差距，个人的自由在开放社会中都是极为重要的，用波普尔的话说，我们在开放社会中"面临着许多个人的抉择"，而且无论是个人的还是集体的抉择，都建立在理性之上，不受权威或传统的束缚。在这样的社会里，精神科医生应该担负起什么样的职责？他们对这样的社会，又能否做出什么特别的贡献？

在 100 年前，精神科医生在社会上的职责既有限又很明确。他的工作就是照顾那些精神失常的人，即在很大程度上发挥监护的作用，因为精神失常的人基本上无法医治，也没有痊愈的可能。无论是在英国还是在美国，随着城市的规模逐渐扩大，为了收容精神病患者，把他们与城市人群隔离开来，就必须修建大型的机构。这些机构起初叫作疯人院，直到近些年才改名为精神病院；论其功能，则是服务于社会，让那些令人厌恶的精神病症尽可能不要影响普通市民——至少在英国是这样的。精神病治疗则是一潭死水，只关心如何把那些发疯的人关在看不见的地方，连那些照料精神病患者的人，也遭受了相似的待遇。

因此，当时的精神科医生并不是什么受人敬重的职业，只有少数人是可贵的例外：如英国的图克（Tuke）和康诺利（Connolly），以及法国的皮内尔（Pinel），他们为疯人院的残酷管理带来了光明。但是，19世纪的精神科医生往往是好逸恶劳的废物，只满足于每天敷衍了事地"巡房"一次，余下的时间就全拿去打板球了。从没有人想过，除了巡查患者是否被好好地关在病房里，得到相对人道的对待以外，这些人在社会上还有哪些特别的职责。

精神科医生的监护职责依然很重要。1978年，据英国卫生与社会保障部估计，精神病医院及其他单位内的住院患者为76 165人，也就是说，每10万人中就有171名住院精神病患者，而且他们占据了26%的医院床位。[2]在1975年的美国，州立及县立精神病院的住院患者多达193 000人。除此之外，还有75 000名患者住在私立或联邦精神病院内。[3]普通大众往往不能理解这些数字。在过去的20年里，镇静剂及躯体治疗领域的进展使许多以前必须住院的患者得以在精神病院外生活。报道这些消息的新闻媒体给了民众错误的信号，让他们以为精神病院的住院人数在急剧下降，但实际数据却是令人失望的。

和过去相比，尽管现在患者出院的速度变快了，但许多出院的患者再度入院，久病不愈，以至于再也无法适应正常的生活。这种现象在多大程度上是由住院导致的，目前还没有定论。在大西洋两岸，要改善精神病院的现状，还有很长的路要走。我们需要真正地把精神病院从监禁场所变为治疗性的机构，使其与社区融合起来，并且遏制患者由于失去自由而导致的病情恶化——不管在什么机构里，被隔离的时间过长，都会出现这种情况。

值得注意的是，在英国，有 4/5 的住院患者是"自愿"的；而在美国，4/5 的住院患者是不自愿的。因此，与英国同行比起来，美国公立精神病院的精神科医生不得不承担起狱卒的职责。

很明显，治疗师与狱卒这两种角色之间必然会有些冲突。大众所不了解的是，社会对于精神病学治疗的接受度越高，就越可能威胁个人的自由。关于这个问题，我们稍后再谈。

在 20 世纪初，社会对于精神科医生的态度有所转变，这在很大程度上得归功于精神分析的崛起。从那以后，精神科医生走出了与世隔绝的精神病院，越来越多地成了导师与引路人，找他们问诊的不再是精神失常的人，而是所谓的神经症患者。在大众心目中，精神科医生的形象从狱卒变成了怪人；这个标签也算有几分道理，并且从那时起，这种印象就与精神科医生分不开了。然而，就像其他群体里的怪人一样，人们倾向于认为精神科医生具有某些特殊的、近乎魔法的力量，据称这种力量是通过探寻寻常人所不愿深究的心灵深处得来的。更有甚者，人们还以为，精神科医生对于人类本性的知识能解释所有与人类有关的现象，并引领社会改革。

渐渐地，前来咨询的人变成了社会的上层阶级，其中一部分原因在于其他人付不起咨询的费用；另一部分原因则在于精神分析及其分支学说有一种智性上的吸引力，而受教育程度不高的人难解其中的奥妙。此外，精神病多见于社会底层，且精神分析对于这类病症的作用着实有限，而神经症虽算不上什么更高贵的毛病，却常见于那些更为世故，也更复杂的人，这进一步增强了上层人士来看精神科医生的倾向。

在欧洲，以及后来的美国，知识分子开始寻求精神分析师的帮助，也许这种社会现象得到的关注太少了。那个时代的自尊，远比现在更加依赖于社会地位，因此从表面看来，那些受教育程度高、社会地位稳定的人反而感到自卑，以至于要寻求分析治疗，这实在是令人感到意外。在那个时期，伴随着这种现象的，是传统基督教信仰逐渐衰微，基于土地与家庭的阶级结构逐渐解体，基于财富增长的、更不稳定的等级结构逐渐形成，我认为这并不是一个巧合。现在，声名显赫的人，从政客到哲学家，都前来咨询精神分析师，我们认为这是再平常不过的事；但在20世纪的前10年里，在那些生来就自认为精英的人看来，无论是对于人性的洞见，还是对于人际关系、人生世事的了解，他们都高人一等，要他们去咨询精神科医生，那可真是一件奇怪的事情。

此外，维多利亚时代的人们所坚信的进步理念，即社会与世界都将随着文明程度的提升而改善的理念，在当时依然深入人心。当时，人们还没有经历对于西方文明的幻灭，人类学也尚未揭示那些所谓的"野蛮人"比我们更加适应自己的生活环境。精神分析逐渐获得了人们的认可，并被视为同发现镭一样的科学进展，能一举消灭神经症，缓解人类的精神痛苦。弗洛伊德本人倒没有如此异想天开。尽管他依然相信精神分析是一门科学，但对于作为一种治疗方法的精神分析，他却越来越感到悲观。然而，他的许多追随者，既包括早年的也包括现在的，都相信精神分析绝不仅是专门缓解神经症痛苦的疗法。例如，梅兰妮·克莱因就曾在一篇文章中写道，她希望有朝一日儿童分析能得到普遍的应用。[4] 诚然，她也承认这是"乌托邦式"的希望，但即便是想象"儿童分析会像当今的学校教育一样，成为每个人成长中的一部分"，也算得上是异想天开了。

在精神分析师之中，这种乌托邦式的倾向虽然已不同以往，但依然在一定程度上存在着。许多分析师过着与世隔绝、埋头工作的生活，除了患者与同事之外很少见其他的人，与其他领域的专业人士相比，他们较少参与公共事务。如果一个人不了解世界是如何运行的，那他就很容易自以为掌握了改变世界的答案。精神分析主要是一门解释性的学问、一种诠释原本难解之谜的方法，也是帮助个体深入理解自我的手段。尽管弗洛伊德的确曾试图用精神分析来解释某些社会现象，例如在书信中讨论战争的问题，但他从没有异想天开到认为一种治疗个体神经症的方法能改头换面，解决社会上的所有问题。

精神分析不是包治百病的万灵药，甚至也不是那些爱好者期望中的治病良方，但这不意味着精神科医生与精神分析师对于社会的研究毫无贡献。社会是由个体组成的，而政治机构，或者说开放社会的政治机构，应当以提高社会成员的幸福感为目标，这个道理应该是不言而喻的。何谓个人的幸福感，以及如何最好地为这个目标服务，都是有待商榷的问题。个人要如何获得最佳的健康与幸福，应该追求物质的富足还是性欲的满足，应该皈依宗教还是信奉不可知论，应该成长在集体农场还是生活在小家庭中，应该崇尚竞争还是不应提倡竞争，对于所有这些问题，以及其他相似的话题，都是精神科医生应该探究的问题。在这些问题上，旁人也应该重视精神科医生的意见，因为他们非常了解个人的情绪问题。但是，不能因此就把精神科医生当作诸如教育、控制犯罪、解决种族歧视以及反战等领域的专家。对于这些问题，精神科医生能做出一定的贡献，却是有限的，因为他的经验是从数量较少的个体身上得来的。

　　神经症的精神分析治疗要花很长的时间，这也是为什么除开少数例外，精神分析只有较为富裕的人才负担得起。尽管有些不切实际，但这种状况也不免让人心生希望：如果能提供更多的资源，如时间、资金和专业人士，那么许多不适应社会的人就能更好地在社会上找到一席之地了。此外，这种希望蕴含着一个潜在的假设，即精神分析或某些类似的心理治疗方法，也许能有效地治疗社会上的偏差行为，就像治疗神经症一样；如果把所有的不法分子、吸毒者、性变态者等人都当作患者而不是罪犯，他们的问题以及他们造成的问题，也许就都能迎刃而解了。因此，现在有一种强烈的倾向，夸大精神治疗的效用，认为精神治疗还有更多的用途。读过波普尔的《开放社会》（*The Open Society*）的人，一定很熟悉他的这一论点：乌托邦主义必然会导致暴政。

　　当今社会对于精神治疗方法的理想化倾向认为，这种方法能治疗行为偏差的人，这便是乌托邦主义的例证。我并不是说，即使有更多的资源，我们也无法为精神病患者提供更好的治疗。我们能为、应该为患者做的事还有很多，但就目前的情况而言，我们没有更多的资源，还要求精神科医生承担他们无法完成的任务，去治疗那些不太可能被治好的人——这些人与那些主动求助的神经症患者是不一样的。这种要求必然会导致许多措施的滥用，其中最明显的，就是不必要地剥夺了人们的自由。事实上，正如一般人所料，大多数精神科医生与精神分析师都是温和的左派、自由主义者，反对专制独裁。因此，让那些历来被视为邪恶或没有价值的人接受心理治疗会导致自由的剥夺，这种说法可能显得有些荒谬，但事实就是如此。我在接下来要谈的内容，深受尼古拉斯·N. 基特里（Nicholas N. Kittrie）《与众不同的权利》（*The Right to Be Different*）的影响。[5] 一位刑法学教授能写出这样一份有力的控诉，声讨他所说的"治疗师国家"（therapeutic state），实在是意义非凡。

在他的书中，基特里教授举了许多例子证明，对精神治疗的过度推崇已经走上了歧途，许多人因此遭到了无限期的监禁。保障这些人免受错误监禁的有效措施极少，他们连真正的罪犯都比不上。美国有 33 个州的法律都允许将药物成瘾者关进治疗机构，只有"治愈"之后才能获释。[6] 然而，即使接受了最好的治疗，也只有 3% 的成瘾者能在获释后真正戒除不良嗜好。显然，这种法律指定的前提就是错误的，许多人在这种错误的前提下，遭到了无限期的关押。

学界一般认为人格障碍是药物成瘾的根本原因，而精神科医生无疑有责任指出自己目前没有治疗人格障碍的有效方法；尽管不懈的研究可能发现有效的治疗方法，但对于那些还无法帮助的对象，精神科医生也有责任拒绝充当他们的狱卒。

同样，因为错误地认为精神科医生能强制治疗酒精成瘾，美国有 26 个州的法律允许将酒精成瘾者扭送至治疗机构，其释放的条件也是治愈。[7] 但由于治疗机构远远满足不了治愈所需的要求，所以这种强迫措施，哪怕其初衷是为了自由和治疗，但实际上只是延长了酗酒者受到关押的时间，并没有切实改善他们的问题。当然，这并不是说酒精成瘾者治不好。有些人是能治好的，他们接受了精神治疗，以期达到并维持完全戒除的状态；但是，依我的浅见，其疗效完全取决于酒精成瘾者的自愿配合。

更令人怀疑的，是那些勒令所谓"心理病态者"强制住院的法律。心理病态是一类难以明确界定的精神异常状态，以至于"新泽西州在 1950 年提交了一份报告，其中包含了 29 个心理病态的不同定义，而这些定义是由 29 位医学权威人士提出的"。至少有 20 个州制定了与心理病态有关的法律，以至于精神病院人满为患，而对于被迫住院的人，医院却缺乏有效的治疗能力。基特里举了一些违法情节轻微的例子，如有伤风化的人被强制入院治疗，遭到了无限期的监禁。我想再举一个英国的例子。1959 年的《精神卫生法》中有一条很糟糕的规定，即要求对心理病态者进行强制入院治疗。那项法案将心理病态界定为"一种长期的心理障碍或残疾（无论是否包括智力低下），进而导致患者产生异常的侵犯行为，或极度不负责任的行为；这样的患者需要且应当予以治疗"。

1968 年，21 岁的埃里克·爱德华·威尔斯（Eric Edward Wills）被控以盗窃与欺诈罪，并且被送进了医院进行精神鉴定，结果他被诊断为心理病态者。呈交法官的报告显示，他是个强迫性赌徒，推荐用前额叶切除术来治疗。法官立即下令执行手术。幸运的是，媒体听说了这个案件，对该案件的影响深表担忧，该裁决才最终撤销。

以精神失常为由剥夺个体自由，无论是否有意予以治疗，都有着严重滥用权力的可能性。在西方，个人纯粹因为政治原因而被关进精神病院的可能性不是很大，但基特里举出的美国路易斯安那州州长厄尔·朗（Earl Long）的例子，以及梅·金布罗·琼斯（May Kimbrough Jones）的案例，让人不得不对该说法产生怀疑。按照模棱两可的标准，个人的确很容易被诊断为精神异常，并被无限期地关入精神病院，失去恰当的治疗。虽然他们可能对自己和他人都不构成威胁，但他们的自由就这样被剥夺了，甚至余生都不见天日。

托马斯·萨斯提出，精神病院里的患者是社会的替罪羊，他们之于当今社会，就如同女巫之于中世纪。他认为，对所谓的精神病患者施行的任何强制措施都是不合理的，精神科医生的职责应当仅限于为那些自愿求助的人解释"生活中的问题"。[8]在我看来，这种说法把问题过度简化了。在任何社会中，都有些人会被视为精神病患者，而且理应如此；不幸的是，这些人有必要接受强制隔离治疗，至少是暂时的隔离。约翰·斯图尔特·密尔（John Stuart Mill）在他论述自由的文章中写道："在文明社会中，若要以权力来违背任何成员的意志，唯一正当的理由就是防止他伤害别人；而仅仅是为了他好，无论是出于身体原因还是精神原因，都不是充分的理由。"[9]尽管密尔承认，对于少年来说，这项原则需要进行修改，但他并没考虑到精神病人的情况。不过，他在那篇文章后面一段话的脚注里一针见血地指出，在精神失常的司法鉴定方面，陪审团往往会接受并不充分的证据。在密尔看来，一些患有偏执型精神分裂症的人，威胁要杀死想象中的迫害者；确认这些人的病情并予以监禁，显然是正确的做法。（在这一点上，值得注意的是，在急性偏执狂发作的时候，患者会陷入狂暴状态并且的确会杀死别人，这是少数几种在所有文化中都常见的精神疾病之一，对于这些精神疾病的患者，全世界都提倡予以强制收监。）

但是，对于那些宣称要自杀的抑郁症患者又该怎么办呢？虽然自杀者的确会给身边的人带来伤害，但我怀疑密尔不会认为这种伤害足以归属于他所界定的、需要加以强制管束的类别。自杀者伤害的主要是自己，而这种事情，密尔认为应任其自由。然而，每个精神科医生都治疗过许多有自杀意向或自杀过不止一次的患者，一旦疾病康复，患者就会非常高兴能有人制止他们自杀，并对他们所接受的治疗心存感激。除此之外，有些躁狂或轻躁狂的患者会做出各种糟糕的判断，在经济上或其他方面肆意妄为，最终伤害自己，而他们在康复之后，也会对自己所受的约束心怀感激。我们能否因为这些患者有伤害自己的自由，就认定强制治疗是一种缺乏正当理由的干涉，进而不给这些患者提供治疗？

英国的政策一向是，不仅要鉴定与隔离那些可能伤害别人的人，对于那些可能伤害自己的人也是如此——无论他们是有自杀倾向，还是受我们所说的轻躁狂的影响，处于过度兴奋和过度自信的状态。我认为这样做是对的，我也认为精神科医生无法完全出于良心而避免扮演临时狱卒的角色，对某些患者加以强制治疗，虽然与他们身为治疗师的职责相悖，但这也是不得已而为之。

我还认为，在开放社会，精神科医生有一项特殊的职责，即把强制治疗保持在最低限度。在我看来，这项职责涉及两个原则。第一个原则是，精神科医生不应该受到自身热情或他人好意与希望的误导，进而承诺为社会行为偏差者提供自己无法提供的治疗。因此，如果他认为罪犯、酒精成瘾者、精神变态者或精神病患者能从每周 5 次、每次 50 分钟的全面分析治疗中获益，那他就不应同意让这些人被关在精神病院里——如果走运的话，他们在那里每周只能接受 10 分钟的访谈。

毫无疑问，精神分析或某些更保守的心理治疗的确能帮助一些这样的患者，但我们必须正视一个问题，那就是最能从这些治疗中受益的患者往往是羞怯拘谨的人，而不太可能是行为偏差者。如果我们没有有效的治疗方法，就没必要剥夺他人的自由。正如芝加哥大学的诺弗尔·莫里斯所说："精神康复的理念赋予了司法不受限制的自由裁量权。尽管治疗师可能相信自己的治疗方法是有益的，但接受治疗的人可能有不同的看法，我们这些旁观者则应该保有同样的疑虑。身着白衣、拥有博士头衔的狱卒依然是狱卒，但比起普通的狱卒，又拥有更大的权力。"[10] 这种现象实在是太过普遍了，以至于莫里斯教授建议，罪犯不应该以精神失常为由做无罪辩护。

第二个原则是，除非认定某人可能对他人或自己造成危害，否则精神科医生不应配合强制治疗。至于心智不健全、醉酒吸毒、身体患病以及衰老的患者，他们所造成的问题不在我们讨论的范围之内；若我们将这些人排除在外，余下的就只有杀人、自杀或明显患有躁狂症的人了。有些偏执狂患者，可能一生都有杀人的念头，但这些人是极少数。至于躁郁症患者，无论是躁狂还是抑郁发作，他们几乎都能走出病症发作的状态。因此，目前多数接受强制治疗的人，都只需接受短期的隔离。

25 年前，我还是个初出茅庐的精神科医生，那时的我可能会赞同把更多的人纳入强制治疗的范畴。因为有些患者，如伴有幻觉、妄想的精神分裂症患者和其他具有明确精神疾病症状的人显然应该待在精神病院里，即使他们无法痊愈，在那里也能得到宽容与理解。如果他们连这一点都不明白，那么虽不情愿，我们也只能视他们为疯子。现在我已经明白，我们对于精神疾病的诊断标准很不精确，因为许多无害的人都有赖以生存的"妄想系统"；无论一个人"疯"到了什么程度，我都反对剥夺他的自由，除非他危及了自己与他人的安全。

在开放社会，精神科医生还有第二项职责，这项职责也很重要：精神科医生必须尽最大努力，确保精神病学的调查与治疗技术不被政府或者诸如警察或军队等其他机构滥用。我已经谈到，有些精神病院已沦为监狱，用于监禁被社会或政府视为眼中钉的人。还有许多其他滥用精神病学的可能性，前额叶切除术就是一个显而易见的例子；另一个例子，则是滥用改变心境或减弱抑制功能的药物来获取情报。"行为治疗"中的条件反射技术，就很容易因为"方便"被用于某种社会目的，而不是用于提升个人的福祉。在脑中植入电极来改变大脑功能的新兴电子技术，也很容易遭到滥用。多亏了书籍与报纸的揭露，大众才对这种危险提起了重视。然而，我们仍然需要保持警惕。我要举一个政府滥用精神病学研究的例子作为本章的收尾，我本人就曾参与过对那件政府举措的抗议。

那件事发生在很久以前。1960 年，已故的肯尼迪教授（Professor Kennedy）当时在爱丁堡大学教授精神病学，他在不经意间透露，他在第二次世界大战期间曾受雇于开罗的一所审讯机构，就如何施加心理压力以便从犯人那里套取信息提供建议。这件事引起了人们一定程度的不安；我认为，这种不安更多地在于民间，而不在于医学界。有人问道，医生到那里做什么？医生的职责当然是救死扶伤，而不是指导政府如何折磨囚犯的心理，从而套取信息。这是我个人的看法，我知道，并非所有精神科同行都同意我的观点。

在当时，不少人对"洗脑"技术有兴趣。至于英国军方，人们虽然觉得他们不会如此对待囚犯，但肯定不会有人指望他们在面对囚犯时，始终能表现得像圣徒一样克制。当时我唯一能做的，就是在《新政治家》杂志上发表一篇题为《非暴力审讯》（*Torture Without Violence*）的文章。在文中，我对医生为政府服务、从事肯尼迪教授所说的那些勾当表示了强烈谴责，并指出这种行为严重违背了希波克拉底誓言——事实的确如此。可能是由于身体原因，肯尼迪教授没有对这篇文章做出回应，他在该文发表后的几个月内就去世了。这篇文章引起了不小的反响。一位塞浦路斯的律师来信说道，他熟知英国的审讯方式，其中就包括他所说的"药物性催眠"。事实证明，当时有一个刑讯官的特殊训练中心，设立在萨塞克斯郡的梅尔斯菲尔德（Maresfield）——该中心依然存在，其中到底有什么名堂，外人实在是难以知晓。最后，我们费尽周折，终于说服了弗朗西斯·诺埃尔–贝克先生（Mr. Francis Noel-Baker）在下议院就此事询问首相哈罗德·麦克米伦。首相没有正面回答问题，只是说为了公众的利益，不便透露英国刑讯官所学的审讯技术，因为这些信息可能会为潜在的敌人所用。不过，他确实留下过书面声明："我可以明确保证，在英国刑讯官所受的训练中，'洗脑'、药物或肢体暴力是明令禁止的。"

事已至此，我便放弃调查了。既然首相已经这样说了，其他人也很难再给我更好的答复了。然而，在塞浦路斯、亚丁以及其他动乱地区，对英军暴行的指控仍时有传来。后来，北爱尔兰方面的事情被揭发。我们得知，在那里的囚犯，有的吃不上饭，有的睡不了觉，还有的人一连数小时被迫伸展四肢，以极不舒服的姿势靠墙站立；更糟糕的是，他们还被蒙上头长时间地置于噪声环境中。这样的消息一经曝光，许多人震惊不已，最后，前任监察长埃德蒙·康普顿爵士（Sir Edmund Compton）对此主持了一项调查。尽管调查报告[11]谴责了"暴行"，但称英军在北爱尔兰所用的刑讯方法并不残暴。按照康普顿的说法，蒙头、靠在墙上的站姿，以及连续不断的噪声，主要都是为了阻止囚犯交头接耳。报告继续说道，这样做的附带效果，就是让囚犯更加配合审讯："对于某些被扣押者来说，这样还能增加他们的孤立感，以便刑讯官开展后续工作。"

我认为，任何不明真相的人读了康普顿的报告，都会得出这样的结论：尽管囚犯所受的待遇令人遗憾，但没有证据表明囚犯遭到了严重的肢体虐待。有人抱怨被重击打晕，被迫从事不熟悉的体力劳动；在筋疲力尽地摔倒之后，还被迫靠墙罚站，甚至每隔 6 个多小时才能得到一片面包、一些水。但是，该报告的大意是，尽管应当对刑讯官实施更多的监管（而且那里的审讯主要是由阿尔斯特皇家警队执行的，而不是英军人员），但审讯并没有造成太大的伤害；而且，若要阻止爱尔兰共和军的恐怖主义行径，某些令人不快的举措暂时仍是必要的。

我认为，在这一点上，专业的精神病学知识就派上用场了。读过感觉剥夺及其效果的文献的人都能看出，英国政府使用了某种感觉剥夺的变式来瓦解囚犯的意志。蒙头与持续的噪声并不像康普顿的报告所说，是用来隔离犯人的，而是一种故意制造心理混乱与定向障碍的手段。我不是感觉剥夺领域的专家，但我知道这种方法能带来多大的困扰，即便是在参与有偿实验的健康志愿者中，也有很大一部分人会在实验远没有结束之前，就按下"恐慌按钮"，宣布退出。在轻微的感觉剥夺条件下，男性志愿者平均只能忍受 29 个小时；而在更严苛的条件下，能坚持超过 10 小时的人只有 1/10。如果实验没有设置终止时间，参与实验的志愿者在短短 2 个小时之内就会害怕发疯、产生慌乱。据我所知，许多人完全失去了时间感知，还有些人产生了幻觉；对某些人来说，这种体验就像吃了致幻剂之后的诡异"历程"一样。不但如此，我还知道普林斯顿大学的实验得出了一个有趣的结果。[12] 如果研究者用普林斯顿大学的学生做实验，其中有不少人会出现偏执的症状，以为实验者抛弃了他们。当参与实验的学生人数不够，研究者招募其他学校的志愿者来做实验的时候，偏执出现的比例就更高了。在感觉剥夺的情况下，如果学生对于非本校教授的些许不信任感都能迅速放大，那么请试想，那些知道自己落入敌手的人在遭到感觉剥夺时会有什么结果呢？

康普顿报告发表的时候，有人问我是否愿意为《星期日泰晤士报》（Sunday Times）写一篇文章，从精神病学的角度来谈谈这篇报告，我在第二天就动笔了。在文中，我着重强调了肢体虐待并非唯一值得关注的虐待。感觉剥夺技术可以诱发类似暂时性精神失常的症状，没有人知道这种手段用在人身上会造成什么长期后果，但内政大臣绝不应该像他在下议院时那样，大言不惭地说这些方法不会造成严重的后果。我觉得写这篇文章是很重要的，因为我推测普通大众并不知道，即使没有遭受肢体折磨，一些给人施加心理压力的方法也能造成严重的后果。由于精神科医生在大部分时间里只与同行交流，若是假定外行人应该知晓哪些事情，实在是有些想当然。

在下议院以及其他地方进行过多次抗议之后，终于有三位枢密院委员奉命进一步调查刑讯事件的始末，这三人分别是帕克勋爵（Lord Parker）、加德纳勋爵（Lord Gardiner）以及博伊德－卡彭特先生（Mr. Boyd-Carpenter），我则主动为他们提供了证据。我对这三位先生重复了我在《星期日泰晤士报》上谈过的内容，另外提供了一项关于感觉剥夺文献的研究来进一步强调我的论点。我发现，其中有些文献被列为"机密"，至今仍无法公开。

政府在发现心理、生理技术在战争中能派上的用场方面，反应似乎出奇的迅速。当然，这方面的许多研究是在政府的要求下开展的，其目的是研究甄选宇航员时所遇到的隔离、失重等现象的后果。帕克委员会所关注的，主要是在北爱尔兰所使用的感觉剥夺技术能否适度使用，而不造成严重的后果。他们告诉我，通过使用这些方法，他们确实从囚犯那里获得了许多有用的信息，无疑也拯救了许多人的生命。当然，对于他们所关注的问题，我无言以对，因为没有任何文献能告诉我，将感觉剥夺技术用于对敌人的刑讯，是否会造成严重的后果，而精神科医生对此也只能做出猜测。我只能说，比感觉剥夺轻微一些的创伤，会导致所谓的"创伤"神经症；用其他方式，如致幻剂，使"正常人"产生精神病症状，是有风险的；只有对相关人员进行长期的追踪，才能确切知道感觉剥夺会造成什么后果。最后，帕克委员会提交了一份报告称，帕克勋爵与博伊德－卡彭特先生认为，如果实施更为严格的保障措施，阿尔斯特地区所采用的做法就可以继续使用；而加德纳勋爵提交的少数派报告称，这些做法完全是可鄙的，其后果难以预测，而且完全违背了英国对待囚犯的传统。以上报告发表后，首相在议会宣布这些刑讯方法从此废止。

这个故事的主旨并不是说精神科医生有可能在参与的抗议中发挥作用，尽管这也很重要。我的本意是强调，精神病学技术与研究的初衷是帮助那些受病痛困扰的人，但在许多情况下，这些成果可能脱离治疗的情境，被用于完全相反的目的。在开放社会中，精神科医生有责任对此保持警惕，尽力阻止这种事情的发生。在我看来，精神科医生有责任拒绝为这种滥用行为提供建议或参与其中。"上帝赋予人类自由，条件则是永恒的警惕；如果人类打破了这个条件，其罪行的恶果、其罪责的惩罚，便是立即招致奴役。"[13]

注　释

1. Karl Popper, *The Open Society and Its Enemies,* 2 vols. (London: Routledge and Kegan Paul, 1945).
2. Jennifer Newton, *Preventing Mental Illness* (London: Routledge and Kegan Paul, 1988), p. 15.
3. Jonas Robitscher, *The Powers of Psychiatry* (Boston: Houghton Mifflin, 1980), p. 131.
4. Melanie Klein, *Contributions to Psycho-Analysis* (London: Hogarth Press/Institute of Psycho-Analysis, 1950), pp. 276–77.
5. Nicholas N. Kittrie, *The Right to Be Different* (Baltimore: Johns Hopkins Press, 1971).
6. Ibid., p. 236.
7. Ibid., p. 276.
8. Thomas Szasz, *The Myth of Mental Illness* (New York: Harper and Row, 1961).
9. John Stuart Mill, *On Liberty* (Harmondsworth: Penguin, 1974).
10. Norval Morris, "Impediments to Penal Reform," *University of Chicago Law Review* 33 (1966):627–37.
11. *Report of the Enquiry into Allegations Against the Security Forces of Physical Brutality in Northern Ireland Arising Out of Events on the 9th August, 1971,* Sir Edmund Compton, G.C.B., K.B.E., chairman (London: Her Majesty's Stationery Office, November 1971).
12. Jack Vernon, *Inside the Black Room* (London: Souvenir Press, 1963).
13. John Philpot Curran, "Speech on the Right of Election of Lord Mayor of Dublin," July 10, 1790.

致　谢

　　我想对格罗夫出版社（Grove Press）的编辑致以特别感谢。感谢弗雷德·乔丹（Fred Jordan）为我提出了许多有用的建议；感谢乔伊·约翰内森（Joy Johannessen）的火眼金睛、精准专业的编校，她的修订与建议，让正文与参考文献都更上一层楼。书中如有任何错误和疏漏，都是我一人的责任。

走 出 抑 郁

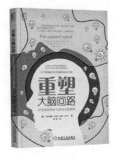 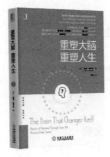 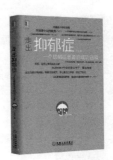

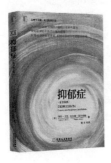 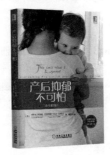 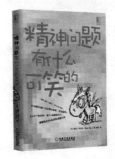

重塑大脑回路

作者：亚历克斯·科布　ISBN：978-7-111-59681-3　定价：49.00元

重塑大脑，重塑人生

作者：诺曼·道伊奇　ISBN：978-7-111-48975-7　定价：45.00元

走出抑郁症：一个抑郁症患者的成功自救

作者：王宇　ISBN：978-7-111-38983-5　定价：32.00元

抑郁症（原书第2版）

作者：阿伦·贝克　ISBN：978-7-111-47228-5　定价：59.00元

产后抑郁不可怕（原书第2版）

作者：卡伦 R. 克莱曼　ISBN：978-7-111-48341-0　定价：39.00元

精神问题有什么可笑的

作者：鲁比·怀克丝　ISBN：978-7-111-48643-5　定价：35.00元

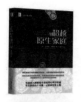

超越原生家庭（原书第4版）

作者：（美）罗纳德·理查森 ISBN：978-7-111-58733-0 定价：45.00元

一切都是童年的错吗？
全面深入解析原生家庭的心理学经典，全美热销几十万册，已更新至第4版！

不成熟的父母

作者：（美）琳赛·吉布森 ISBN：978-7-111-56382-2 定价：45.00元

有些父母是生理上的父母，心理上的孩子。
如何理解不成熟的父母有何负面影响，以及你该如何从中解脱出来。

这不是你的错：海灵格家庭创伤疗愈之道

作者：（美）马克·沃林恩 ISBN：978-7-111-53282-8 定价：45.00元

海灵格知名弟子，家庭代际创伤领域的先驱马克·沃林恩力作。
海灵格家庭创伤疗愈之道，自我疗愈指南。荣获2016年美国"鹦鹉螺图书奖"！

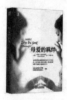

母爱的羁绊

作者：（美）麦克布莱德 ISBN：978-7-111-513100 定价：35.00元

爱来自父母，令人悲哀的是，伤害也往往来自父母，
而这爱与伤害，总会被孩子继承下来。

拥抱你的内在小孩：亲密关系疗愈之道

作者：（美）罗西·马奇-史密斯 ISBN：978-7-111-42225-9 定价：35.00元

如果你有内在的平和，那么无论发生什么，你都会安然。